JN029178

遺伝性大腸癌
診療ガイドライン 2024年版

JSCCR Guidelines 2024 for the Clinical Practice of Hereditary Colorectal Cancer

 大腸癌研究会　編
Japanese Society for Cancer of the Colon and Rectum

金原出版株式会社

はじめに

　この度「遺伝性大腸癌診療ガイドライン 2024 年版」を刊行しました。

　大腸癌研究会ではこれまでに「遺伝性大腸癌診療ガイドライン 2012 年版，2016 年版，2020 年版」を刊行してきました，本診療ガイドラインは家族性大腸腺腫症やリンチ症候群を適切に理解するためだけでなく，日常診療においても大いに役に立ってきました。ガイドライン作成に当たっては，日本における臨床のエビデンスを創出するために，家族性大腸癌委員会（現，遺伝性大腸癌委員会）で幾つかの多施設共同研究を行い，それらを英語論文として発表し，その成果を本ガイドラインに盛り込んできました。

　2024 年版の構成の大枠は，2020 年版と同様に総論と各論に分かれ，各論はⅠ．遺伝性大腸癌の概要，Ⅱ．家族性大腸腺腫症，Ⅲ．リンチ症候群，となっていますが，総論では Clinical Question（CQ）を含めた診断および診療のアルゴリズムを記載することで，各論の CQ の位置付けを明確化しました。各論Ⅰの遺伝性大腸癌の概要では，遺伝性腫瘍に対するマルチ遺伝子パネル検査の普及と技術的進歩に伴って，遺伝性大腸癌診断の主体が臨床情報や病理組織学的評価から遺伝学的検査にシフトしつつある現状を反映させ，腺腫性ポリポーシスや非ポリポーシスなどの様々な鑑別疾患の病態について追記しました。各論Ⅱの家族性大腸腺腫症では，我が国で 2022 年に保険収載された Intensive downstaging polypectomy や，本邦で提唱されたデスモイド腫瘍の新分類の記載を加えました。また，各論Ⅲのリンチ症候群では，免疫チェックポイント阻害剤のコンパニオン診断，あるいは包括的がんゲノムプロファイリング検査の結果からのリンチ症候群診断の流れを追記しました。日進月歩の診断モダリティーに，ガイドラインの記載がようやく追いつきました。リンチ症候群関連腫瘍の累積発生率については，本邦のデータも用いました。

　CQ は家族性大腸腺腫症，リンチ症候群でそれぞれ 5 項目となり，2020 年版と比べ半減しましたが，今回の改定で CQ から外れた内容は，既に確立された診療であるか，文献検索を行っても十分なデータが得られないものです。これらについては，全て各論の本文に移動しました。

　本ガイドラインは，公聴会，パブリックコメント，家族性大腸腺腫症とリンチ症候群の 2 つの患者家族会，アドバイザー，そしてガイドライン評価委員会などから，多くの意見を取り入れ作成されました。外部評価の詳細は省略いたしましたが，評価委員会からはガイドライン全体の質を平均 6.5 点（最高 7 点，最低 1 点）と高評価されました。非常に質の高いガイドラインが作成されたと思います。遺伝性大腸癌患者のより適切な診療と治療に役立つものと確信しています。

　2024 年 5 月 7 日

大腸癌研究会会長

味岡洋一

遺伝性大腸癌診療ガイドライン（2024 年版）

遺伝性大腸癌診療ガイドライン作成委員会

委員長	田中屋宏爾
編集責任者	山口達郎
家族性大腸腺腫症責任者	平田敬治
リンチ症候群責任者	山田真善

委員（五十音順）

秋山泰樹	石丸　啓	岡本耕一	川崎優子
隈元謙介	小峰啓吾	坂元　慧	重安邦俊
柴田良子	嶋本有策	下平秀樹	関根茂樹
髙雄暁成	髙雄美里	高見澤康之	竹内洋司
田辺記子	谷口文崇	千野晶子	張　萌琳
土井　悟	中島　健	中守咲子	中山佳子
長嶋寿矢	蓮見壽史	阪埜浩司	檜井孝夫
藤吉健司	堀松高博	増田健太	三口真司
水内祐介	宮倉安幸	武藤倫弘	吉岡貴裕

アドバイザー	杉原健一	冨田尚裕	石田秀行

ガイドライン評価委員会

委員長	板橋道朗

委員（五十音順）	坂巻顕太郎	坂本一博	田中信治

協力学会

一般社団法人日本遺伝性腫瘍学会　（理事長　石田秀行）

2020 年版　序

　この度「遺伝性大腸癌診療ガイドライン 2020 年版」を刊行しました。

　大腸癌研究会ではこれまでに「遺伝性大腸癌診療ガイドライン 2012 年版」，「遺伝性大腸癌診療ガイドライン 2016 年版」を刊行し，それまでは家族性大腸腺腫症やリンチ症候群に関してはそれらの疾患をわかりやすく解説した参考すべき信頼できる書籍がなかったことから，本診療ガイドラインはそれらの疾患を適切に理解するだけでなく，日常診療においても大いに役に立ってきました。また，2016 年版作成時もそうでしたが，2020 年版の作成に当たっても，日本における臨床のエビデンスを創出するために，家族性大腸癌委員会（現，遺伝性大腸癌委員会）では幾つかの多施設共同研究を行い，それらを英語論文として発表し，その成果を本ガイドラインに盛り込みました。そのため，遺伝性大腸癌の診療に従事している方々にとってバイブルともいえるさらに充実したガイドラインになったと思います。

　2012 年版や 2016 年版では，各論は家族性大腸腺腫症とリンチ症候群それぞれがその項目内で完結するように記載されていました。しかし，2020 年版では，2012 年版および 2016 年版の作成過程における作成委員の討論，発刊後の読者からの意見，新たな知見を基に，両疾患に共通する事項を I．遺伝性大腸癌の概要，として纏めることにより，遺伝性大腸癌の全体像をより理解しやすくし，遺伝学的検査の解説や遺伝カウンセリングの解説も充実しました。また，家族性大腸腺腫症やリンチ症候群以外のさらに希少ないくつかの遺伝性大腸癌の遺伝的・臨床的特徴を一覧表として掲載したので，大いに参考になると思います。

　各論の家族性大腸腺腫症では，①概要，②診断，③随伴病変，④サーベイランスと治療，⑤家族（血縁者）への対応，またリンチ症候群では，①概要，②診断，③治療，④術後のサーベイランス，⑤リンチ症候群であることが確定していない大腸癌患者への対応，⑥遺伝カウンセリングと家族（血縁者）への対応，と明確に項目を分けることにより参照したい事項が新知見とともに記述式で簡潔に記載されています。

　Clinical Question（CQ）は，家族性大腸腺腫症では 10 項目，リンチ症候群では 12 項目あり，2016 年版よりは少なくなっていますが，記述式の方が理解しやすい事項をその対応する箇所やサイドメモへ移動し，日常臨床で判断に迷う事項のみをエビデンスレベルと推奨度が記載された CQ としました。

　「遺伝性大腸癌診療ガイドライン 2020 年版」が遺伝性大腸癌患者の適切な診断・治療に役に立つことを期待しています。

2020 年 4 月 22 日

大腸癌研究会会長

杉原健一

遺伝性大腸癌診療ガイドライン（2020年版）

遺伝性大腸癌診療ガイドライン作成委員会

委員長	冨田尚裕
編集責任者	石田秀行
家族性大腸腺腫症責任者	山口達郎
リンチ症候群責任者	田中屋宏爾

委員（五十音順）				
	赤木　究	石川秀樹	川崎優子	隈元謙介
	下平秀樹	関根茂樹	高山哲治	田中敏明
	田村和朗	田村智英子	千野晶子	土井　悟
	中島　健	中山佳子	長谷川博俊	檜井孝夫
	平沢　晃	宮倉安幸		

大腸癌治療ガイドライン作成委員会

委員長	橋口陽二郎
薬物療法領域責任者	山口研成
内視鏡領域責任者	斎藤　豊
外科領域責任者	金光幸秀
放射線領域責任者	唐澤克之
病理領域責任者	味岡洋一

委員（五十音順）				
	石川敏昭	石黒めぐみ	石原聡一郎	上野秀樹
	上原　圭	岡　志郎	加藤健志	絹笠祐介
	塩澤　学	篠崎英司	谷口浩也	中島貴子
	長谷川潔	堀田欣一	松田圭二	村田幸平
	室伏景子	森田智視	山崎健太郎	吉田雅博

アドバイザー	吉野孝之
協力者	小林宏寿　小澤毅士　山口直比古

ガイドライン評価委員会

委員長	板橋道朗

委員（五十音順）				
	植竹宏之	坂巻顕太郎	佐野圭二	島田安博
	田中信治	山口茂樹		

協力学会

日本遺伝性腫瘍学会　（理事長　冨田尚裕）

2016年版　序

この度「遺伝性大腸癌診療ガイドライン 2016年版」を刊行しました。

大腸癌研究会の家族性大腸癌委員会では，「①近年急速に増えている大腸癌の中に一定の割合で遺伝性大腸癌がある。②遺伝性大腸癌の診断・治療方針は散発性大腸癌とは異なる点がある。③遺伝性大腸癌の発生機序・診断・治療に関する新しい情報や適切な治療方針は一般臨床医に十分には届いていない。④そのため，遺伝性大腸癌患者は必ずしも適切な診断・治療を受けているとは限らない。⑤欧米では遺伝性大腸癌の診療ガイドラインはあるが，日本にはない。⑥欧米のガイドラインは必ずしも日本の医療事情・臨床に適しているとは限らず，また，遺伝性であることから疫学情報・形質発現などが欧米とは異なっている可能性がある。⑦一般臨床医に理解でき，日本の臨床に立脚したガイドラインが必要である。」とのコンセンサスのもと，遺伝性大腸癌の診療ガイドラインの作成に着手し，2012年に「遺伝性大腸癌診療ガイドライン 2012年版」が刊行されました。

しかし，その作成過程で日本における診療ガイドラインとして重要な日本のデータが少なく，しかも数少ないそれぞれの研究でも症例数が少ないことが明らかになりました。その不備を補うために大腸癌研究会の家族性大腸癌委員会では幾つかの多施設共同研究を開始し，また，すでに症例集積が終了していた HNPCC 第二次プロジェクトから必要なデータを抽出し，分析を行いました。その成果は10編の英文論文として発表されるとともに，2016年版においては日本の臨床に重要な情報として CQ に組み込まれました。

さらに，家族性大腸腺腫症，リンチ症候群のいずれにおいても，概要，診断，治療，術後サーベイランスにおいて新たな情報を追加し，また，よりわかりやすい記載にいたしました。

「遺伝性大腸癌診療ガイドライン 2016年版」が遺伝性大腸癌患者の適切な診断・治療に役に立つことを期待しています。

2016年9月30日

大腸癌研究会会長

杉原健一

遺伝性大腸癌診療ガイドライン（2016 年版）

遺伝性大腸癌診療ガイドライン作成委員会

委員長	石 田 秀 行
家族性大腸腺腫症責任者	山 口 達 郎
リンチ症候群責任者	田 中 屋 宏 爾

委員（五十音順）

赤 木 究	井 上 靖 浩	隈 元 謙 介	下 平 秀 樹
関 根 茂 樹	田 中 敏 明	千 野 晶 子	冨 田 尚 裕
中 島 健	長谷川博俊	檜 井 孝 夫	平 沢 晃
宮 倉 安 幸	村 上 好 恵		

大腸癌治療ガイドライン作成委員会

委員長	渡 邉 聡 明
副委員長・化学療法領域責任者	室 圭
内視鏡領域責任者	斎 藤 豊
外科領域責任者	橋 口 陽二郎
放射線領域責任者	伊 藤 芳 紀
病理領域責任者	味 岡 洋 一

委員（五十音順）

石黒めぐみ	石 田 秀 行	石原聡一郎	上 野 秀 樹
上 原 圭 介	岡 志 郎	金 光 幸 秀	河 野 弘 志
絹 笠 祐 介	國 土 典 宏	坂 井 義 治	辻 晃 仁
中 島 貴 子	濱 口 哲 弥	室 伏 景 子	山口直比古
山崎健太郎	吉 田 雅 博	吉 野 孝 之	

協力者	田 中 敏 明
アドバイザー	固 武 健二郎

ガイドライン評価委員会

委員長	杉 原 健 一

委員（五十音順）

板 橋 道 朗	濃 沼 信 夫	坂 田 優	島 田 安 博
高 橋 慶 一	田 中 信 治	鶴 田 修	西 村 元 一
藤 盛 孝 博	朴 成 和	森 田 隆 幸	山 口 俊 晴

協力学会

日本家族性腫瘍学会（理事長 冨田尚裕）

2012 年版　序

　大腸癌患者は増加の一途をたどっており，大腸癌は 2〜3 年後には悪性腫瘍の中で最も罹患率の高い疾患になると予測されている。大腸癌研究会では，このように日常の診療においてよく接するようになった大腸癌の治療成績の改善を目指して，標準的な治療方針を定め，「大腸癌治療ガイドライン 医師用」として 2005 年に公表した。

　一方，大腸癌の中には遺伝するものがある（遺伝性大腸癌）。それらは，若年発症する，一人の患者において多発する，他臓器がんを伴う，家系内に多発する，特徴的な随伴病変を伴うなど，一般の大腸癌（散発性大腸癌）とは異なる特徴があり，同じ治療方針で取り扱うのは適切ではない。しかしながら，遺伝性大腸癌は稀な疾患であることから認知度も低く，適切な診療が行われているとは言い難いのが現状である。

　遺伝性大腸癌に関する研究やより良い治療法の開発は，かねてより盛んに行われてはいるが，その多くは専門家の間では共有されているものの，一般の臨床医にわかりやすく記載された書籍は今までなかった。

　大腸癌研究会では，大腸癌診療に従事している医師・医療従事者，および，散発性大腸癌の中に紛れ込んでしまい適切な診療を受ける機会を逃してしまうかもしれない遺伝性大腸癌患者に対して，遺伝性大腸癌をわかりやすく解説し，適切な診療を行うための情報源として，この「遺伝性大腸癌診療ガイドライン」を作成した。作成に当たっては，大腸癌研究会の家族性大腸癌委員会（旧ポリポーシス委員会と HNPCC プロジェクト研究）の委員が中心となり，また，遺伝性大腸癌の専門ではない医師も加わり，一般の臨床医・医療従事者にわかりやすい表現で記載するとともに，日常診療の流れに沿った項目立てを行い，診療に直接役立てられることに重点を置いた。

　稀な疾患であり，診断の方法や分類も複雑ではあるが，だからこそ本ガイドラインを参照していただき，知識を整理して，遺伝性大腸癌患者に対して適切な診療を行っていただきたい。

　2012 年 6 月 30 日

大腸癌研究会会長

杉原健一

遺伝性大腸癌診療ガイドライン（2012年版）

遺伝性大腸癌診療ガイドライン作成委員会

委員長	岩間毅夫
家族性大腸腺腫症責任者	岩間毅夫
リンチ症候群責任者	冨田尚裕
編集責任者	石田秀行

委員（五十音順）

赤木究	新井正美	五十嵐正広	石岡千加史
石川秀樹	小泉浩一	執印太郎	菅野康吉
武田祐子	田中屋宏爾	田村和朗	田村智英子
阪埜浩司	藤田伸	藤盛孝博	古川洋一
松原長秀	松本主之	山口達郎	吉田輝彦
渡邉聡明			

大腸癌治療ガイドライン作成委員会

委員長	渡邉聡明	
副委員長	板橋道朗	島田安博
化学療法領域責任者	島田安博	
内視鏡領域責任者	田中信治	
外科領域責任者	板橋道朗	
放射線領域責任者	伊藤芳紀	
病理領域責任者	味岡洋一	

委員（五十音順）

五十嵐正広	石黒めぐみ	石田秀行	上野秀樹
大倉康男	小口正彦	落合淳志	金光幸秀
國土典宏	斎藤豊	坂井義治	濱口哲弥
兵頭一之介	室圭	吉野孝之	

アドバイザー

牛尾恭輔	宇都宮讓二	大木進司	加藤知行
固武健二郎	小西文雄	小山靖夫	白水和雄
長谷川博俊	樋口哲郎	武藤徹一郎	（五十音順）

評価委員会

委員長	杉原健一

委員（五十音順）

濃沼信夫	坂田優	高橋慶一	瀧内比呂也
鶴田修	西村元一	森田隆幸	山口俊晴

協力学会

日本家族性腫瘍学会　（理事長　樋野興夫）

目　次 「遺伝性大腸癌診療ガイドライン 2024 年版」主な改訂点 ······························ xv

Clinical Questions

「遺伝性大腸癌診療ガイドライン 2024 年版」主な改訂点

　2020 年版ではⅡ．家族性大腸腺腫症は，概要，診断，随伴病変，サーベイランスと治療，家族への対応，の 5 項目，Ⅲ．リンチ症候群は，概要，診断，治療，術後のサーベイランス，リンチ症候群であることが確定していない大腸癌への対応，遺伝カウンセリングと家族への対応，の 6 項目で構成されていたが，2024 年版ではⅡ．家族性大腸腺腫症，Ⅲ．リンチ症候群ともに，概要，診断，治療とサーベイランス，家族への対応の 4 項目を基本として統一して構成されている。

　以下に示した点に，文章の変更や Update が行われている。

Ⅰ．遺伝性大腸癌の概要

2024 年版ページ	2020 年版改訂箇所	改訂内容の要旨
19 ページ	図 1：全大腸癌における遺伝性素因のある大腸癌の割合	遺伝性大腸癌以外にマルチ遺伝子パネル検査により大腸癌の発生に関与が疑われる遺伝子異常を追記した。
―	常染色体優性遺伝，常染色体劣性遺伝	各々，常染色体顕性遺伝（優性遺伝），常染色体潜性遺伝（劣性遺伝）に表記を変更した。
17 ページ	表 3：代表的な遺伝性大腸癌の遺伝学的および臨床的特徴	CMMRD syndrome, *MSH3*-associated polyposis, serrated polyposis syndrome, hereditary mixed polyposis syndrome, Birt-Hogg-Dubé syndrome, および原因遺伝子 *MUTYH*, *ATM*, *BLM*, *CHEK2*, *GALNT12*, *RPS20* を追記した。
24 ページ	図 4：遺伝性大腸癌のリスク評価	STEP1：臨床情報，STEP2：病理組織学的評価および分子病理学的評価，STEP 3：遺伝学的検査の流れに改編して記載した。
25 ページ	図 5：遺伝性大腸ポリポーシス診断のフローチャート	マルチ遺伝パネル検査や，*MSH3*-associated polyposis, *NTHL1*-associated polyposis を追記し，改編した。
27 ページ	―	新たな表Ⅰ-4 として，「検査会社が受託しているマルチ遺伝子パネル検査」を追記し，解説した。
28 ページ	表 5：がんゲノムプロファイリング検査に含まれる遺伝性大腸癌の原因遺伝子	遺伝性大腸癌に関連遺伝子を Update した。
32 ページ	―	新たな表Ⅰ-8 として，「遺伝カウンセリングにおける情報収集内容」を追記し，解説した。
33 ページ	表 7：遺伝学的検査のメリットとデメリット	デメリットに心理的影響と社会的差別を追記した。
33 ページ	表 8：遺伝カウンセリングにおける情報提供内容	社会資源に関する情報を追記し，項目「血縁者の対応」を「遺伝情報の特性」と修正し，改編した。
32 ページ	―	新たなサイドメモⅠ-3 として，「サーベイランス上の注意」を追記した。

Ⅱ．家族性大腸腺腫症

Ⅱ-1．概要

2024 年版 ページ	2020 年版改訂箇所	改訂内容の要旨
40 ページ	Ⅱ-1 概要	「Ⅱ-1 概要」に小項目を設けて，Ⅱ-1-1 臨床的特徴，Ⅱ-1-2 原因遺伝子と遺伝形式，Ⅱ-1-3 関連腫瘍・随伴病変，Ⅱ-1-4 疫学的特徴，について詳記した。
40 ページ	Ⅱ-1 概要	FAP の臨床診断基準を満たす，他の様々な腺腫性ポリポーシスが報告され，2020 年版「FAP の診断は臨床的または遺伝子診断により行われる」を，2024 年版「FAP の診断は遺伝学的検査によってのみ実施される」に修正した。 また，本邦では遺伝学的検査が保険適用外であり，「古典的 FAP に矛盾しない表現型を認める症例は，臨床上は FAP に準じてサーベイランスおよび治療，血縁者の対応を行う。」を追記した。
40 ページ	―	サイドメモ Ⅱ-1「家族性大腸腺腫症の呼称」，サイドメモ Ⅱ-2「APC 関連ポリポーシス」を新設した。
40, 45 ページ	サイドメモ 2	サイドメモ Ⅱ-2（APC 関連ポリポーシス）と「Ⅱ-2-2 鑑別を要する疾患・病態」に移動した。
40 ページ	「2）腺腫密度による分類」	「Ⅱ-1-1 臨床的特徴」に移動した。
40 ページ	サイドメモ 3 （密生型と非密生型の境界）	「Ⅱ-1-1 臨床的特徴」に移動した。
41 ページ	―	「Ⅱ-1-2 原因遺伝子と遺伝形式」で APC に関する分子遺伝学的な詳記を追加した。
42, 47 ページ	3　随伴病変	「Ⅱ-1-3 関連腫瘍・随伴病変」ならびに「Ⅱ-3 サーベイランスと治療」の各病変の該当箇所に移動した。
43 ページ	表 9：FAP に随伴する 主な腫瘍性病変	表 Ⅱ-1 に移動した。

Ⅱ-2．診断

2024 年版 ページ	2020 年版改訂箇所	改訂内容の要旨
44 ページ	―	図 Ⅱ-4：遺伝学的検査による大腸腺腫性ポリポーシスの分類，を追加した。
40, 45 ページ	サイドメモ 2	サイドメモ Ⅱ-2（APC 関連ポリポーシス）と「Ⅱ-2-2 鑑別を要する疾患・病態」に移動した。
45, 145 ページ	診断の 3）鑑別を要する疾患・病態	「Ⅱ-2-2 鑑別を要する疾患・病態」に，APC が原因と確定もしくは否定できない疾患・病態のみ列記し，他の遺伝子による疾患・病態を付録として新規追加した。

Ⅲ-3．サーベイランスと治療

2024 年版ページ	2020 年版改訂箇所	改訂内容の要旨
42, 47 ページ	3　随伴病変	「Ⅱ-1-3 関連腫瘍・随伴病変」ならびに「Ⅱ-3 サーベイランスと治療」の各病変の該当箇所に移動した。
48 ページ	表 12：InSiGHT ポリポーシスステージングシステム	表Ⅱ-2 に移動した。
48 ページ	―	「Ⅱ-3-1 大腸腺腫・癌」の治療の項で，大腸癌予防のための大腸ポリープの内視鏡的摘除に関して新規に記載した。
50 ページ	表 11：FAP に対する術式の特徴	表Ⅱ-3 に移動した。
52 ページ	表 13：FAP に対する大腸切除後の残存直腸と主な随伴病変に対するサーベイランス	表Ⅱ-4 に移動した。
―	サイドメモ 4（スピゲルマン分類の評価法の変遷）	削除した。
59 ページ	サイドメモ 5（デスモイド腫瘍に対する薬物療法）	「Ⅱ-3-4-3 デスモイド腫瘍の治療」に移動した。
58 ページ	表 10：Church の分類に準じた腹腔内デスモイド腫瘍の病期分類	表Ⅱ-5 に移動した。
59 ページ	―	デスモイド腫瘍に対する Church の分類にくわえて，本邦での石田らの提唱した新分類を表Ⅱ-6 として新規に記載した。
―	サイドメモ 6	削除した。
47 ページ	表 12：InSIGHT ポリポーシスステージングシステム	「Ⅱ-3-1 大腸腺腫・癌」の「Ⅱ-3-1-1 特徴・分類」に移動した。
51 ページ	サイドメモ 7（術式の名称）	サイドメモⅡ-3 に移動した。
51 ページ	サイドメモ 8（手術と妊孕性・妊娠・出産）	サイドメモⅡ-4 に移動した。
52 ページ	サイドメモ 9（結腸全摘・回腸直腸縫合術（IPA）後の直腸癌の発生リスク）	サイドメモⅡ-5 に移動した。

Ⅳ-4．家族（血縁者）・小児への対応

2024 年版ページ	2020 年版改訂箇所	改訂内容の要旨
―	図 19：FAP の家系図記載例	削除した。
64 ページ	サイドメモ 10（小児に対する遺伝学的検査と医療費助成制度）	「Ⅱ-4-2 小児への対応」の本文中に移動した。

Clinical Questions

2024 年版ページ	2020 年版改訂箇所	改訂内容の要旨
74 ページ	CQ1：FAP の遺伝学的検査	新たな CQ1 として「大腸腺腫性ポリポーシス患者に対する遺伝学的検査」について記載した。
76 ページ	CQ8：FAP の大腸腺腫に対する化学予防	新たな CQ2 として「大腸切除術を受けていない大腸癌未発症の FAP に対する化学予防」について記載した。
79 ページ	CQ2：FAP に対する上部消化管サーベイランス	新たな CQ3 として「FAP 患者の乳頭部を含む十二指腸腺腫に対する内視鏡治療」について記載した。
81 ページ	CQ4：FAP 患者における症状のない腹腔内デスモイド腫瘍に対する外科的治療	新たな CQ4 として「FAP のデスモイド腫瘍に対するサーベイランス」について記載した。
82 ページ	CQ9：FAP 患者の消化管外病変に対するサーベイランス	新たな CQ5 として「FAP 患者の甲状腺癌に対するサーベイランス」について記載した。
56 ページ	CQ3：FAP の十二指腸腺腫（乳頭部を除く）に対する膵温存手術	本文「Ⅱ-3-3-3 治療」に移動した。
49 ページ	CQ5：FAP に対する予防的大腸全摘術 CQ6：FAP に対する大腸全摘・回腸嚢肛門（管）吻合術（IPAA）での一時的回腸人工肛門造設 CQ7：FAP に対する腹腔鏡手術	本文「Ⅱ-3-1-3-2 外科治療」に移動した。
62 ページ	CQ10：FAP に対するカプセル内視鏡検査	本文「Ⅱ-3-5 その他の随伴病変」に移動した。

Ⅲ．リンチ症候群

Ⅲ-1．概要

2024 年版ページ	2020 年版改訂箇所	改訂内容の要旨
88 ページ	表 15：関連腫瘍の累積発生率（70 歳まで）	リンチ症候群関連腫瘍について，原因遺伝子別累積発生率（80 歳まで）を表Ⅲ-1 に記載した。
88 ページ	頻度	一般集団，および全大腸癌における頻度を「Ⅲ-1-4 疫学的特徴」に更新，追記した。
―	サイドメモ 12（リンチ症候群の名称の変遷）	削除した。
87 ページ	EPCAM（がん化のメカニズム）	EPCAM 欠失の範囲に伴う関連腫瘍の特徴を「Ⅲ-1-3 関連腫瘍」に追記した。

III-2. 診断

2024 年版ページ	2020 年版改訂箇所	改訂内容の要旨
89 ページ	図 21：診断手順	コンパニオン診断やがんゲノムプロファイリングから診断される流れなどを追記し，図III-1：リンチ症候群の診断手順とした。
91 ページ	1）診断の流れ STEP2	リンチ症候群に発生する *BRAF* V600E バリアント陽性大腸癌の頻度を STEP2 の補足に追記した。
95 ページ	STEP2 第 2 次スクリーニングで行う検査	BRAF V600E バリアント蛋白質に対する免疫組織化学検査が保険診療で利用可能となり，「III-2-1-3-3 *BRAF* V600E バリアント検査」に追記した。
97 ページ	―	MSI 検査，MMR-IHC 検査の施行には，遺伝学的検査前に求められる患者の個別同意までは必要ないことを，「III-2-1-4-2 リンチ症候群診断に関わる検査における患者同意」に新たに記載した。
97 ページ	CQ15：血縁者に対する遺伝学的検査	リンチ症候群診断に関わる検査における患者同意の項目を追記した。
98 ページ	Constitutional mismatch repair deficiency	Constitutional mismatch repair deficiency の和訳を「先天性 MMR 欠損」として記載した。
99 ページ	家族性大腸癌タイプ X	家族性大腸癌タイプ X の診断と推測される疾患についてIII-2-2-5 に修正，追記した。

III-3. サーベイランスと治療

2024 年版ページ	2020 年版改訂箇所	改訂内容の要旨
100 ページ	表 19：関連腫瘍に対するサーベイランスの目安	大腸内視鏡サーベイランスについて，原因遺伝子による個別化を新たに提示した。
100 ページ	表 19：関連腫瘍に対するサーベイランスの目安	婦人科癌を子宮内膜癌と卵巣癌に分けて，表III-5：リンチ症候群の主な関連腫瘍に対するサーベイランスの目安に追記した。
100 ページ	表 19：関連腫瘍に対するサーベイランスの目安	サーベイランス対象として膵臓癌を，表III-5：リンチ症候群の主な関連腫瘍に対するサーベイランスの目安に追記した。

III-5. 家族（血縁者）への対応

2024 年版ページ	2020 年版改訂箇所	改訂内容の要旨
110 ページ	CQ15：血縁者に対する遺伝学的検査	一部を「III-5 家族（血縁者）への対応」に記載した。
89 ページ	図 27：リンチ症候群であることが確定していない患者への対応	図III-1：リンチ症候群の診断手順に統一した。
110 ページ	図 28：リンチ症候群であることが確定している患者の家族（血縁者）への対応	図III-6 に修正した。

Clinical Questions

2024 年版ページ	2020 年版改訂箇所	改訂内容の要旨
119 ページ	CQ14：MSI や IHC のユニバーサルスクリーニング	新たな CQ6 として「リンチ症候群のスクリーニングを目的とした大腸癌に対する DNA ミスマッチ修復機能欠損を調べるユニバーサルスクリーニング（UTS）」について記載した。
121 ページ	CQ11：原因遺伝子別のサーベイランス	新たな CQ7 として「リンチ症候群患者の大腸内視鏡サーベイランスにおける原因遺伝子による個別化」について記載した。
124 ページ	CQ21：発がんに対する化学予防	新たな CQ8 として「リンチ症候群患者に対する化学予防」について記載した。
125 ページ	CQ13：婦人科癌に対するリスク低減手術	新たな CQ9 として「リンチ症候群患者に対するリスク低減手術（子宮全摘出術，両側付属器摘出術）」について記載した。
128 ページ	―	新たな CQ10 として「リンチ症候群患者に *Helicobacter pylori* 感染のスクリーニング検査」について記載した。
105 ページ	CQ12：婦人科癌に対するサーベイランス	本文に記載した。
102 ページ	CQ16：初発大腸癌の術式	サイドメモⅢ-6：リンチ症候群の大腸癌に対する拡大手術に記載した。
102 ページ	CQ17：術後補助化学療法	本文「Ⅲ-3-1-3-2 術後補助療法」に記載した。
103 ページ	CQ18：進行再発大腸癌の化学療法	本文「Ⅲ-3-1-3-3 切除不能進行・再発癌に対する薬物療法」に記載した。
103 ページ	CQ19：進行再発大腸癌に対する免疫チェックポイント阻害剤	本文「Ⅲ-3-1-3-3 切除不能進行・再発癌に対する薬物療法」に記載した。
101 ページ	CQ20：生活習慣の改善	本文「Ⅲ-3-1-2-2 生活習慣の改善」に記載した。

付録

2024 年版 ページ	2020 年版改訂箇所	改訂内容の要旨
138 ページ	―	文献検索式を新たに記載した。
145 ページ	―	新たな付録Ⅱ．として「FAP と鑑別を要する稀な腺腫性ポリポーシス」について記載した。
147 ページ	付録Ⅰ．家系図の記載法　1．家族歴聴取のポイント	付録Ⅲ．に移動し，個人のジェンダーアイデンティティに配慮した適切記号を利用するなど，改編して記載した。
148 ページ	付録図 1　家系図の記載に用いられる記号	付録図Ⅲ-1 に移動し，改編して記載した。
149 ページ	付録図 2	付録図Ⅲ-3 に移動した。
148 ページ	―	新たに付録図Ⅲ-2 として「家系図の例」を記載した。
149 ページ	付録Ⅱ．ゲノムバリアントの記載法	付録Ⅳ．に移動した。
152 ページ	付録Ⅲ．遺伝性大腸癌に関連する情報	付録Ⅴ．に移動し，情報を更新して記載した。

資料

2024 年版 ページ	2020 年版改訂箇所	改訂内容の要旨
―	資料	資料図 1 以外は，削除した。
42 ページ	資料図 1：大腸癌の累積発生率	本文に新たな文献を引用し，図Ⅱ-3：大腸癌の累積発生率として記載した。

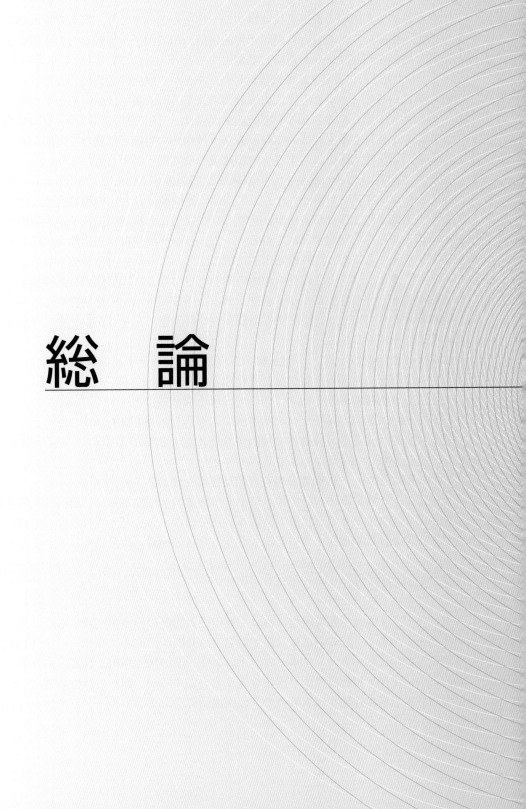

総 論

1　目　的

　本邦において大腸癌の罹患者数は増加の一途をたどっており，最も身近ながんの一つとして社会的関心が高い。大部分の大腸癌は生活習慣，環境因子，加齢などの影響により，大腸粘膜や腺腫に遺伝子バリアントが蓄積して発生すると考えられている（散発性大腸癌）。全大腸癌の20～30％は血縁者に多発（家族集積性）することから家族性大腸癌と呼称されることもある。家族集積性の有無にかかわらず，大腸癌のおよそ5％未満では原因遺伝子が明らかにされており，遺伝性大腸癌と総称される。遺伝性大腸癌は，若年発症，同時性・異時性発がん，他臓器の重複がんを合併しやすい等の傾向があり，散発性大腸癌とは異なる対応が必要である。しかしながら，遺伝性大腸癌に対する一般臨床家の認知度は必ずしも高くない。

　遺伝性大腸癌の代表的疾患として家族性大腸腺腫症（familial adenomatous polyposis：FAP）とリンチ症候群が挙げられる。家族性大腸腺腫症は大腸の腺腫性ポリポーシスを特徴とするため診断される機会が多いが，近年，*APC* 以外にも複数の遺伝子が大腸腺腫性ポリポーシスの原因となることが同定されている。一方，リンチ症候群は遺伝性大腸癌のなかでは最も頻度が高い疾患であるが，比較的臨床的特徴に乏しいことから日常診療で見逃されている可能性が高い。しかし，リンチ症候群の診断の補助だけでなく，固形癌の抗悪性腫瘍剤による治療法の選択を目的とする場合にマイクロサテライト不安定性（MSI）検査やミスマッチ修復蛋白質の免疫組織化学（MMR-IHC）検査が相次いで保険適用となったことで，リンチ症候群が疑われる患者が増加している。

　このような状況のなかで，「遺伝性大腸癌診療ガイドライン2024年版」（以下，本ガイドライン）は，下記の4項目を目的として作成された。

（1）遺伝性大腸癌の疾患概念について理解を深めること

（2）遺伝性大腸癌の診断とサーベイランスを含む治療方針を示すこと

（3）遺伝性疾患という特殊性に起因する患者および家族（血縁者）の心理社会的負担への配慮と支援の重要性を示すこと

（4）一般に公開し，医療者と患者の相互理解を深めること

　なお，リンチ症候群については，発生する腫瘍の多様性からは「遺伝性大腸癌診療ガイドライン」としてまとめることは最も適切な形式ではないとも考えられる。この点に関しては，本ガイドライン作成の現在までの経緯もあり，今後の検討・改訂に委ねることとする。

2　使用法

　本ガイドラインは，臨床現場において遺伝性大腸癌の診療を実践する際のツールとして利用することができる。具体的には，個々の患者の診断・治療およびサーベイランス，あるいは患者および家族に対するインフォームド・コンセントの場で利用できる。本ガイドラインの記載内容については大腸癌研究会が責任を負うものとするが，個々の診療結果についての責任は直接の診療担当者に帰属すべきもので，大腸癌研究会および本ガイドライン委員会は責任を負わない。

3　作成の原則

　本診療ガイドラインは，遺伝性大腸癌の診断，治療，サーベイランス等を含めた診療方針の理解を助けるために，各診療方針の根拠を示すが，各治療法の技術的問題には立ち入らない。また，本ガイドラインの作成においては科学的根拠に基づく医療（evidence-based medicine：EBM）の概念に則した作成法を採用するように努めた。しかし，遺伝性大腸癌は頻度が低く，高いエビデンスレベルの研究を構築することは容易ではない。このように十分なエビデンスが存在しない領域についても，文献で得られた情報をもとに，本邦の医療保険制度や臨床現場の実情にも配慮し，作成委員のコンセンサスに基づいて作成された。また，遺伝性大腸癌の特殊性を考慮し，一般社団法人日本遺伝性腫瘍学会ならびに患者・家族の会からも作成委員が加わった。作成委員の構成としては，内科学，外科学，婦人科学，小児科学，病理学，分子遺伝学，臨床遺伝医学，遺伝カウンセリング，看護の専門家のほかに，患者・家族の会の代表も加わった。

4　本診療ガイドラインのトピック

　国内における遺伝性大腸癌（家族性大腸腺腫症とリンチ症候群）の診断，治療，サーベイランスおよび遺伝カウンセリング

5　本診療ガイドラインがカバーする視点

　本診療ガイドラインは，individual perspective（個人視点）で作成する。

6　想定される利用者，利用施設

　本診療ガイドラインは，国内の病院・診療所・検診施設において，遺伝性大腸癌（家族性大腸腺腫症とリンチ症候群）および関連する疾患の診療に従事する医師，看護師，遺伝カウンセラー，遺伝医学専門家を対象とする。

7　改訂の経緯と既存の診療ガイドラインとの関係

　本診療ガイドラインは，遺伝性大腸癌診療ガイドライン（2020年版）の改訂版である。大腸癌研究会の遺伝性大腸癌委員会の前身である家族性大腸癌委員会のプロジェクトとして「遺伝性大腸癌診療ガイドライン」の作成が計画され，2012年7月に「遺伝性大腸癌診療ガイドライン2012年版」が刊行された。その後，遺伝性大腸癌に関する多くの新知見や海外診療ガイドラインの公表，本邦では専門施設を中心とした遺伝子診療部等の設置，遺伝性腫瘍への社会の関心の高まり，がんゲノム医療の臨床実装や免疫チェックポイント阻害薬の承認などの医療環境の変化に対応するために，2016年11月に「遺伝性大腸癌診療ガイドライン2016年版」，2020年7月に「遺伝性大腸癌診療ガイドライン2020年版」と2回の改訂作業を行ってきた。

　しかし，その後も遺伝性大腸癌に関する新知見が数多く報告され，特に本邦の研究者が実施

したエビデンスレベルの高い多施設共同研究の成果報告や国際共同研究による大規模な報告も増えてきたことを踏まえて，2022年4月に「遺伝性大腸癌診療ガイドライン2020年版」の改訂作業が開始された。多くの会議を経て改訂版の原案が作成され，2024年1月の第100回大腸癌研究会学術集会で公聴会を開催し，その後大腸癌研究会のホームページでパブリックコメントを募集し，広く意見を求めた。それらを参考に修正を加え，評価委員会に提出した。評価委員会の意見を参考にさらに修正を加え2024年7月に「遺伝性大腸癌診療ガイドライン2024年版」（本ガイドライン）を刊行するに至った。

　海外では以下の学術団体から診療ガイドラインが刊行されているが，いずれも発がんリスクの異なることが報告されている国・地域のものであり，本邦とは保険制度も異なる。

1. NCCN（National Comprehensive Cancer Network）
2. ACG（American College of Gastroenterology）
3. ASGE（American Society of Gastrointestinal Endoscopy）
4. British Society of Gastroenterology (BSG)/Association of Coloproctology of Great Britain and Ireland (ACPGBI)/United Kingdom Cancer Genetics Group (UKCGG)
5. EHTG（European Hereditary Tumour Group, formerly the Mallorca group）
6. ESPGHAN（European Society for Paediatric Gastroenterology Hepatology and Nutrition Center）
7. NICE（National Institute of Health and Care Excellence）
8. US Multi-Society Task Force on Colorectal Cancer

　なお，本ガイドラインは，原則として4年を目途に，大腸癌研究会の大腸癌ガイドライン委員会および遺伝性大腸癌委員会を中心組織とし，一般社団法人日本遺伝性腫瘍学会の協力を得て改訂を行う。ただし，診療方針に重大な影響を及ぼす新知見が確認された場合には，改訂に先んじて速報を出すなどの対応を考慮する。

8　本診療ガイドラインがカバーする範囲（対象者）

　本診療ガイドラインがカバーするのは，家族性大腸腺腫症とリンチ症候群，ならびにそれらに関連する遺伝性大腸癌の患者や家族，血縁者である。なお，散発性（非遺伝性）大腸癌，過誤腫性ポリポーシス（Peutz-Jeghers症候群，若年性ポリポーシス症候群，Cowden症候群/PTEN過誤腫症候群），鋸歯状ポリポーシス症候群は除外する。

9　重要臨床課題の抽出

　家族性大腸腺腫症およびリンチ症候群について診療アルゴリズムを作成し，基本的特徴を整理したうえで，議論の余地のある課題を重要臨床課題として抽出し，clinical question（CQ）に取り上げた。その後，CQ構成要素（P：Patients（介入を受ける対象），I：Intervention（推奨するかどうか検討する介入），C：Comparisons（Iと比較したい介入），O：Outcome（アウトカム））を決定した。CQごとに複数のアウトカムを設定し，「益」または「害」を明確にしたうえで重要度を10点満点で評価し，アウトカムの採否を決定した。

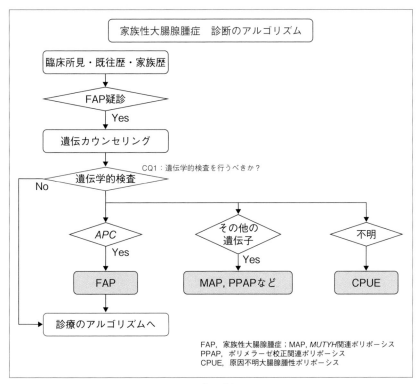

アルゴリズム 1

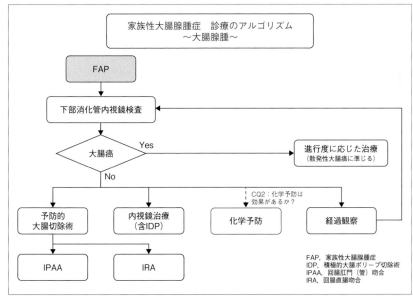

アルゴリズム 2

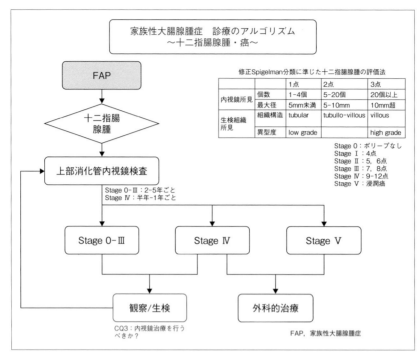

アルゴリズム 3

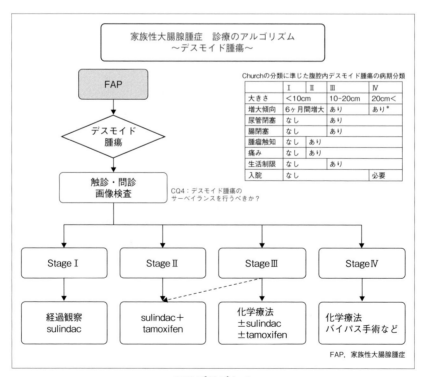

アルゴリズム 4

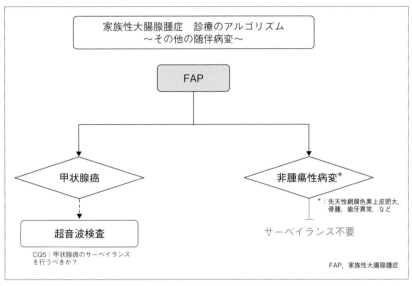

アルゴリズム 5

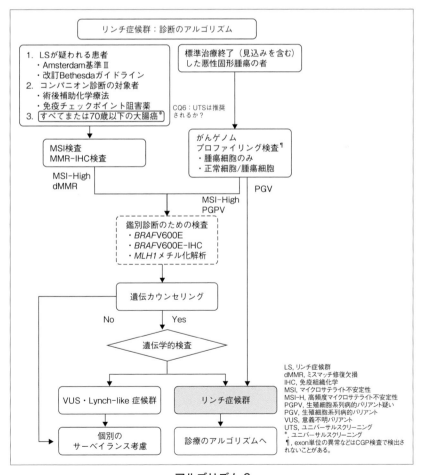

アルゴリズム 6

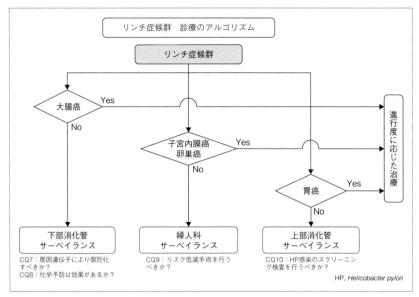

アルゴリズム 7

10 　エビデンスの収集（文献検索）

　CQ 作成のためのエビデンスの収集は，2022 年 9 月に PubMed と医学中央雑誌 Web 版，Cochrane Library を用いて文献検索を実施した。家族性大腸腺腫症（familial adenomatous polyposis）は PubMed に 8,333 件，医学中央雑誌 Web 版 352 件，Cochran Library 46 件，リンチ症候群(Lynch syndrome or hereditary non-polyposis colorectal cancer)は PubMed に 6,718 件，医学中央雑誌 Web 版 46 件，Cochran Library 34 件登録されていたが，CQ ごとに検索式を作成した結果，家族性大腸腺腫症については PubMed 415 件，医学中央雑誌 Web 版 337 件，Cochran Library 76 件，リンチ症候群については PubMed 423 件，医学中央雑誌 Web 版 104 件，Cochran Library 124 件の抄録付き文献リストを作成した（**付録Ⅰ：文献検索式 [p. 138]**）。

11 　一次スクリーニング

　CQ ごとに担当委員 1 名とシステマティックレビュー（systematic review：SR）委員 2 名を配置した。最初に，SR 委員が独立して前述の文献検索により抽出した文献について，タイトル，抄録（アブストラクト）から CQ に沿わない文献を削除し，二次スクリーニング用のデータセットを作成した。なお，抄録だけでは判断できない文献も二次スクリーニング用のデータセットに含めた。

　網羅的な文献検索に基づく SR や診療ガイドライン，メタアナリシスなどエビデンスレベルの高い文献があれば，それらの採用を優先し，前述の文献で採用されている論文を一次スクリーニングで不採用とすることを可能とした。不採用の理由にその旨を記載する。遺伝性大腸癌は稀な疾患であるため，症例数の少ない case report や専門家が記載したレビューにしか記載されてないことがあり，この場合にはエビデンスレベルが低くても二次スクリーニングに残

した。

12　二次スクリーニング

　SR 委員 2 名が独立してフルテキストを精読し，二次スクリーニングを行った。一次スクリーニングで採用された論文からアウトカムを抽出し，二次スクリーニング構造化抄録を作成した。必要なアウトカムは CQ 作成時の PICO のアウトカムを基本とした。SR 委員 2 名が作成した構造化抄録の結果を照合し，2 名の意見が異なる場合は第 3 者の意見として担当委員を加えて，採用論文を決定した。不採用と判断した論文に関しては理由を記載した。なお，フルテキストを読む過程で遭遇した重要な論文や国内外の診療ガイドライン，2022 年 9 月以降に出版された論文もハンドサーチで追加した。

13　エビデンスの評価

　二次スクリーニング構造化抄録にまとめられた文献集合を，アウトカム毎，研究デザインごとに並べ替え，エビデンス総体の評価の準備をし，その後，個々の論文について，研究デザイン毎にバイアスリスク，非直接性，非違完成，不精確，出版バイアスなどを評価した（表 1）。エビデンスレベルの決定に際しては，「大腸癌治療ガイドライン医師用 2022 年版」[1] と同様に，GRADE（The Grading of Recommendations Assessment, Development and Evaluation）システム[2] に従って文献レベル・エビデンス総体を評価し，最終的に CQ のエビデンスレベルを決定した。すなわちエビデンスレベルは，「A：効果の推定値に強く確信がある」，「B：効果の推定値に中程度の確信がある」，「C：効果の推定値に対する確信は限定的である」，「D：効果の推定値がほとんど確信できない」の 4 段階で記載した（表 2）。

14　推奨の強さ

　上記の作業によって得られたアウトカムとエビデンスレベルをもとに推奨文案を作成し，ガ

表 1　文献レベルの分類法・エビデンス総体の評価方法

①初期評価：各研究デザイン群の評価
　・システマティックレビュー群，メタ解析群，無作為化比較試験群＝「初期評価レベル A」
　・観察研究群，コホート研究群，ケースコントロール研究群＝「初期評価レベル C」
　・症例集積群，症例報告群＝「初期評価レベル D」
②エビデンスレベルを下げる要因の有無の評価
　・バイアスリスク（risk of bias）がある。
　・結果に非一貫性（inconsistency）がある。
　・エビデンスの非直線性（indirectness）がある。
　・データが不正確（imprecision）である。
　・出版バイアス（publication bias）の可能性が高い。
③エビデンスレベルを上げる要因の有無の評価
　・大きな効果があり，交絡因子がない。
　・用量-反応勾配がある。
　・可能性のある交絡因子が，真の効果をより弱めている。
④上記①→②→③の順に評価して最終的なエビデンス総体を判定した。

表2 CQ のエビデンスのレベルの定義

エビデンスレベル A（高）：	効果の推定値に強く確信がある。
エビデンスレベル B（中）：	効果の推定値に中程度の確信がある。
	真の効果は，効果の推定値におおよそ近いが，それが実質的に異なる可能性もある。
エビデンスレベル C（低）：	効果の推定値に対する確信は限定的である。
	真の効果は，効果の推定値と実質的に異なるかもしれない。
エビデンスレベル D（非常に低）：	効果の推定値がほとんど確信できない。
	真の効果は，効果の推定値と実質的におおよそ異なりそうである。

表3 CQ の推奨の強さ

推奨度	
1（強い推奨）	"実施する" ことを強く推奨する。
	"実施しない" ことを強く推奨する。
2（弱い推奨）	"実施する" ことを弱く推奨する。
	"実施しない" ことを弱く推奨する。

イドライン作成委員によるコンセンサス会議において推奨文案を評価し，推奨の強さを決定した。CQ 推奨文においては決定した推奨を直截に表現し，多様な表現を排除した。

　遺伝性大腸癌は化学予防を除いてエビデンスレベルの高いデータは少ない領域である。そのため，推奨の強さの決定に際しては国内外のガイドラインの記載を参考とした。また，推奨の強さの決定に際し，保険適用の有無は考慮に入れなかった。

　推奨の強さは，推奨文案について，①エビデンスの確かさ，②患者の嗜好，③益と害，④コストの4項目に分けて評価し，GRADE Grid 法[2]に準じた投票により決定した（表3）。

［投票方法］
1. 下記の5つの選択肢から1つを選び投票
   ①「行うことを強く推奨する」
   ②「行うことを弱く推奨する」
   ③「行わないことを弱く推奨する」
   ④「行わないことを強く推奨する」
   ⑤「推奨なし（推奨度がつけられない）」
2. 1回目の投票で，①〜⑤のいずれかに，全体の70％以上の投票が一致すれば，そのまま決定した。
   この条件に該当しない場合，
   ・①＋②が50％を超え，③＋④が20％を超えていない場合，「行うことを弱く推奨する」
   ・③＋④が50％を超え，①＋②が20％を超えていない場合，「行わないことを弱く推奨する」，に決定した。
3. 1回目の投票では2の条件をいずれも満たさなかった場合には，「合意に至らなかった」として，投票結果を開示しつつ日本の医療状況を加味した再協議を行い，再投票を行った。
4. 2回目の投票でも合意に至らなかった場合には，「推奨なし」とした。

　なお，患者・家族の会の代表には CQ 投票に先立ち平易な言葉で解説を行い，会議のなかでも自由に意見を述べたうえで，自身が関連する遺伝性大腸癌の CQ の投票にも参加した。

15　解説文の記載

　CQ 解説文に用いる表現は，明瞭で，あいまいでないように努め，理解しやすく過不足のない長さであることを重視した。多数の臨床試験に言及する場合には，研究結果に関する具体的な数値等の記載は適宜簡略化した。推奨を決定する根拠となる研究デザインについては，メタアナリシス，ランダム化比較試験，観察研究など，可能な限り明記した。

16　各論の記載

　重要臨床課題の抽出に際し，既に確立されている診療については，Ⅰ．遺伝性大腸癌の概要，Ⅱ．家族性大腸腺腫症，Ⅲ．リンチ症候群としてそれぞれの各論に記載することとしたが，文献検索を行っても十分なデータが得られない課題もそれぞれの各論に記載した。その結果，2020 年版では 22 あった CQ（家族性大腸腺腫症：10，リンチ症候群：12）が，本診療ガイドラインでは 10（家族性大腸腺腫症：5，リンチ症候群：5）となったが，本改訂で削除した CQ の内容は各論に記載した。

　各論においては，疾患の概要，診断，治療，サーベイランスについて，フローチャートや図表を多用しつつ記載した。遺伝性大腸癌の特殊性から，疾患の特徴や用語の正しい理解を深めるために，サイドメモのなかでわかりやすい解説を付加することに努めた。

　なお，患者・家族の会からの意見を参考に，情報を収集し追記した（**サイドメモⅠ-3：サーベイランス上の注意** [p. 32]）。

17　付　録

　文献検索式，FAP と鑑別を要する稀な腺腫性ポリポーシス，家系図の記載法，ゲノムバリアントの記載法，および遺伝性大腸癌に関連する情報を付録として掲載した。

18　公　開

　本診療ガイドラインが日本全国の診療現場で広く利用されるために，小冊子として出版し，大腸癌研究会などのホームページでも公開する。

19　資　金

　本診療ガイドラインの作成に要した資金は大腸癌研究会の支援によるものであり，その他の組織や企業からの支援は一切受けていない。

20　利益相反

　遺伝性大腸癌診療ガイドライン作成委員ならびに評価委員の自己申告により利益相反（conflict of interest：COI）の状況を確認した結果，申告された企業は下記の如くである。

　アストラゼネカ株式会社，エーザイ株式会社，オリンパス株式会社，旭化成ファーマ株式会社，武田薬品工業株式会社，持田製薬株式会社，富士製薬工業株式会社，大鵬薬品工業株式会社，中外製薬株式会社，株式会社アミノアップ

　CQ 全てにおいて，議長（委員長）を除く全員が投票した。ただし，経済的 COI について申告を行い，COI のある委員は当該 CQ の投票を棄権した。CQ に対する学術的 COI を有する委員はいなかった。

文　献

1）大腸癌研究会編: 大腸癌治療ガイドライン医師用 2022 年版．金原出版，東京，2022
2）Jaeschke R, Guyatt GH, Dellinger P, et al.: Use of GRADE grid to reach decisions on clinical practice guidelines when consensus is elusive. BMJ 2008; 337: a744.［PMID: 18669566］

21　ガイドライン委員会

遺伝性大腸癌診療ガイドライン作成委員会

委員長
　田中屋宏爾　国立病院機構岩国医療センター外科

編集責任者
　山口達郎　がん・感染症センター都立駒込病院遺伝子診療科

家族性大腸腺腫症責任者
　平田敬治　産業医科大学第1外科

リンチ症候群責任者
　山田真善　国立がん研究センター中央病院内視鏡科

委員（五十音順）
　秋山泰樹　産業医科大学第1外科〔外科〕
　石丸　啓　愛媛大学地域低侵襲消化器医療学〔消化器外科〕
　岡本耕一　徳島大学病院消化器内科〔消化器内科〕
　川崎優子　兵庫県立大学看護学部〔看護〕
　隈元謙介　香川大学医学部ゲノム医科学・遺伝医学〔がんゲノム・外科〕
　小峰啓吾　東北大学病院腫瘍内科〔腫瘍内科・化学療法〕
　坂元　慧　東京大学医学部附属病院大腸・肛門外科〔大腸外科〕
　重安邦俊　岡山大学消化器外科学〔消化器外科〕
　柴田良子　ひまわりの会代表〔リンチ症候群　患者家族会〕
　嶋本有策　神戸大学大学院医学研究科内科学講座消化器内科学分野〔消化器内科〕
　下平秀樹　東北医科薬科大学医学部腫瘍内科学〔腫瘍内科・化学療法〕
　関根茂樹　慶應義塾大学医学部病理学〔病理〕
　髙雄暁成　がん・感染症センター都立駒込病院消化器内科〔消化器内科〕
　髙雄美里　がん・感染症センター都立駒込病院外科〔外科〕
　高見澤康之　国立がん研究センター中央病院大腸外科〔大腸外科〕
　竹内洋司　群馬大学医学部附属病院光学医療診療部〔消化管内科〕
　田辺記子　埼玉医科大学総合医療センターゲノム診療科〔遺伝カウンセリング〕
　谷口文崇　国立病院機構岩国医療センター外科〔外科〕
　千野晶子　がん研有明病院下部消化管内科〔消化管内科〕
　張　萌琳　東京医科大学消化器内視鏡学〔遺伝子診断〕
　土井　悟　ハーモニー・ライン代表〔家族性大腸ポリポーシス患者と家族の会〕
　中島　健　大阪国際がんセンター遺伝子診療部遺伝性腫瘍診療科〔医療倫理〕
　中守咲子　がん・感染症センター都立駒込病院外科〔外科〕
　中山佳子　信州大学医学部保健学科〔小児科〕
　長嵜寿矢　埼玉県立がんセンター消化器外科〔大腸外科〕
　蓮見壽史　横浜市立大学泌尿器科学〔泌尿器科〕
　阪埜浩司　広島大学病院周産母子センター〔婦人科〕
　檜井孝夫　広島大学病院ゲノム医療センター・遺伝子診療科〔がんゲノム〕
　藤吉健司　久留米大学外科学〔外科〕
　堀松高博　京都大学医学部附属病院先端医療研究開発機構〔腫瘍内科〕
　増田健太　慶應義塾大学医学部産婦人科〔婦人科〕
　三口真司　県立広島病院消化器・乳腺・移植外科〔外科〕
　水内祐介　九州大学臨床・腫瘍外科〔外科〕
　宮倉安幸　自治医科大学附属さいたま医療センター一般・消化器外科〔遺伝子診断・外科〕

　　武藤倫弘　京都府立医科大学大学院分子標的予防医学〔予防医学〕
　　吉岡貴裕　高知医療センター消化器外科・一般外科〔外科〕
アドバイザー
　　杉原健一　東京医科歯科大学〔外科〕
　　冨田尚裕　市立豊中病院がん診療部・外科〔外科〕
　　石田秀行　埼玉医科大学総合医療センター消化管・一般外科〔外科〕

ガイドライン評価委員会

委員長
　　板橋道朗　埼玉県済生会加須病院 病院長〔外科〕

委員（五十音順）
　　坂巻顕太郎　順天堂大学健康データサイエンス学部〔統計〕
　　坂本一博　順天堂大学医学部消化器外科学講座下部消化管外科〔外科〕
　　田中信治　JA尾道総合病院 病院長〔内視鏡〕

協力学会

　　一般社団法人日本遺伝性腫瘍学会（理事長　石田秀行）

各 論

I. 遺伝性大腸癌の概要
(Outlines of Hereditary Colorectal Cancer)

I-1　基本的事項

I-1-1　定義

◉遺伝性大腸癌は大腸癌の発症リスクが高く原因遺伝子が同定されている疾患群を指し，原因遺伝子によって遺伝形式，大腸ポリープの密度，組織型，大腸癌発症リスク，関連する大腸外病変が異なる。代表的な遺伝性大腸癌の分子遺伝学的および臨床病理学的特徴を表I-1にまとめた。

I-1-2　分類

◉遺伝性大腸癌は，ポリポーシスの有無により大別できる。さらに，ポリポーシスを示す遺伝性大腸癌は，ポリープの組織型により，腺腫性ポリポーシス，過誤腫性ポリポーシス，鋸歯状ポリポーシスに分類できる。

◉腺腫性ポリポーシスは大腸ポリープ数が10個以上の腺腫性ポリープを認める患者を指す。大腸ポリープの数により密生型（1,000〜2,000個以上），非密生型（100個以上1,000個未満），attenuated型（10個以上100個未満）に分類することがあるが，観察した年齢，使用した光学機器，色素散布や狭帯域光観察（narrow band imaging：NBI）を含めた観察方法，担当医により大腸ポリープ数の結果は異なることに注意が必要である。腺腫性ポリポーシスの中でも，数千個以上の腺腫性ポリープを認める場合は家族性大腸腺腫症（FAP）であることが多く，胃や十二指腸にもポリープが多発する。100個未満の場合は，FAP，*MUTYH*関連ポリポーシス（*MUTYH*-associated polyposis：MAP），ポリメラーゼ校正関連ポリポーシス（polymerase proofreading-associated polyposis：PPAP），先天性ミスマッチ修復欠損（constitutional mismatch repair deficiency：CMMRD）症候群，*MSH3*関連ポリポーシス（*MSH3*-associated polyposis），*MLH3*関連ポリポーシス（*MLH3*-associated polyposis），*NTHL1*関連ポリポーシス（*NTHL1*-associated polyposis）などが鑑別疾患として挙がるが，これらの腺腫性ポリポーシスでも大腸ポリープ数が100個を超えることがあるため，大腸ポリープ数のみで腺腫性ポリポーシスを鑑別することはできない。遺伝形式別では，*APC*，*POLE*，*POLD1*，*AXIN2*を原因遺伝子とする場合は常染色体顕性遺伝（優性遺伝）形式を，その他の腺腫性ポリポーシスは常染色体潜性遺伝（劣性遺伝）形式をとる。

◉過誤腫性ポリポーシス症候群は大腸のポリープ数が10個未満のことがある。代表的な過誤腫性ポリポーシスには，Peutz-Jeghers症候群（Peutz-Jeghers syndrome：PJS），若年性ポリポーシス症候群（Juvenile polyposis syndrome：JPS），Cowden症候群（Cowden syndrome：CS）/*PTEN*過誤腫症候群（*PTEN* hamartoma tumor syndrome：PHTS）があり，各疾患に特徴的な組織型を示す。過誤腫性ポリポーシスでは，大腸に加えて胃や小腸（十二指腸を含む）にもポリープが多発する傾向があり，口唇の色素斑や巨頭症など特徴的な外見を示すことがある[1-6]。

表Ｉ-1　代表的な遺伝性大腸癌の分子遺伝学的および臨床的特徴

ポリポーシス	疾患名	遺伝形式	原因遺伝子	頻度	大腸ポリープ数	ポリープの組織型	大腸癌浸透率	大腸以外のポリポーシス	大腸癌以外の腫瘍性病変
腺腫性ポリポーシス	FAP	AD	*APC*	1/20,000～1/10,000	≧100	腺腫	100%	胃・十二指腸	胃癌, 十二指腸（乳頭部）癌, デスモイド腫瘍, 甲状腺乳頭癌, 脳腫瘍, 肝芽腫など
	AFAP	AD	*APC*		≧10, <100	腺腫	70%		
	GAPPS	AD	*APC* (1B)	不明	―	腺腫	―	胃	胃癌
	MAP	AR	*MUTYH*	不明	<100	腺腫, HP	70～90%	十二指腸	十二指腸（乳頭部）癌, 甲状腺乳頭癌, 皮脂腺腫瘍など
	PPAP	AD	*POLD1*	不明	≧30, <100	腺腫	>20%	十二指腸	子宮内膜癌, 乳癌, 脳腫瘍
	PPAP	AD	*POLE*	不明	≧30, <100	腺腫	>20%	―	十二指腸癌, 脳腫瘍
	CMMRD syndrome	AR	*MLH1, MSH2, MSH6, PMS2*	1/1,000,000～3/1,000,000	≧10, <100	腺腫	80～95%		血液腫瘍, 脳腫瘍
	MSH3-associated polyposis	AR	*MSH3*	不明	≧30, <100	腺腫	―	十二指腸	甲状腺腫, 乳管内乳頭腫, 胃癌, 脳腫瘍など
	MLH3-associated polyposis	AR	*MLH3*	不明	≧30, <100	腺腫	―	―	―
	NTHL1-associated polyposis	AR	*NTHL1*	不明	≧1, <100	腺腫	>20%	―	乳癌, 子宮内膜癌, 膀胱癌, 頭頸部癌, 皮膚癌など
	AXIN2-associated polyposis	AD	*AXIN2*	不明	<100	腺腫			
過誤腫性ポリポーシス	PJS	AD	*STK11*	1/280,000～1/8,300	≧5	過誤腫	39%	胃・小腸	胃癌, 小腸癌, 膵癌, 乳癌, 子宮頸部腺癌など
	JPS, HMPS	AD	*BMPR1A*	1/100,000～1/16,000	≧5	過誤腫	40～50%	胃・小腸	胃癌, 小腸癌, 膵癌など
	JPS	AD	*SMAD4*		≧5	過誤腫	<50%	胃・小腸	
	CS/PHTS	AD	*PTEN*	1/200,000	<100	過誤腫	11～20%	胃・小腸	乳癌, 子宮内膜癌, 甲状腺濾胞癌, 腎癌など

鋸歯状ポリポーシス	SPS	AD	*RNF43*	不明	≥5,<100	SL	—	—	—
	HMPS	AD	*GREM1*	不明	—	腺腫,HP,炎症性	11〜20%	—	—
非ポリポーシス	LS	AD	*MLH1*	全大腸癌の1〜4%	—	腺腫,SSL	46〜61%	—	子宮内膜癌,胃癌,卵巣癌,小腸癌,胆道癌,膵癌,腎盂・尿管癌,脳腫瘍,皮脂腺腫瘍など
		AD	*MSH2*		—	腺腫,SSL	33〜52%	—	
		AD	*MSH6*		—	腺腫,SSL	10〜44%	—	
		AD	*PMS2*		—	腺腫,SSL	8.7〜20%	—	
		AD	*EPCAM*		—	腺腫	33〜52%	—	
	LFS	AD	*TP53*	不明	—	—	>20%	—	骨・軟部肉腫,副腎皮質腫瘍,脳腫瘍,白血病,乳癌など
	BHDS	AD	*FLCN*	不明	—	—	—	—	腎癌
	—		*MUTYH*	—	—	—	10〜13%	—	
	—		*ATM*	—	—	—	5〜10%	—	
	—		*BLM*	—	—	—	5〜10%	—	
	—		*CHEK2*	—	—	—	5〜10%	—	
	—		*GALNT12*	—	—	—	5〜10%	—	
	—		*RPS20*	—	—	—	—	—	

AD：常染色体顕性遺伝（優性遺伝），AR：常染色体潜性遺伝（劣性遺伝），FAP：familial adenomatous polyposis，AFAP, attenuated familial adenomatous polyposis，GAPPS：gastric adenocarcinoma and proximal polyposis syndrome，MAP：*MUTYH*-associated polyposis，PPAP：polymerase proofreading-associated polyposis，CMMRD：constitutional mismatch repair deficiency，PJS：Peutz-Jeghers syndrome，JPS：juvenile polyposis syndrome，HMPS：hereditary mixed polyposis syndrome，CS：Cowden syndrome，PHTS：*PTEN* hamartoma tumor syndrome，SPS：serrated polyposis syndrome，LS：Lynch syndrome，LFS：Li-Fraumeni syndrome，BHDS：Birt-Hogg-Dubé syndrome，HP：hyperplastic polyp，SSL：sessile serrated lesion

●鋸歯状ポリポーシスは，過形成性ポリープや鋸歯状病変などの多彩なポリープが発生する病態であり，この疾患群は鋸歯状ポリポーシス症候群（serrated polyposis syndrome：SPS）と総称される。鋸歯状ポリポーシス症候群の原因遺伝子について一定の見解は得られていないが，一部の患者に *RNF43* や *GREM1*，*MUTYH* の生殖細胞系列における病的バリアントが同定されたと報告されている（**サイドメモⅠ-1**：バリアント，生殖細胞系列バリアントと体細胞バリアント）[7-9]。また，鋸歯状ポリープの発生には環境因子の関与も指摘されている。

●大腸のポリープ数が少ない代表的な遺伝性大腸癌には，リンチ症候群と Li-Fraumeni 症候群（Li-Fraumeni syndrome：LFS）がある。これらの疾患は外見上の特徴に乏しいため，

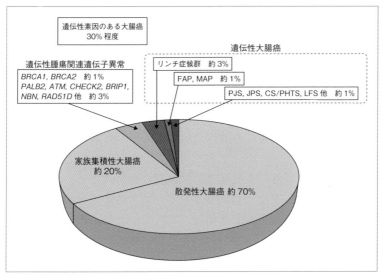

図 I -1　全大腸癌における遺伝性素因のある大腸癌の割合

臨床病理学的因子のみで診断することはできない。なお，リンチ症候群の原因遺伝子であるミスマッチ修復遺伝子の両アレルにおける病的バリアントを持つ常染色体潜性遺伝（劣性遺伝）性疾患に先天性ミスマッチ修復欠損（CMMRD）症候群があり，大腸に腺腫性ポリープが多発する（III-2-2-4：先天性ミスマッチ修復欠損（CMMRD）症候群 [p. 98]）。その他にも生殖細胞系列の病的バリアントが大腸癌の発症リスクと関連している遺伝子の報告がある。

I -1-3　疫学

● 大腸癌患者の約 30 % は家族集積性があるか遺伝的素因がある[10,11]（図 I -1）。遺伝性素因があるにもかかわらず家族集積性を伴わない例には，常染色体潜性遺伝（劣性遺伝）性疾患症例の場合や常染色体顕性遺伝（優性遺伝）性疾患でも体細胞モザイクや新生発端者（de novo 症例）の場合がある。一方，家族集積性を伴うにもかかわらず原因遺伝子が同定されていない例には，家族性大腸癌タイプ X（III-2-2-5：家族性大腸癌タイプ X [p. 99]）がある。

● 大腸癌患者を対象とした生殖細胞系列についてのマルチ遺伝子パネル検査（multi-gene panel testing, MGPT）によれば[12,13]，FAP が約 0.5 %，リンチ症候群が 3 % を占め，ATM や CHEK2，MUTYH，TP53 に病的バリアントを持つ者も認められており，大腸癌全体の約 5 % が遺伝性大腸癌であった。また，遺伝性大腸癌以外にも遺伝性乳癌卵巣癌の原因遺伝子である BRCA1，BRCA2 がそれぞれ約 1 %，PALB2，BRIP1，NBN，RAD51D などが合わせて約 3 % に検出されており，これら大腸癌発症への関与が不明なものを含めると全大腸癌患者の約 10 % は遺伝性腫瘍であると見積もられる。

Ⅰ-1-4　腫瘍発症リスク

●遺伝性大腸癌における大腸癌の発症リスクは疾患により異なるものの，典型的FAPでは浸透率（**サイドメモⅠ-1：浸透率**）がほぼ100％であることを除けば，遺伝性大腸癌の原因遺伝子に病的バリアントを持つ者が必ずしも大腸癌を発症するとは限らない。また，リンチ症候群のように，同一の疾患でも原因遺伝子によって腫瘍の発症リスクが異なることがある[14]。

●遺伝性大腸癌では大腸癌以外にも発症リスクの高い腫瘍（病変）があり，それらは関連腫瘍（病変）と呼ばれる。FAPでは胃底腺ポリポーシスや十二指腸腺腫，リンチ症候群では婦人科腫瘍や泌尿器科腫瘍などが関連腫瘍（病変）であり，遺伝性大腸癌の関連腫瘍（病変）は臓器特異的に発生する。また，遺伝性大腸癌では大腸癌未発症のまま関連腫瘍（病変）が発生することもあり，リンチ症候群のおよそ35％の女性においては子宮内膜癌が初発がんである[15,16]。したがって，遺伝性大腸癌にあたっては，消化器内科や消化器外科のみならず，診療科横断的な連携が重要である。

Ⅰ-1-5　発がんのメカニズム

●現在までに同定されている遺伝性大腸癌の原因遺伝子はすべてがん抑制遺伝子である。*APC*，*TP53*，*PTEN*，*SMAD4*などは細胞の増殖を抑える遺伝子で，*MLH1*，*MSH2*，*MUTYH*などはDNAの異常を修復する遺伝子である。したがって，遺伝性大腸癌では原因遺伝子の両アレルにおける機能喪失型バリアントが病的バリアントとなる。機能喪失型バリアントには，短縮型バリアントやLOH（loss of heterozygosity）（**サイドメモⅠ-1：ヘテロ接合性の消失，染色体不安定性**），エクソン単位での重複/欠失，一部のアミノ酸置換型バリアントがある。

●常染色体顕性遺伝（優性遺伝）形式の遺伝性大腸癌では，原因遺伝子の生殖細胞系列の病的バリアントに野生型アレルにおける後天的な病的バリアントが加わると，同名蛋白質の機能が喪失し腫瘍（病変）が発生する[17]。遺伝性大腸癌では生来すべての細胞において片アレルの原因遺伝子に病的バリアントを持つため，散発性大腸癌と比較して若年発症しやすく，多発しやすい（図Ⅰ-2）。

●FAPにおける大腸癌の発生は多段階発がんモデルで説明される[18]。まず，大腸の上皮細胞においてAPC蛋白質の機能喪失により，細胞内に蓄積し核内移行が増加したβカテニンがTCF4と複合体を形成した結果，がん遺伝子などの転写が促進され，細胞増殖する。形態学的には異常腺窩巣（aberrant crypt foci：ACF）（**サイドメモⅠ-1：異常腺窩巣**）が発生すると考えられている[19]。ACFから腺腫を経て大腸癌が発生するには*KRAS*や*TP53*など複数の遺伝子にも変化が加わるが，これには染色体不安定性（chromosomal instability：CIN）という遺伝子異常が起きやすい状態が関与していると考えられる（**サイドメモⅠ-1：染色体不安定性**）（図Ⅰ-3）。

●リンチ症候群における大腸癌の発生にはミスマッチ修復機構の破綻が関与している。細胞分裂に伴うDNAの複製は極めて正確に行われ，複製エラーの頻度は10^{-10}～10^{-8}である。

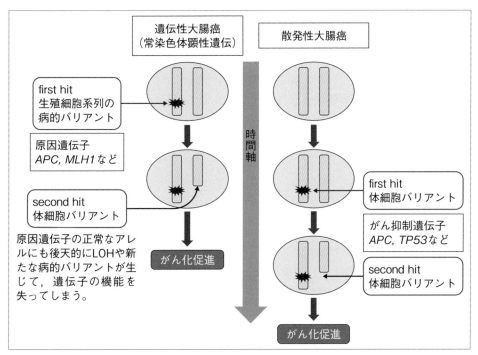

図Ⅰ-2　Knudson によるがん抑制遺伝子の two-hit 説によるがん化のメカニズム

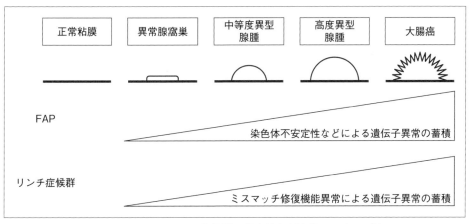

図Ⅰ-3　FAP とリンチ症候群の代表的ながん化のメカニズム

万が一，DNA の複製エラーが生じても，リンチ症候群の原因遺伝子に由来するミスマッチ修復蛋白質がミスマッチや 1〜数塩基までの挿入/欠失のような DNA の複製エラーを認識する。しかし，ミスマッチ修復遺伝子の生殖細胞系列に加えて後天的な病的バリアントが生じると，ミスマッチ修復機構は破綻し DNA の複製エラーを認識できなくなる。DNA の複製エラーはゲノム内の単純な反復配列であるマイクロサテライト領域に好発する。遺伝子産物（蛋白質）をコードする領域に反復配列を含む遺伝子もあり，その中には腫瘍抑制（*TGFBR2* など），細胞増殖，DNA 修復（*MSH3*，*MSH6* など）やアポトーシス（*BAX* な

ど）などに関わる遺伝子もあり，ミスマッチ修復機構が破綻すると反復回数の異常（不安定性）が生じるためこれらの遺伝子の異常が蓄積し腫瘍が発生する。

◉常染色体潜性遺伝（劣性遺伝）形式の遺伝性大腸癌は両アレルにおける原因遺伝子の病的バリアントが原因であり，保因者である両親から病的バリアントをひとつずつ受け継いだ時に発症する。常染色体潜性遺伝（劣性遺伝）形式の遺伝性大腸癌の原因遺伝子はDNA修復遺伝子である。特定のDNA損傷が加わった場合にこれを修復することができないため腫瘍が発生する。

サイドメモⅠ-1

■バリアント

「バリアント」とは遺伝情報の多様性を意味する言葉で，主にDNAの塩基配列において参照配列と異なる塩基配列を指す。日本語訳として「多様体」が用いられることもあるが，「バリアント」のまま用いられることが多い。同様な言葉として「変異」があるが，生物学的意義を持たせた表現として使う場合とそうでない場合があるなど用い方に混乱がある。そのため，「変異（mutation）」という言葉はなるべく用いず「バリアント」を用い，生物学的意義や臨床的意義の評価を付加する場合は，pathogenic（病的）やbenign（病的でない），uncertain significance（意義不明）などの修飾語をつけて表現する。

■生殖細胞系列バリアントと体細胞バリアント

精子あるいは卵子を経由して受け継がれるDNAの塩基配列変化を生殖細胞系列バリアントという。受精卵の時点でその変化は存在するため，全身のすべての細胞に同じ変化が存在する。それに対して，身体を構成する生殖細胞以外の細胞（体細胞）に新たに生じた塩基配列の変化を体細胞バリアントという。

■浸透率

遺伝性疾患における原因遺伝子の遺伝型（Genotype）の保有者において病気が発症する確率である。100%の確率で発症する場合を完全浸透という。

■ヘテロ接合性の消失（loss of heterozygosity：LOH）

両親から各々受け継がれた遺伝情報のうち，相同な領域において異なる塩基配列が存在する場合をヘテロ接合性（heterozygosity）という。FAPの場合，正常細胞では*APC*遺伝子の片側にのみ病的なバリアントが存在しており，もう一方の*APC*遺伝子は正常（野生型）である。この状態がヘテロ接合性であるが，がん化の過程で野生型の*APC*遺伝子が欠失により失われることをLOHという。

■異常腺窩巣（aberrant crypt foci：ACF）

ACFは，内視鏡の通常観察では正常粘膜と区別することはできないが，拡大視観察ではメチレンブルーに濃染する異常腺管の集合として確認できる。ACFの一部は腺腫や癌の前駆病変と考えられている。

■染色体不安定性（chromosomal instability：CIN）

CINとは，がん細胞などで見られる染色体の数の異常や構造異常（欠失，重複，転座など）のこと。腫瘍化の原因になると考えられている。

I-2　診断

I-2-1　診断の意義

- 遺伝性大腸癌は遺伝学的検査により確定診断を行う（**サイドメモI-2：遺伝学的検査**）。同じ表現型でも鑑別すべき疾患や原因遺伝子の候補は複数存在するため，表現型のみで診断することはできない。遺伝性大腸癌は原因遺伝子により，①遺伝形式，②悪性腫瘍の発症割合（浸透率），③併存疾患（関連腫瘍），④サーベイランス法が異なる。また，血縁者に対しても①血縁者診断，②リスク評価（再発率）に利用できる。したがって，遺伝学的検査による確定診断は，遺伝性大腸癌患者への適切な医療提供につながる。

- 遺伝学的検査・診断に際して，必要に応じて適切な時期に遺伝カウンセリングを実施する。遺伝カウンセリングは，情報提供だけではなく，患者・被検者等の自律的選択が可能となるような心理的社会的支援が重要であることから，当該疾患の診療経験が豊富な医師と遺伝カウンセリングに習熟した者が協力し，チーム医療として実施することが望ましいとされる[20]。したがって，遺伝性大腸癌の検査および診断に際しては，疑われる疾患についての十分な情報と遺伝学的検査のメリット・デメリットについて予め提供することが重要である（**I-3：遺伝カウンセリング**［p. 30］）。

サイドメモI-2

■遺伝学的検査

「遺伝子検査」という用語は，「体細胞の遺伝子検査」なのか「生殖細胞系列の遺伝子検査」なのか区別がつかないため，前者を「体細胞遺伝子検査」，後者を「遺伝学的検査」と呼ぶことが日本臨床検査標準協議会の「遺伝子関連検査標準化専門委員会」から提言された。また，これらの呼称は，遺伝医学関連学会などにより作成された日本医学会の「医療における遺伝学的検査・診断に関するガイドライン」[20]でも分類・定義されている。

I-2-2　診断の流れ

- 遺伝性大腸癌の診断は，臨床情報によるリスク評価（**STEP 1**），病理組織学的および分子病理学的評価（**STEP 2**），遺伝学的検査（**STEP 3**）の3つのステップで行われる（図I-4）。

STEP 1　臨床情報によるリスク評価

- 遺伝性大腸癌の診断は臨床情報から遺伝性大腸癌のリスク評価を行うことから始まる。日常臨床において，遺伝性大腸癌であるかどうかの手掛かりは，①若年発症の有無，②同時性・異時性の大腸癌の発生，③大腸癌以外の併存疾患の有無，④身体的特徴，⑤第3度近

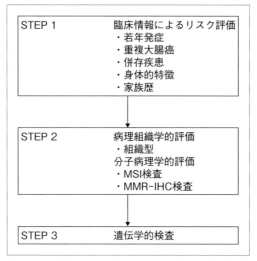

図 I-4　遺伝性大腸癌のリスク評価と診断の流れ
MSI 検査：マイクロサテライト不安定性検査，
MMR-IHC 検査：ミスマッチ修復蛋白質の免疫組
織化学検査

親者（少なくとも第 2 度近親者）までの家族歴の有無を確認することにある（図 I-4）。遺伝性大腸癌では大腸以外にも病変が発生することが多く（I-1-4：腫瘍発症リスク［p. 20]），歯牙の異常や口唇の色素斑，巨頭症などの身体的特徴を示すものがあり，これらの所見は診断の補助や原因遺伝子の推定に利用することができる。核家族化や親族間交流の減少により家族歴の聴取においては第 2 度近親者の情報さえ得られないこともあるが，父方と母方を区別して家系図を作成することで遺伝性大腸癌の遺伝形式を推定することができる（付録Ⅲ：家系図の記載法［p. 147]）。特に，ポリポーシスを認めない遺伝性大腸癌では外見上の特徴に乏しいため，関連腫瘍発生の有無は遺伝性大腸癌スクリーニングの鍵となる。

● 遺伝性大腸癌の診断において消化管内視鏡検査所見は極めて重要である。そこで，大腸(下部消化管)内視鏡検査だけでなく上部消化管内視鏡検査においても①ポリープの数，②ポリープの種類，③ポリープの局在を確実に記録する。

● この臨床情報によるリスク評価で遺伝性大腸癌が疑われる場合には STEP 2 へと進む。なお，家系内に既に遺伝性大腸癌と診断されている者がいる大腸癌患者が当該疾患に合致する表現型を認める場合には STEP 3 へと進む[21]。

STEP 2　病理組織学的および分子病理学的評価

● STEP 1 で大腸にポリポーシスを認めた場合には生検を実施し，病理組織学的評価により組織型を確認する。図 I-5 と表 I-2 に病理組織学的所見に基づいた遺伝性大腸ポリポーシスの診断のフローと鑑別すべき疾患についてまとめた。各ポリポーシスには複数の鑑別すべき疾患と候補となる原因遺伝子がある。

● STEP 1 でポリープ数が少ない場合には，大腸癌組織を用いて MSI 検査またはミスマッチ修復蛋白質の免疫組織化学検査を行う（各論Ⅲ：リンチ症候群）。リンチ症候群に発生した

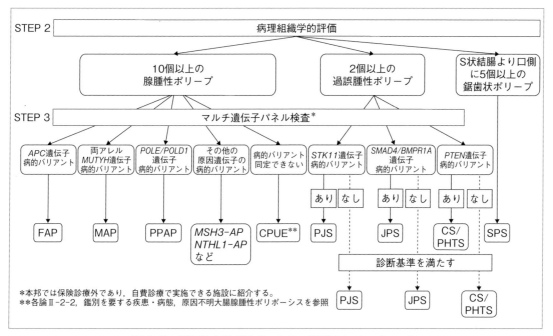

図Ⅰ-5　遺伝性大腸ポリポーシス　診断のフローチャート

FAP：familial adenomatous polyposis, MAP：*MUTYH*-associated polyposis, PPAP：porymerase proofreading-associated polyposis, *MSH3*-AP：*MSH3*-associated polyposis, *NTHL1*-AP：*NTHL1*-associated polyposis, CPUE：colonic adenomatous polyposis of unknown etiology, PJS：Peutz-Jeghers syndrome, JPS：juvenile polyposis syndrome, CS/PHTS：Cowden syndrome/PTEN hamartoma tumor syndrome, SPS：serrated polyposis syndrome

表Ⅰ-2　ポリポーシスの分類と鑑別すべき疾患

大腸内視鏡所見	病理学的所見	ポリープ数と局在	鑑別すべき疾患	候補となる原因遺伝子
腺腫性ポリポーシス	腺腫	10個以上	FAP, MAP, PPAP, CMMRD 症候群など	*APC, MUTYH, POLD1, POLE, MLH1, MSH2, MSH6, PMS2, MSH3, MLH3, NTHL1, AXIN2*
過誤腫性ポリポーシス	過誤腫 (PJP, JP)	2個以上	PJS, JPS, CS/PHTS, HMPS	*STK11, BMPR1A, SMAD4, PTEN*
鋸歯状ポリポーシス	HP, SSL	S状結腸より口側に5個以上	SPS, MAP	*RNF43, MUTYH, GREM1*
混合ポリポーシス	JP, HP, SSL		HMPS, JP	*GREM1, BMPR1A*

PJP：Peutz-Jeghers polyp, JP：juvenile polyp, HP：hyperplastic polyp, SSL：sessile serrated lesion, FAP：familial adenomatous polyposis, MAP：*MUTYH*-associated polyposis, PPAP：polymerase proofreading-associated polyposis, CMMRD：constitutional mismatch repair deficient, PJS：Peutz-Jeghers syndrome, JPS：juvenile polyposis syndrome, HMPS：hereditary mixed polyposis syndrome, CS：Cowden syndrome, PHTS：*PTEN*hamartoma tumor syndrome, SPS：serrated polyposis syndrome

大腸癌のほとんどは，MSI-High または原因遺伝子に対応したミスマッチ修復蛋白質の発現消失を認める。本人や血縁者においてリンチ症候群関連腫瘍の発症が多い場合には，これらの結果にかかわらず **STEP 3** へと進む。

STEP 3　遺伝学的検査

◉遺伝性大腸癌の確定診断は遺伝学的検査によって行われる。通常，採血管 1〜2 本分の血液から DNA を抽出し，生殖細胞系列の遺伝子異常の有無について解析する。遺伝学的検査による原因遺伝子の同定は，発がんリスクを推定することができるため，患者への情報提供やサーベイランスに利用できる[22,23]他，未発症者を含む血縁者の診断（血縁者診断）に利用することができる。

◉遺伝性大腸癌の遺伝学的検査には，①ダイレクトシークエンス法，②Multiplex Ligation-dependent Probe Amplification（MLPA）法，③MGPT によるターゲットシークエンス法，④全エクソームシークエンス法，⑤全ゲノムシークエンス法がある（表Ⅰ-3）。

◉①のダイレクトシークエンス法では推定される原因遺伝子の蛋白質をコードするエクソンとエクソン-イントロン境界領域の塩基配列を一塩基ずつ確認することができる。②のMLPA 法ではエクソン毎に固有の標識を付加することで，エクソン単位の欠失や重複を確認することができる。原因遺伝子が高い確率で推定されている場合，遺伝学的検査はダイレクトシークエンス法や MLPA 法が用いられる。ただし，数千個の腺腫性ポリープを認める場合でも *APC* に病的バリアントが認められるとは限らない。また，血縁者診断では発端者に認められた病的バリアントのみ（シングルサイト）の解析でもよいため，検出目的のバリアントに応じてダイレクトシークエンス法あるいはMLPA 法が用いられる。③のターゲットシークエンス法では，疑われる遺伝性大腸癌の原因遺伝子をターゲットとしたパネルを作成し，次世代シークエンサーを用いて解析する。遺伝性大腸癌では臨床所見から複数の原因遺伝子を推定することが多いため，最近ではMGPT によるターゲットシークエンス法が行われている。腺腫性ポリポーシスでは *APC, MUTYH, POLD1, POLE* などの遺伝子を，リンチ症候群では *MLH1, MSH2, MSH6, PMS2, EPCAM* を解析する必要があるが，ターゲットシークエンス法では複数の遺伝子を同時に解析することが可能である。したがって，MGPT に *BRCA1/2* を加えた場合には遺伝性乳癌卵巣癌と診断される症例もある[24,25]。④の全エクソームシークエンス法では，全ての遺伝子のエクソンとエクソン-イントロン境界領域について，⑤の全ゲノムシークエンス法では，非コード領域のイントロ

表Ⅰ-3　遺伝学的検査の種類

①　ダイレクトシークエンス法（Sanger 法） 　例）未発症者を含む血縁者の診断（血縁者診断）
②　Multiplex Ligation-dependent Probe Amplification（MLPA）法 　例）未発症者を含む血縁者の診断（血縁者診断）
③　MGPT によるターゲットシークエンス法 　例）リンチ症候群の診断，腺腫性ポリポーシスの診断，鋸歯状ポリポーシスの診断
④　全エクソームシークエンス法 　例）表現型が典型的ではない遺伝性大腸癌原因遺伝子の探索
⑤　全ゲノムシークエンス法 　例）イントロン内のバリアントにより偽エクソンが生じる場合，逆位や転座の場合

表I-4　検査会社が受託している生殖細胞系列のマルチ遺伝子パネル検査(2024年1月現在, 保険未収載)

検査会社 　マルチ遺伝子パネル検査	解析遺伝子数	URL
アクトメッド株式会社 　ACTRisk™ 　ACTRisk™Care	 67遺伝子 31遺伝子	http://www.actmed.jp/
コニカミノルタ REALM 株式会社 　CancerNext-*Expanded*® 　CancerNext® 　ColoNext®	 77遺伝子 36遺伝子 20遺伝子	https://www.konicaminolta.com/ jp-ja/realm/index.html
ラボコープ・ジャパン合同会社 　VistaSeq® 　　Hereditary Cancer-27 multi-gene panel 　　Colorectal Cancer Panel	 27遺伝子 22遺伝子	https://www.labcorp.co.jp/
フィンガルリンク株式会社 　Invitae® 　　Multi-Cancer Panel 　　Common Hereditary Cancers Panel 　　Hereditary Colorectal Cancer Panel	 70遺伝子 48遺伝子 21遺伝子	https://www.finggal-link.com/ inviate/inviate.html

ンを含めたすべての領域について次世代シークエンサーを用いて解析する。全エクソームシークエンス法や全ゲノムシークエンス法では，すべての遺伝子を解析するため，腫瘍の発生に関連がないとされる遺伝性疾患を診断することがある。また，全ゲノムシークエンス法では，他の解析方法では検出しにくいイントロン領域の異常や転座，逆位などの遺伝子異常が検出できる。

◉遺伝性大腸癌の体細胞モザイク症例（Ⅱ-2-2：鑑別を要する疾患・病態）では，身体の一部の細胞のみが病的バリアントを持つため，病的バリアントの頻度が低く，ダイレクトシークエンス法の検出感度を下回ることがある。しかし，次世代シークエンサーを用いた解析では低い頻度のバリアントを検出することができるため，体細胞モザイクの診断に有用である。

◉50歳未満の大腸癌患者にMGPTによるターゲットシークエンス法を行った結果，約20%の患者に生殖細胞系列の病的バリアントが認められており[26)]，NCCNガイドライン（Version 2. 2023)[14)]では50歳未満の全大腸癌患者と50歳以上でもMSI-High/dMMRであればMGPTによるターゲットシークエンスの実施を推奨している。

◉以上より，遺伝性大腸癌が疑われる症例に対してはMGPTによるターゲットシークエンス法を用いた遺伝学的検査を実施することが望ましい。しかし，本邦では遺伝性大腸癌に対する遺伝学的検査は製造販売承認も保険承認も受けていないため，自費診療または研究目的での実施となる(2024年1月現在)。現在，遺伝性腫瘍のMGPTによるターゲットシークエンスが可能な検査会社は表I-4の通りである。

表Ⅰ-5　がんゲノムプロファイリング検査に含まれる遺伝性大腸癌の原因遺伝子（2024 年 1 月現在, 保険収載）

OncoGuide™ NCC オンコパネルシステム
  ATM, APC, CHEK2, MLH1, MUTYH, MSH2, MSH6, PMS2, POLD1, POLE, PTEN, SMAD4, STK11, TP53
FoundationOne® CDx がんゲノムプロファイル
FoundationOne® Liquid CDx がんゲノムプロファイル
  ATM, APC, BLM, CHEK2, MLH1, MUTYH, MSH2, MSH6, PMS2, POLD1, POLE, PTEN, RNF43, SMAD4, STK11, TP53
GenMineTOP がんゲノムプロファイリングシステム
  ATM, APC, AXIN2, BLM, BMPR1A, CHEK2, EPCAM, FLCN, GALNT12, GREM1, MLH1, MLH3, MUTYH, MSH2, MSH3, MSH6, NTHL1, PMS2, POLD1, POLE, RNF43, RPS20, SMAD4, STK11, TP53
Guardant360® CDx がん遺伝子パネル
  ATM, APC, MLH1, PTEN, SMAD4, STK11, TP53

Ⅰ-2-3　がんゲノムプロファイリング検査における生殖細胞系列所見（二次的所見）

◉ 標準治療がない固形がん（原発不明がんや希少がんなど），または標準治療が終了となった固形がん（終了が見込まれる者を含む）患者を対象として，推奨薬探索目的に（包括的）がんゲノムプロファイリング検査（表Ⅰ-5）が行われた際に，生殖細胞系列所見（二次的所見）として遺伝性大腸癌と診断あるいは疑われる場合がある。

◉ OncoGuide™ NCC オンコパネルシステムと GenMineTOP がんゲノムプロファイリングシステムでは血液中の有核細胞由来の DNA を正常コントロールとして解析するため，正常細胞由来の検体の解析結果は遺伝学的検査の結果と同様に扱う。したがって，正常細胞由来の検体の解析で認められた病的バリアントは，生殖細胞系列病的バリアント（germline pathognic variant, GPV）となる。一方，FoundationOne® CDx がんゲノムプロファイルと FoundationOne® Liquid CDx がんゲノムプロファイル，Guardant360® CDx がん遺伝子パネルでは腫瘍組織のみを解析するため，その中に含まれる DNA の多くは腫瘍細胞由来である。したがって，腫瘍組織のみの解析で生殖細胞系列由来の可能性がある病的バリアント（presumed germline pathogenic variant, PGPV）が認められた場合，遺伝性大腸癌の確認検査として遺伝学的検査が必要となる。なお，がんゲノムプロファイリング検査で遺伝性大腸癌が疑われる場合には，「がん遺伝子パネル検査二次的所見患者開示推奨度別リスト」を参考にする[27]。

Ⅰ-2-4　遺伝学的検査結果の解釈

◉ 検出されたバリアントの臨床的意義については，ClinVar[28]や InSiGHT[29]のクラス分類（表Ⅰ-6）等で評価する。

表Ⅰ-6　公的データベースにおける遺伝子バリアントのクラス分類

ClinVar/Clinical significance value	InSiGHT/MMR gene variant classification criteria	
Pathogenic	Class 5	Pathogenic
Likely pathogenic	Class 4	Likely pathogenic
Uncertain significance	Class 3	Uncertain significance
Likely benign	Class 2	Likely not pathogenic/little clinical significance
Benign	Class 1	Not pathogenic/no clinical significance

InSiGHT：International Society for Gastrointestinal Hereditary Tumours, MMR：mismatch repair

A) 「病的バリアントもしくは病的バリアントの可能性が高い」場合 ――pathogenic または likely pathogenic に相当

・遺伝性疾患として医学的管理を行う。ただし，FAP のような浸透率がほぼ 100％である疾患を除き，未発症の病的バリアント保持者が一生涯に必ずがんを発症するとは限らないことも理解してもらう。

B) 「意義不明バリアント」が検出された場合 ――uncertain significance に相当

・疾患への影響が分からない遺伝子変化のことを意義不明バリアント(variants of uncertain significance, VUS) として報告される。例えば，塩基配列が一つ変化してもアミノ酸合成には影響しないサイレントバリアントや，アミノ酸の置換が起きるミスセンスバリアントが疾患発症に影響するのか判断できない場合である。この場合，このバリアントの意義が証明されるまで，次項の「遺伝子異常が検出されない」と同様に対応することがすすめられる。

C) 「遺伝子異常が検出されない」場合 ――benign または likely benign に相当

〔家系内で遺伝子異常が確定している場合〕
・遺伝学的検査で確定診断されている家系において，同じ遺伝子変化が認められなかった場合は，家系で認められた遺伝性疾患ではないと判断する。その場合でも，一般集団の発がんリスクがあることは理解してもらう。

〔家系内の確定診断がされていない場合〕
・遺伝学的検査に用いられた方法によっては検出できないバリアントを有しているか，あるいは未知の原因遺伝子の異常によることなども考えられ，慎重に対応する。例えば，臨床的にポリープ数が 100～1,000 個ほどある FAP でも，APC の病的バリアントの検出率は 60％程度[30]と 100％には至らないことから，技術的な問題で未知のバリアントが検出されていないことや APC 以外の遺伝子の異常の可能性も考えなければならない。臨床学的に遺伝性疾患と考えられる場合，遺伝学的検査で病的バリアントが検出されなくても，実地臨床では遺伝性疾患と同様に対応していくことが望ましい。

Ⅰ-3　遺伝カウンセリング

Ⅰ-3-1　定義

●遺伝カウンセリングは，疾患の遺伝学的関与について，その医学的影響，心理学的影響および家族への影響を人々が理解し，それに適応していくことを助けるプロセスである。このプロセスには，1）疾患の発生および再発の可能性を評価するための家族歴および病歴の解釈，2）遺伝現象，検査，マネージメント，予防，資源および研究についての教育，3）インフォームド・チョイス（十分な情報を得た上での自律的選択），およびリスクや状況への適応を促進するためのカウンセリング，などが含まれる[20]。

Ⅰ-3-2　リスクコミュニケーションと意思決定支援

●遺伝カウンセリングでは，遺伝性腫瘍のリスクをアセスメントし，その情報を患者・家族が正確に理解できるようコミュニケーションの中で，情報提供していくことが重要となる。このような，リスクコミュニケーションは，患者・家族が遺伝学的情報を活用して，がんのリスクを軽減し，生活の質を改善するためには重要となる。

●遺伝カウンセリングの中で，患者・家族が抱える心理・社会的問題が表面化した時，その問題をどのように解決していくのか，意思決定が必要となる。共有型意思決定（shared decision making：SDM）とは，患者が支援を受けながら意思決定に関わり，意思決定ニーズを満たし，患者と2名以上の医療従事者が合意する質の高い意思決定を成し遂げるプロセスであり，以下のステップが示されている[31]。
  （1）意思決定すべき事柄を明確にする。
  （2）選択肢，利益及び不利益に関する情報を交換する。
  （3）患者が最も得たいと思っている利益や最も回避すべき不利益を表現するための援助を行う。
  （4）選択肢の実施可能性を探る。
  （5）実際に選択する選択肢について合意するために優先順位について話し合う。

●心理・社会的問題は多義にわたり，複雑性を伴うことから，問題の性質に応じて複数の医療従事者が関わる中で，意思決定支援を進めていく必要がある。

Ⅰ-3-3　心理社会的問題

●遺伝カウンセリング対象者が抱える心理社会的問題について，以下の6項目（表Ⅰ-7）が示されている[32]。

●遺伝カウンセリングでは，このような問題をできるだけ早い段階で抽出し，患者および家族がこれらの問題に向き合い，乗り越えていくことができるよう，チーム医療の中で支援していく必要がある。

表 I-7　心理社会的問題[32)]

心理社会的問題	具体的な内容
がんリスクへの対処	人生における優先順位の再評価，人生観，ライフスタイルの変更，前向きな思考，支援を受け入れる，意思決定，遺伝学的検査，予防的手術，子どもを持つかの選択
現実的な問題	生命保険・ローンへの加入，雇用，遺伝学的検査の手続き
家族にまつわる問題	コミュニケーション，配偶者との関係性，家族内の雰囲気の変化，家族への責任感，家族に対する罪悪感
子どもに関連した問題	子どものリスク増加への懸念，子どもたちへリスクを知らせること，子どもへの罪悪感，子どもと離れることへの恐怖，子どもへの伝え方
がんと共存すること	がんにかかる（リスク）への懸念・恐れ，がんが遺伝すること，家族を失った悲しみ，治療に伴う副作用
感情的な問題	否定的な感情，ストレス，恐怖，心配，ショック，怒り，欲求不満，失望，孤独，喪失感，スピリチュアルペイン，将来への不安

I-3-4　手法

●遺伝カウンセリングでは，対話を通じて，遺伝性疾患や遺伝学的検査に関する正確な情報をクライエントに提供し，疑問に適切に答えることによって，クライエントの理解を深め，不安や悩みにこたえることによって，今後の生活に向けて自らの意思で選択し，行動できるように支援する。すなわち，正確な遺伝医学の知識をわかりやすく伝えることにより，遺伝的問題で悩む患者家族の不安を取り除く。また，実際の遺伝カウンセリングにあたっては，①相手をそのまま受け入れる受容的態度，②非指示的対応（態度），③共感的理解で臨む。受容的態度とは，相手をそのまま，否定も肯定もせず，評価を加えずに受け入れることで，非指示的対応とは，相手の話しを注意深く，正確に，真摯的に傾聴することで，共感的理解とは，価値観の違う相手の立場になって理解しようとする態度である。なお，クライエントの考え方，感受性，事前の知識，理解力，不安の大きさ，医療に対する信頼感が個々で異なることに注意する。

●遺伝カウンセリングに関する基礎知識・技能については，全ての医師が習得しておくことが望ましいとされ，遺伝学的検査・診断を担当する医師および医療機関は，必要に応じて，医師・非医師の専門家による遺伝カウンセリングを提供するか，または紹介する体制を整えておく必要がある[20)]。

I-3-5　情報収集内容

●遺伝カウンセリングでは，受診のきっかけとなった遺伝性腫瘍の情報と家系情報を確認し，リスク評価を正確に行う。さらに，遺伝学的検査，健康管理，サーベイランスなどの認識・価値観・意向を確認しながら，当事者に必要な情報提供に繋げる（表 I-8）。

表Ⅰ-8　遺伝カウンセリングにおける情報収集内容

①病歴：臨床的特徴として，診断名，既往歴，発症年齢，経過，随伴症状，臨床検査/遺伝学的検査実施の有無，検査結果，治療などを把握する。
②家族歴：診療情報，検査結果などを聴取し，家系図を作成する。
③ニーズ：遺伝カウンセリングに対するニーズを確認する（同伴者がいる場合には，同伴者にも別途確認）。
④認識や価値観：遺伝性腫瘍に対する受け止め方，遺伝学的検査/健康管理/治療選択/予防/サーベイランスなどの選択について意向を確認する。
⑤心理・社会的側面：心理反応（不安，緊張，抑うつなど），家族とのかかわり方などを把握する。

Ⅰ-3-6　情報提供内容

◉クライエントが遺伝性大腸癌について正確に理解するために，がんと遺伝に関するさまざまな情報を提供する必要がある（表Ⅰ-9）。また，遺伝学的検査を行う際に結果によって本人や家族にもたらす心理的影響や社会的差別への配慮などにも留意する。

サイドメモⅠ-3

■サーベイランス上の注意
　遺伝性大腸癌の随伴病変や関連腫瘍を含めたサーベイランスには，大腸内視鏡検査や子宮内膜組織診など，不快感や苦痛などをともなうものがある。前処置を含めた検査にともなう負担は，サーベイランスの間隔の遅延や遵守率の低下につながる可能性があるため，不快感や苦痛を和らげるための配慮をする。

◉遺伝学的検査を施行する前にその臨床的意義について説明し，検査によるメリットとデメリット（表Ⅰ-10）について理解していることが必須である。
◉遺伝学的検査は，医学的，倫理的，経済的，技術的なさまざまな観点でクライエントの負担にならないように配慮しながら，文章による検査の説明と同意書を作成し，インフォームド・コンセントを受けたうえで実施する。遺伝学的検査を受ける前後だけではなく，必要に応じて遺伝カウンセリングを継続する。
◉遺伝学的検査の結果開示時には，家族の同席について希望の有無を確認する。同席を希望しない場合，個別に時間と場所を確保する。

Ⅰ-3-7　導入のタイミング

◉遺伝性大腸癌に関連する遺伝カウンセリングを提供するタイミングとしては，以下の3つが想定される。
　①臨床所見（発症年齢，重複癌/多発癌，家族歴，病理組織学的所見など）から遺伝性大腸癌を疑う場合
　②コンパニオン診断（MSI検査またはMMR-IHC検査）でMSI-HighまたはdMMRを認めた場合

表Ⅰ-9　遺伝カウンセリングにおける情報提供内容

①該当する遺伝性腫瘍について
　・遺伝性腫瘍が疑われる理由——発症要因（環境や遺伝）
　・疾患の原因遺伝子*1
　・遺伝形式—常染色体顕性遺伝（優性遺伝）・潜性遺伝（劣性遺伝），血縁者が病的バリアントをもつ確率
　・遺伝性腫瘍の特徴——がんの浸透率
　・がんに対する対策——予防，早期発見，治療，サーベイランスの必要性*2
②遺伝学的検査について
　・検査の目的，方法，検査精度や検出率，検査の限界*3・不確実性，費用
　・期待される利益——確定による不確実性からの不安の解消，発症リスクの予測，予防的治療，血縁者の
　　発症前診断にも有用であること
　・受検に適する時期*4
　・本人や家族にもたらす心理的影響，子供に遺伝する可能性
　・検査を受けなかった場合の今後の対策や選択肢
③社会資源に関する情報
　・医療費補助制度，社会福祉制度，患者支援団体情報など
④遺伝情報の特性
　・遺伝学的情報が血縁者間で一部共有されていること
　・遺伝学的情報が血縁者のために有用である可能性があるときは，積極的に血縁者への開示を考慮すべき
　　であること*5
　・第1度近親者（親，子，兄弟姉妹）には疾患について十分な説明を行い，同意を得た上で関連腫瘍に関
　　するサーベイランスを行う必要があること*6

*1　大腸癌の発症リスクは疾患によって，また原因遺伝子のバリアントの種類等によって大きく異なる。
*2　遺伝性大腸癌は，散発性大腸癌とは異なり，さまざまな随伴病変を有するので専門的な医学的管理のも
　　と長期のサーベイランスを要する（**サイドメモⅠ-3**：サーベイランス上の注意）。したがって，遺伝性大
　　腸癌の特徴を持った患者には，遺伝カウンセリングや遺伝学的検査の実施体制が整備された専門施設へ
　　の紹介を検討する。
*3　遺伝性大腸癌の原因遺伝子の遺伝学的検査は，本邦では保険収載されておらず自費診療となるため，費
　　用の負担がかかる一方で，必ず病的バリアントが検出できるわけではないという検査の限界についても
　　説明する必要がある。
*4　遺伝に関連して発症する腫瘍の発症時期をもとに，遺伝学的検査の適切な時期を検討する。例えば，リ
　　ンチ症候群の関連腫瘍の発症は一般に成年期以降であるので，遺伝学的検査の時期も原則的に成年期以
　　降になる。
*5　患者本人の他に，家族（血縁者）にも遺伝カウンセリングを行うことが望ましい。
*6　遺伝学的検査で確定診断がついている血縁者，および遺伝学的検査を行っていない血縁者は，リンチ症
　　候群としての関連腫瘍のサーベイランスを行う。

表Ⅰ-10　遺伝学的検査のメリットとデメリット

メリット	デメリット
・疾患の確定診断が得られる。 ・少量の血液などで調べられる。 ・がん家族歴の有無に関係なく診断できる。 ・罹患する可能性のある疾患に対するサーベイランスが行える。 ・血縁者が罹患しているか遺伝学的検査で診断可能である。	・遺伝学的検査には限界があり，検出できないこともある。 ・診断が得られても，必ずしも発症を予測できないこと。 ・自費診療であること。 ・心理的影響 ・社会的差別

　　③包括的がんゲノムプロファイリング検査で遺伝性腫瘍が診断または疑われた場合
●遺伝学的検査を実施して病的バリアントの結果が得られた場合には，at-riskとされる家系員への遺伝カウンセリング（Ⅱ-4：家族（血縁者）・小児への対応［p. 64］，Ⅲ-5：家族（血縁者）への対応［p. 110］）へ繋げていくこと，サーベイランスの観点から継続的な遺伝カウンセリングを実施することが重要である。

Ⅰ-3-8　未成年への対応

●日本医学会「医療における遺伝学的検査・診断に関するガイドライン」によれば，一般に成年期以降に発症する疾患の発症前遺伝学的検査など，未成年のうちに遺伝学的検査を実施することにメリットが多くない場合は，本人が成人し，自律的に判断できるようになるまで実施を延期すべきだが，早期診断により予防や早期治療が可能となるような場合には，両親などから代諾を得，また本人にも理解度に応じた説明を行い，了解（インフォームド・アセント）を得てから実施することが望まれる[20]。（Ⅱ-4：家族（血縁者）・小児への対応［p. 64］，Ⅲ-5：家族（血縁者）への対応［p. 110］参照）

Ⅰ-3-9　遺伝学的検査・診断に関するガイドラインおよび指針

●遺伝学的検査の実施時には，以下のガイドラインや指針を遵守する[20,33,34]。また，被検者のプライバシーに配慮し，記録の保管は慎重に対処する。

日本医学会「医療における遺伝学的検査・診断に関するガイドライン（2022年3月改定）」
日本遺伝性腫瘍学会「家族性腫瘍における遺伝学的検査の研究とこれを応用した診療に関する指針（2019年版）」
文部科学省・厚生労働省・経済産業省「人を対象とする生命科学・医学系研究に関する倫理指針（令和5年3月27日一部改正）」

●がん遺伝子パネル検査の実施時には，ゲノム医療を実施する際の患者・家族への説明事項や留意事項を生殖細胞系列所見（二次的所見）への対応を含めてまとめられた以下の提言（国立研究開発法人　日本医療研究開発機構（AMED）のゲノム創薬基盤推進研究事業）などを遵守する[35,36]。

「ゲノム医療における情報伝達プロセスに関する提言―その1：がん遺伝子パネル検査を中心に（改定第2版）」
「ゲノム医療における情報伝達プロセスに関する提言―その2：次世代シークエンサーを用いた生殖細胞系列網羅的遺伝学的検査における具体的方針（改定版）」

I-3-10　遺伝性腫瘍診療における遺伝カウンセリング体制

◎遺伝カウンセリングの役割は，遺伝学的検査に関わる情報提供に留まらず，患者の自律的選択，生活調整，心理的社会的支援など，クライエントがサーベイランスを含めた包括的なケアが受けられるよう，多職種・他部門間で連携を図ることも重要な役割といえる。そのためには，下記に示した専門職が，各診療科医師，看護師，臨床心理士，医療ソーシャルワーカー，臨床検査技師等とチームで医療体制を整備していく必要がある。

◎現在，本邦における遺伝医療の専門職に係る認定制度には以下のものがある。

●臨床遺伝専門医制度

http://www.jbmg.jp/

●遺伝性腫瘍専門医制度

https://jsht-info.jp/medical_personnel/specialist/fcc/specialist01.html

●認定遺伝カウンセラー制度

http://plaza.umin.ac.jp/~GC/

●家族性腫瘍カウンセラー制度

https://jsht-info.jp/medical_personnel/specialist/fcc/counselor.html

●遺伝性腫瘍コーディネーター制度

https://jsht-info.jp/medical_personnel/specialist/fcc/coordinator.html

●遺伝看護専門看護師

https://www.nurse.or.jp/nursing/qualification/vision/cns/index.html

文　献

1) 山本博徳, 阿部孝, 石黒信吾, 他: 小児・成人のための Peutz-Jeghers 症候群診療ガイドライン（2020 年版）. 遺伝性腫瘍 2020; 20: 59-78.

2) 松本主之, 新井正美, 岩間達, 他: 小児・成人のための若年性ポリポーシス症候群診療ガイドライン（2020 年版）. 遺伝性腫瘍 2020; 20: 79-92.

3) 高山哲治, 五十嵐正広, 大住省三, 他: 小児・成人のための Cowden 症候群/PTEN 過誤腫症候群診療ガイドライン（2020 年版）. 遺伝性腫瘍 2020; 20: 93-114.

4) Yamamoto H, Sakamoto H, Kumagai H, et al.: Clinical Guidelines for Diagnosis and Management of Peutz-Jeghers Syndrome in Children and Adults. Digestion 2023; 104: 335-347.[PMID: 37054692]

5) Matsumoto T, Umeno J, Jimbo K, et al.: Clinical Guidelines for Diagnosis and Management of Juvenile Polyposis Syndrome in Children and Adults-Secondary Publication. J Anus Rectum Colon 2023; 7: 115-125.[PMID: 37054692]

6) Takayama T, Muguruma N, Igarashi M, et al.: Clinical Guidelines for Diagnosis and Management of Cowden Syndrome/PTEN Hamartoma Tumor Syndrome in Children and Adults-Secondary Publication. J Anus Rectum Colon 2023; 7: 284-300.[PMID: 37900693]

7) Gala MK, Mizukami Y, Le LP, et al.: Germline mutations in oncogene-induced senescence pathways are associated with multiple sessile serrated adenomas. Gastroenterology 2014; 146: 520-529.[PMID: 24512911]

8) Jaeger E, Leedham S, Lewis A, et al.: Hereditary mixed polyposis syndrome is caused by a 40-kb upstream duplication that leads to increased and ectopic expression of the BMP antagonist GREM1. Nat Genet 2012; 44: 699-703.[PMID: 22561515]

9) Buchanan D, Young J: A Perspective on Biallelic *MUTYH* Mutations in Patients with Hyperplastic Polyposis Syndrome. Gastroenterology 2009; 136: 2407-2408.[PMID: 19406141]

10） Macaron C, Leach BH, Burke CA: Hereditary colorectal cancer syndromes and genetic testing. J Surg Oncol 2015; 111: 103-111.［PMID: 24975382］

11） Hampel H, Frankel WL, Martin E, et al.: Screening for the Lynch syndrome（hereditary nonpolyposis colorectal cancer）. N Engl J Med 2005; 352: 1851-1860.［PMID: 15872200］

12） Yurgelun MB, Kulke MH, Fuchs CS, et al.: Cancer Susceptibility Gene Mutations in Individuals With Colorectal Cancer. J Clin Oncol 2017; 35: 1086-1095.［PMID: 28135145］

13） Uson PLS Jr, Riegert-Johnson D, Boardman L, et al.: Germline Cancer Susceptibility Gene Testing in Unselected Patients With Colorectal Adenocarcinoma: A Multicenter Prospective Study. Clin Gastroenterol Hepatol 2022; 20: e508-e528.［PMID: 33857637］

14） National Comprehensive Cancer Network: NCCN Clinical Practice Guidelines in Oncology: Genetic/Familial High-Risk Assessment: Colorectal. Version 2. 2023. Available from https://www.nccn.org/guidelines/guidelines-detail?category=2&id=1436

15） Møller P, Seppälä T, Bernstein I, et al.: Cancer incidence and survival in Lynch syndrome patients receiving colonoscopic and gynaecological surveillance: first report from the prospective Lynch syndrome database. Gut 2017; 66: 464-472.［PMID: 26657901］

16） Saita C, Yamaguchi T, Horiguchi SI, et al.: Tumor development in Japanese patients with Lynch syndrome. PLoS One 2018; 13: e0195572.［PMID: 29672549］

17） Knudson AG Jr: Mutation and cancer: statistical study of retinoblastoma. Proc Natl Acad Sci U S A 1971; 68: 820-823.［PMID: 5279523］

18） Vogelstein B, Fearon ER, Hamilton SR, et al.: Genetic alterations during colorectal-tumor development. N Engl J Med 1988; 319: 525-532.［PMID: 2841597］

19） Takayama T, Ohi M, Hayashi T, et al.: Analysis of K-ras, APC, and beta-catenin in aberrant crypt foci in sporadic adenoma, cancer, and familial adenomatous polyposis. Gastroenterology 2001; 121: 599-611.［PMID: 11522744］

20） 日本医学会：「医療における遺伝学的検査・診断に関するガイドライン（2022年3月改定）」Aviable from https://jams.med.or.jp/guideline/index.html

21） Kiyozumi Y, Matsubayashi H, Horiuchi Y, et al.: Germline mismatch repair gene variants analyzed by universal sequencing in Japanese cancer patients. Cancer Med 2019; 8: 5534-5543.［PMID: 31386297］

22） Sinha A, Tekkis PP, Gibbons DC, et al.: Risk factors predicting desmoid occurrence in patients with familial adenomatous polyposis: a meta-analysis. Colorectal Dis 2011; 13: 1222-1229.［PMID: 20528895］

23） Chenbhanich J, Atsawarungruangkit A, Korpaisarn S, et al.: Prevalence of thyroid diseases in familial adenomatous polyposis: a systematic review and meta-analysis. Fam Cancer 2019; 18: 53-62.［PMID: 29663106］

24） Susswein LR, Marshall ML, Nusbaum R, et al.: Pathogenic and likely pathogenic variant prevalence among the first 10,000 patients referred for next-generation cancer panel testing. Genet Med 2016; 18: 823-832.［PMID: 26681312］

25） Yurgelun MB, Allen B, Kaldate RR, et al.: Identification of a Variety of mutations in cancer predisposition genes in patients with suspected Lynch syndrome. Gastroenterology 2015; 149: 604-613.e20.［PMID: 25980754］

26） Stoffel EM, Koeppe E, Everett J, et al.: Germline genetic features of young individuals with colorectal cancer. Gastroenterology 2018 Mar; 154（4）: 897-905.e1.［PMID: 29146522］

27） がんゲノム医療中核拠点病院等連絡会議　二次的所見ワーキンググループ（SFWG）:「がん遺伝子パネル検査二次的所見患者開示推奨度別リスト（Ver4.2_20231003）」Available from https://www.ncc.go.jp/jp/c_cat/jitsumushya/030/Potentially_Actionable_SF_Gene_List_Ver4.2_20231003.pdf

28） Landrum MJ, Lee JM, Riley GR, et al.: ClinVar: public archive of relationships among sequence variation and human phenotype. Nucleic Acids Res 2014; 42: D980-D985.［PMID: 24234437］

29） Thompson BA, Spurdle AB, Plazzer JP, et al.: Application of a 5-tiered scheme for standardized classification of 2,360 unique mismatch repair gene variants in the InSiGHT locus-specific database. Nat Genet 2014; 46: 107-115.［PMID: 24362816］

30） Grover S, Kastrinos F, Steyerberg EW, et al.: Prevalence and phenotypes of APC and MUTYH mutations in patients with multiple colorectal adenomas. JAMA 2012; 308: 485-492.［PMID: 22851115］

31） Légaré F, Stacey D, Gagnon S, et al.: Validating a conceptual model for an inter-professional approach to shared decision making: a mixed methods study. J Eval Clin Pract 2011; 17: 554-564.［PMID: 20695950］

32） Eijzenga W, Hahn DE, Aaronson NK, et al.: Specific psychosocial issues of individuals undergoing genetic counseling for cancer—a literature review. J Genet Couns 2014; 23: 133-146.［PMID: 23996531］

33）日本遺伝性腫瘍学会：「家族性腫瘍における遺伝学的検査の研究とこれを応用した診療に関する指針（2019 年版）」Available from http://jsft.umin.jp/information/opinion/index.html（2024/4/1）

34）文部科学省・厚生労働省・経済産業省：「人を対象とする生命科学・医学系研究に関する倫理指針（令和 5 年 3 月 27 日一部改正）」Available from https://www.mhlw.go.jp/stf/seisakunitsuite/bunya/hokabunya/kenkyujigyou/i-kenkyu/index.html（2024/4/1）

35）日本医療研究開発機構：「ゲノム医療における情報伝達プロセスに関する提言—その 1: がん遺伝子パネル検査を中心に（改定第 2 版）」Available from https://www.amed.go.jp/news/seika/kenkyu/20200121.html（2024/4/1）

36）日本医療研究開発機構：「ゲノム医療における情報伝達プロセスに関する提言—その 2: 次世代シークエンサーを用いた生殖細胞系列網羅的遺伝学的検査における具体的方針（改定版）」Available from https://www.amed.go.jp/news/seika/kenkyu/20200121.html（2024/4/1）

Ⅱ. 家族性大腸腺腫症
(familial adenomatous polyposis：FAP)

Ⅱ-1　概要

- 家族性大腸腺腫症（Familial adenomatous polyposis：FAP）は大腸腺腫性ポリポーシスを主徴とする第5番染色体上の *APC* 遺伝子（5q22.2）の生殖細胞系列病的バリアントを原因とする常染色体顕性遺伝（優性遺伝）性疾患である（**サイドメモⅡ-1**：家族性大腸腺腫症の呼称，**サイドメモⅡ-2**：*APC* 関連ポリポーシス）。
- FAP の患者は大腸癌の罹患リスクが高いため，大腸癌に対する適切な治療介入が重要である。また，大腸外にも腫瘍性および非腫瘍性病変が好発するため，随伴病変を考慮したサーベイランスや治療が必要となる。
- なお，FAP の診断は遺伝学的検査によってのみ実施されるが，2024年1月現在，本邦では大腸腺腫性ポリポーシスに対する遺伝学的検査は保険適用外である。したがって，本邦では臨床的に FAP が疑われても遺伝学的検査未実施の症例が多い。しかし，100個以上の腺腫性ポリポーシスを認める症例では，8割以上に *APC* 遺伝子に生殖細胞系列の病的バリアントを認めることから，古典的 FAP に矛盾しない表現型を認める症例は，臨床上は FAP に準じてサーベイランスおよび治療，血縁者への対応を行う。

サイドメモⅡ-1

■家族性大腸腺腫症の呼称

　本ガイドラインでは familial adenomatous polyposis の日本語訳として「家族性大腸腺腫症」の呼称を用いてきたが，同疾患を「家族性腺腫性ポリポーシス」，「家族性大腸ポリポーシス（症候群）」と呼称することもある。

サイドメモⅡ-2

■*APC* 関連ポリポーシス（*APC*-associated polyposis（conditions））

　近年，大腸腺腫性ポリポーシスを引き起こす複数の原因遺伝子とその遺伝形式，関連腫瘍を含む随伴病変が明らかとなり，原因遺伝子ごとにサーベイランスや治療，血縁者への対応が提案されている（**CQ1**）。それに伴い，原因遺伝子にちなんだ疾患名の命名が増えつつあり，FAP と gastric adenocarcinoma and proximal polyposis of the stomach（GAPPS）（**Ⅱ-2-2**：鑑別を要する疾患・病態［p. 45］）を併せて *APC* 関連ポリポーシス（*APC*-associated polyposis（conditions））との総称を用いられることがある[1,2]。また，FAP を含む腺腫性ポリポーシスを生じる疾患を腺腫性ポリポーシス症候群（adenomatous polyposis syndrome）と総称することがある[1]。

Ⅱ-1-1　臨床的特徴

- FAP は大腸癌（CRC）素因症候群であり，古典型と attenuated 型がある。

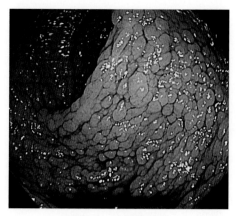

図Ⅱ-1　密生型 FAP

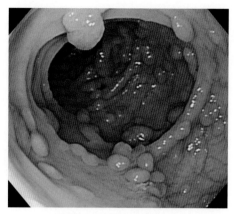

図Ⅱ-2　非密生型 FAP

- 古典型 FAP は数百から数千の大腸腺腫性ポリープを特徴とし，平均 16 歳（範囲 7〜36 歳）から発症し始める。古典型 FAP の場合，95% が 35 歳までにポリープを形成し，大腸切除などの介入を行わなければ CRC は避けられない。未治療者の CRC 診断の平均年齢は 39 歳（範囲 34〜43 歳）である。古典型 FAP は腺腫密度により，密生型 FAP，非密生型 FAP に分類されることがあり，肉眼的に正常粘膜が観察できないほど腺腫を発生し，腺腫数が＞1,000 個（または＞2,000 個）の場合，密生型 FAP（severe/profuse/dense FAP）（図Ⅱ-1），正常粘膜を背景に腺腫が多発し腺腫数がおよそ 100〜1,000 個（または 2,000 個）の場合，非密生型 FAP（sparse FAP）と分類する（図Ⅱ-2）ことがある。ただし，大腸の部位によって腺腫密度が異なることもしばしば経験し，密生型と非密生型を厳密に区別する臨床的意義は乏しい。
- 腺腫数が，およそ 10 個以上 100 個未満で，生殖細胞系列に *APC* 病的バリアントを認めた場合，attenuated 型 FAP（AFAP：attenuated FAP）[注1]に分類される。AFAP は，古典型 FAP と比べて大腸ポリープ数が少なく（平均 30 個），近位に多く，診断年齢が高く（平均 50〜55 歳），CRC 生涯リスクは低い（70%）。
- 大腸外症状は様々で，胃や十二指腸のポリープ，骨腫，歯の異常，網膜色素上皮の先天性肥大（CHRPE），良性の皮膚病変，デスモイド腫瘍，副腎腫瘍，その他の関連癌がある。
- GAPPS は近位胃ポリポーシスを特徴とし，胃腺癌のリスクが高く，報告されたほとんどの個体では十二指腸や大腸の病変は認められない。

Ⅱ-1-2　原因遺伝子と遺伝形式

APC 5q22.2　常染色体顕性遺伝（優性遺伝）

- *APC* は 5 番染色体長腕（5q22.2）に位置するがん抑制遺伝子で，2,843 個のアミノ酸残基からなる 311.8 kD の蛋白質をコードし，β カテニンや Axin などとの結合ドメインを持つ。細胞の腫瘍化抑制における APC の重要な機能は，Wnt シグナル経路に関与する β カ

注 1　attenuated FAP：減弱型，軽症型 FAP，希薄型 FAP，散発型 FAP など定訳はない。

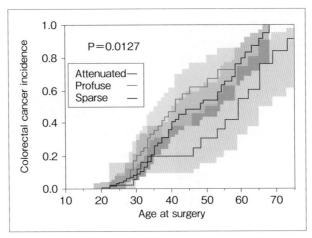

図Ⅱ-3　大腸癌の累積発生率（文献 9）を改変）

テニンの分解である。Wnt シグナルが off の時，APC や Axin，GSK3β などで形成される複合体によって β カテニンはリン酸化され，ユビキチンが結合し，プロテアソームで分解される。一方，Wnt シグナルが on の時，β カテニンは分解されなくなり，細胞質内で増加した β カテニンは核内に移行し，TCF を介して標的となる遺伝子の転写を活性化する。しかし，Wnt シグナルが on の時でも，*APC* の病的バリアントがある場合，その *APC* 遺伝子産物は β カテニンと結合することができないため，β カテニンを分解することができない。これが両アレルの *APC* 遺伝子産物で β カテニンの分解能が欠如すると，細胞内に β カテニンが蓄積し，Wnt 標的遺伝子の転写を促進することで細胞増殖が亢進し腺腫が発生する[3,4]。FAP の患者は，*APC* の片アレルでの生殖細胞系列病的バリアントを全ての細胞に持つため，対立アレルの *APC* 遺伝子に機能喪失型バリアントや欠失などの異常が起こることが腺腫の発生に繋がり，多くの腺腫が発生する[5]（**サイドメモ Ⅰ-1**：ヘテロ接合性の消失 [p. 22]）。腺腫は，放置すれば，その後，*KRAS* などのがん遺伝子や *TP53* などのがん抑制遺伝子の異常が加わり，60 歳頃までにほぼ全例で大腸癌が発生する。

腺腫密度は *APC* の生殖細胞系列バリアントの部位や大腸癌発生のリスクと関連する。密生型 FAP では *APC* の codon 1250〜1464（特に codon 1309）[6,7]，AFAP では，*APC* の 5’ 側や 3’ 側の領域のほかに選択的スプライシング領域（バリアントにより特定の exon が転写時に読み飛ばされる領域）に生殖細胞系列バリアントが認められることが多い[8]。密生型 FAP ではその他の FAP と比べて腺腫発生の年齢やがん化の年齢も早く，本邦の多施設共同研究では，密生型で 41 歳，非密生型で 48 歳，attenuated FAP で 59 歳になると半数に大腸癌の発生がみられた（図Ⅱ-3）[9]。

Ⅱ-1-3　関連腫瘍・随伴病変（表Ⅱ-1）

FAP には腫瘍性・非腫瘍性の関連腫瘍・随伴病変を合併する。なお，大腸外随伴病変は大腸腺腫の個数にかかわらず FAP の補助診断として有用である。

表Ⅱ-1　FAP に随伴する主な腫瘍性病変

胃底腺ポリポーシス*	頭蓋骨腫，顎潜在骨腫，過剰歯，埋没歯
胃腺腫*	類上皮腫
十二指腸腺腫*	甲状腺癌
十二指腸乳頭部腺腫*	先天性網膜色素上皮肥大
空・回腸腺腫*	肝芽腫
デスモイド腫瘍	副腎腫瘍
	脳腫瘍（Turcot 症候群 2 型）

＊：癌化の可能性がある

Ⅱ-1-4　疫学的特徴

- 一般集団における FAP 患者の頻度は，欧米では 1：20,000～1：10,000，本邦では 1：17,400 と推定される[10]。また，全大腸癌患者における FAP 患者の頻度は 1％未満である[11]。
- 大腸癌の発生は 10 歳代での報告もあるが，40 歳代でほぼ 50％，放置すれば 60 歳頃までにはほぼ 100％に達する[12]。
- FAP の死因[13]の第 1 位は大腸癌で，その割合は 1980 年代まで約 80％であったが，1990 年代以降は約 60％と減少傾向にある。
- 主な大腸外随伴病変（表Ⅱ-1）のうち，デスモイド腫瘍，十二指腸癌は大腸癌以外の FAP の主な死因であり，その頻度はそれぞれ約 10％，約 6％である[13]。

Ⅱ-2　診断

Ⅱ-2-1　診断の流れ（各論Ⅰ-Ⅱ-2-1：遺伝性大腸ポリポーシス　診断の流れ参照）

●FAP は以下の STEP にしたがって診断する。

STEP 1：臨床情報によるリスク評価

　　　　大腸（下部消化管）内視鏡検査において 10 個以上のポリープを認めた場合には STEP 2 へと進む。

STEP 2：病理組織学的および分子病理学的評価

　　　　ポリープの病理組織学的評価により腺腫性ポリープであることが確認できた場合には STEP 3 へと進む。

STEP 3：遺伝学的検査（CQ1 参照）

　　　　APC 遺伝子の生殖細胞系列における病的バリアントを認めた場合には FAP と診断する。遺伝学的検査により診断される大腸腺腫性ポリポーシスの分類を図Ⅱ-4 に示す。

●大腸腺腫性ポリポーシス患者の 20%〜40% では *APC* 遺伝子の生殖細胞系列病的バリアントが同定されないが[14-16]，その原因として①体細胞 *APC* モザイク，②*APC* 遺伝子以外の原因遺伝子による大腸腺腫性ポリポーシス，③原因不明大腸腺腫性ポリポーシス，④解析技術の限界などがある。

●なお，大腸外随伴病変は大腸腺腫の個数にかかわらず FAP の補助診断として有用である。

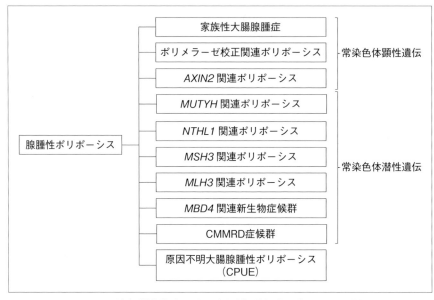

図Ⅱ-4　遺伝学的検査による大腸腺腫性ポリポーシスの分類
CMMRD：constitutional mismatch repair deficiency，CPUE：colonic adenomatous polyposis of unknown etiology

Ⅱ-2-2　鑑別を要する疾患・病態

体細胞 *APC* モザイク（somatic *APC* mosaicism）

●*APC* の体細胞バリアントが個体発生の過程で起こった場合，*APC* にバリアントがある細胞とない細胞から構成されるモザイク状態となる。大腸の粘膜細胞に分化する細胞に *APC* 遺伝子の病的バリアントが生じると FAP 同様大腸腺腫性ポリポーシスがみられる。体細胞モザイクの程度は，*APC* の病的バリアントが生じたタイミングにより異なる。例えば，後腸のみに *APC* の病的バリアントが生じた場合には左側結腸と直腸に大腸腺腫性ポリポーシスを認めるが，右側結腸には認めない。また，性腺に分化する中胚葉が分化する以前に *APC* 遺伝子の病的バリアントが生じた場合には次世代にも遺伝する可能性があるが，三胚葉の分化が完成した後の内胚葉（消化管などに分化）に *APC* の病的バリアントが生じた場合には次世代に遺伝しない。*APC* バリアントが明らかになった FAP 患者の 1.6〜4％に *APC* モザイクが認められ，家族歴のない FAP の 11〜20％が体細胞 *APC* モザイクであったと報告されている[17,18]。近年，次世代シークエンサーを用いて生殖細胞系列における低頻度の病的バリアントを検出することが可能になり，通常の方法では病的バリアントが認められなかった臨床的に FAP が疑われるか CPUE と考えられる患者の 25〜50％に低頻度の病的バリアントが認められ，体細胞 *APC* モザイクと診断されることがある[19,20]。本邦の多施設共同研究では，大腸腺腫性ポリポーシス 123 例中 9 例（7.3％）に体細胞 *APC* モザイクが認められた[16]。このうち 3 例は低頻度の病的バリアントを認めたが，残り 6 例は 2 つ以上の腫瘍組織または腫瘍組織とそれに近接する正常粘膜に同じ病的バリアントを認めたことで体細胞 *APC* モザイクと診断されている。

GAPPS（Gastric Adenocarcinoma and Proximal Polyposis of the Stomach）

●GAPPS は，胃底腺ポリポーシスを主徴とし，*APC* のプロモーター 1B 領域における生殖細胞系列の病的バリアントを原因とする常染色体顕性遺伝（優性遺伝）性疾患であり，*APC* 関連ポリポーシスに含まれる[1,2,21]。

●胃では，*APC* のプロモーター 1A 領域は高度メチル化により不活化されており，プロモーター 1B 領域により制御されている。そのため，プロモーター 1B 領域に病的バリアントが生じると正常な APC 蛋白質の発現が消失する。一方，大腸では APC 蛋白質の発現は主にプロモーター１A 領域により制御されているため，プロモーター 1B 領域に病的バリアントが生じても APC 蛋白質の発現は維持される。そのため，GAPPS は胃底腺ポリポーシスを主徴とし，大腸腺腫は目立たない[2,21]。

●胃癌の生涯発症リスクは 12〜25％である[22]が，大腸癌の発症リスクに関する十分なデータがなく，リスク管理は家族歴をもとに考慮する。胃癌のサーベイランスは 15 歳より開始し，リスク低減胃全摘術は 20〜30 歳以降に考慮する[23]。大腸ポリポーシスを除外するための下部消化管内視鏡検査を考慮する。

原因不明大腸腺腫性ポリポーシス（Colonic adenomatous polyposis of unknown etiology（CPUE））

⬤マルチ遺伝子パネル検査（multi-gene panel testing, MGPT）による遺伝学的検査でも原因遺伝子が同定できない場合は「原因不明大腸腺腫性ポリポーシス（Colonic adenomatous polyposis of unknown etiology（CPUE））」と呼称される[1]。ただし，一般的な遺伝学的検査では，体細胞モザイク[16,18]，遺伝子内の逆位[24]，転座[25]，エクソン-イントロン境界部位から離れたイントロンのバリアント[26,27]，プロモーター領域のバリアント[28]などは検出できないことがある。そのため，CPUE の中には技術的な問題から原因遺伝子が同定できない症例がいることを念頭に置く必要がある。したがって，遺伝学的検査未実施の場合や，遺伝学的検査で原因遺伝子に病的バリアントを認めない場合でも，大腸に 100個以上の腺腫を認める場合には，FAP に準じてサーベイランスおよび治療，血縁者への対応を行う。

　他にも鑑別を要する疾患として以下のような polyposis が同定されている（詳細は**付録Ⅱ：FAP と鑑別を要する稀な腺腫性ポリポーシス**［p. 145］）。

・*MUTYH*-associated polyposis（MAP）
・ポリメラーゼ校正関連ポリポーシス（polymerase proofreading-associated polyposis：PPAP）
・*NTHL1*-associated polyposis
・*MSH3*-associated polyposis
・*MLH3*-associated polyposis
・*MBD4*-associated polyposis（*MBD4*-associated neoplasia syndrome）
・*AXIN2*-associated polyposis
・CMMRD（constitutional mismatch repair deficiency）症候群

Ⅱ-3　サーベイランスと治療

Ⅱ-3-1　大腸腺腫・癌

Ⅱ-3-1-1　特徴・分類

⬤ 腺腫密度により，密生型 FAP，非密生型 FAP，attenuated FAP に分類されることがある。密生型 FAP と非密生型 FAP をあわせて，典型的（古典的）FAP とも呼称される（Ⅱ-1-1：臨床的特徴［p. 40］）。

⬤ 腺腫密度は *APC* の生殖細胞系列病的バリアントの部位や大腸癌発生のリスクと関連する（Ⅱ-1-2：原因遺伝子と遺伝形式［p. 41］）。

⬤ 国際遺伝性消化管癌学会（InSiGHT）は，大腸腺腫の数と大きさ（polyp burden）を用いた内視鏡的評価によるステージングを提案し（表Ⅱ-2），下部消化管内視鏡検査の間隔や手術適応の判断が polyp burden と強く相関することを示した[29]。また，経時的にみた polyp burden の明らかな増加は，臨床上の手術適応の判断基準として用いられている[30]。評価者による polyp burden の一致率は十分とは言えないものの，polyp burden は下部消化管内視鏡検査の間隔や手術適応を決定し，明らかに増加する場合は，手術を考慮することが提案されている。

Ⅱ-3-1-2　サーベイランスと発がん予防
Ⅱ-3-1-2-1　サーベイランス

⬤ FAP に対する下部消化管サーベイランスについて，古典的 FAP では 10 歳を過ぎた頃から 1〜2 年間隔で，AFAP では 10 歳代後半（18〜20 歳）から 2〜3 年間隔で行うことを推奨する。下部消化管サーベイランスを開始する年齢は，遺伝学的に FAP と診断された症例も遺伝学的検査未施行例も同様に考慮する。

⬤ 欧州のグループが 20 歳以下の FAP 患者における大腸癌発生を解析したところ，大腸癌の発生は 10 歳以前では認められず，11〜15 歳の間で 0.2% に認められた[11]。そのため，FAP 患者の下部消化管サーベイランス開始の推奨年齢は 10 歳を過ぎた頃から考慮する[2]。しかし，密生型 FAP では 10 歳未満でも大腸癌が発生することがある[31]ため注意を要する。

⬤ AFAP では，古典的 FAP と比較して大腸癌の発生年齢は 10〜15 年遅く[32]，30 歳未満での大腸癌の発生も稀であることから[33]，10 歳代後半（18〜20 歳）より下部消化管のサーベイランスを開始する[2]。

⬤ 遺伝学的検査未施行例において，大腸内視鏡検査で大腸腺腫が認められなければ検査間隔を伸ばして，サーベイランス中に複数回大腸腺腫を認めない場合，臨床判断に基づいてさらに間隔を延長する[1]。

Ⅱ-3-1-2-2　化学予防

⬤ サーベイランス中に，ポリープの増加・増大を抑制する目的で化学予防として非ステロイド性抗炎症剤（NSAIDs）が試みられているが，発がん予防効果や長期投与のエビデンス

表Ⅱ-2　InSiGHT ポリポーシスステージングシステム[29]

部位	ステージ	ポリープ個数	大きさ（最大のもの）	大きさ1cm以上の個数	高度異形成または浸潤癌	ポリペクトミー
結腸	Stage 0	20個未満	5mm未満	0個	なし	適
	Stage 1	20〜200個	不問			
	Stage 2	200〜500個		10個未満		
	Stage 3	500〜1000個		10〜50個		
	Stage 4	1000個以上		不問	あり	不適
直腸	Stage 0	10個未満	5mm未満	0個	なし	適
	Stage 1	10〜25個	不問	不問		
	Stage 2					
	Stage 3*	25個以上			あり	不適
	Stage 4*					

＊鋸歯状ポリープは完全切除の可否を問わず

は十分ではなく，その有用性は明らかではない（**CQ2**）。

Ⅱ-3-1-3　治療

Ⅱ-3-1-3-1　内視鏡治療

● Ⅱ-3-1-3-2 の外科治療の項にあるように，大腸癌による癌死を回避できる確実な治療法は大腸癌発生前に大腸切除を行う予防的大腸切除であるが，近年の大腸内視鏡治療手技の進歩により，安全に多数の大腸ポリープを摘除することができるようになったため，非密生型で手術拒否された症例について，多数の大腸ポリープを内視鏡的に摘除しつつ経過観察を行う研究が試みられた[34]。この報告では，内視鏡治療における穿孔や重篤な出血は認められず，経過観察中に進行癌の発生も認めなかった。本研究は，単施設で行われたものであり，その後安全性と有効性をみる探索的臨床第Ⅰ・Ⅱ相試験（J-FAPP Study Ⅲ）が多施設共同前向き研究として実施された[35]。10 mm 以上の全腺腫の摘除が確認されるまで大腸内視鏡検査を実施し，その後に 5 mm 以上の腺腫も摘除し，可能であればそれ以下のサイズの腺腫も摘除した。介入期間の大腸手術の有無をエンドポイントとし最終的に大腸未切除群の 90.4％，大腸切除群の 83.9％が介入を完遂した。

● その結果を受け，令和 4 年度（2022 年 4 月 1 日）からの診療報酬改定において，FAP に関係する改定が行われ FAP 患者に対する積極的大腸ポリープ切除術（intensive downstaging polypectomy：IDP）に対して，年に 1 回 5,000 点加算が認められた。20 歳頃に大腸全摘するしか大腸癌予防の治療法がなかった FAP において，内視鏡的にポリープを積極的に摘除する治療法（IDP）が今回の改定で認められたことになり，今後，本治療法の技術をもつ施設では実臨床として IDP を受けることができることになった。

FAP における大腸癌予防のための大腸ポリープの内視鏡的摘除

● 令和 4 年（2022 年）の診療報酬改訂により，消化管ポリポーシスのうち，家族性大腸腺腫症については，放置するとほぼ確実に大腸癌を発症することを踏まえ，内視鏡により大

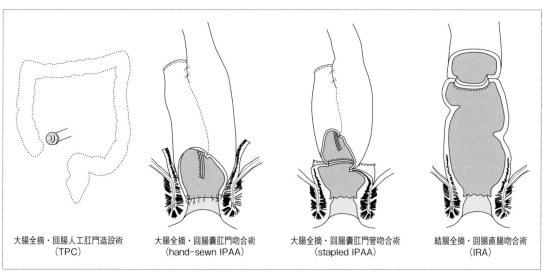

図Ⅱ-5　FAP に対する術式

腸ポリープを積極的に摘除した場合の評価が新設され，K71：内視鏡的大腸ポリープ・粘膜切除術に対して，「家族性大腸腺腫症の患者に対して実施した場合は，消化管ポリポーシス加算として，年１回に限り 5,000 点を所定点数に加算する。」が追加された。なお，上記に規定する消化管ポリポーシス加算は，以下のいずれも満たす家族性大腸腺腫症患者に対して内視鏡的大腸ポリープ・粘膜切除術を行った場合，年１回に限り算定できる。

- （ア）16 歳以上であること。
- （イ）大腸に腺腫が 100 個以上あること。なお，手術又は内視鏡により摘除された大腸の腺腫の数を合算しても差し支えない。
- （ウ）大腸切除の手術が実施された場合においては，大腸が 10 cm 以上残存していること。
- （エ）大腸の三分の一以上が密生型ではないこと。なお，密生型とは，大腸内視鏡所見において，十分に進展させた大腸粘膜を観察し，正常粘膜よりも腺腫の占拠面積が大きい場合をいう。

Ⅱ-3-1-3-2　外科治療

⬤大腸癌による癌死を回避できる確実な治療法は大腸癌発生前に大腸切除を行う予防的大腸切除である。

⬤主な術式として（**サイドメモⅡ-3：術式の名称**）

- （1）大腸全摘・回腸人工肛門造設術（TPC）
- （2）大腸全摘・回腸囊肛門（管）吻合術（IPAA）
- （3）結腸全摘・回腸直腸吻合術（IRA）

がある（図Ⅱ-5，表Ⅱ-3）。

⬤予防的大腸切除の時期については，①累積大腸癌有病率[13]，②腺腫密度[36]，③腺腫の大きさと形態，④その家系員の死亡年齢，癌発生年齢，およびデスモイド腫瘍発生状況[37]，⑤

表Ⅱ-3　FAP に対する術式の特徴

術式	大腸全摘・回腸人工肛門造設術（TPC）	大腸全摘・回腸嚢肛門（管）吻合術（IPAA）	結腸全摘・回腸直腸吻合術（IRA）
利点	大腸癌は完全予防。	大腸癌はほぼ予防。 自然肛門機能の温存。	排便機能は良好。 比較的容易な手術手技。 IPAA よりも低い合併症率。
欠点	永久人工肛門による身体イメージの低下。	複雑な手術手技。 排便機能は不安定。 吻合部近傍の肛門管部粘膜への癌発生の危険は残る。 回腸嚢炎の可能性。	直腸癌発生の可能性（腺腫の発生状況，遺伝子バリアント部位，温存直腸の長さなどにより異なる）。

APC 遺伝子変異部位[38,39]，⑥患者の就学，就職などの環境[40]，⑦回腸嚢肛門（管）吻合術後の妊孕性[41]や男性性機能障害[42]，⑧下痢，腹痛，下血などの消化管症状，および⑨腫瘍の病理組織所見，などを総合的に考慮して決定する。大腸癌の有病率の点から，典型的 FAP では早ければ 10 歳代後期から，多くは 20 歳代に手術を受けることが推奨されている[43,44]。*APC* の病的バリアント部位の確定している FAP 症例に対する本邦での解析により，古典的 FAP の genotype 群では 34 歳を，AFAP（減弱型 FAP）に link する genotype 群では 49 歳を越えると急激に Stage Ⅱ以上の大腸癌の発症リスクが高まることが報告された[39]。予防的大腸切除の施行時期を検討するためにも，遺伝学的検査による病的バリアント部位の同定が参考となる。

● 現在では大腸全摘・回腸嚢肛門（管）吻合術が標準的術式と考えられ，施行される割合も多く[45-48]，また腹腔鏡下手術の割合が増加している[47-52]。なお，IPAA 時の一時的回腸人工肛門造設の併施については，そのメリット，デメリットのバランスを考慮した上で，個別に対応するのが現実的である。

● 予防的大腸切除時に腸間膜内にデスモイド腫瘍を認める場合には，デスモイド腫瘍の再発・増大や技術的な問題から IPAA は一般的に推奨されないが，一定の条件のもとでは許容される。（Ⅱ-3-4：デスモイド腫瘍 ［p. 57］）なお，特に IRA では腹腔鏡下手術のほうが，術後デスモイド腫瘍の発生が少ないという報告がある[53,54]。

● 女性の FAP に対する大腸全摘術は妊孕性が低下する可能性がある（**サイドメモⅡ-4：手術と妊孕性・妊娠・出産**）。

● なお，進行大腸癌を契機に発見された FAP に対する術式は，大腸癌の進行度，部位などを考慮して総合的に決定する。治癒切除が見込める場合には領域リンパ節郭清を含む大腸全摘術や結腸全摘術も選択肢となる。切除不能進行大腸癌や転移巣への対処や薬物療法については，「大腸癌治療ガイドライン」に基づき，散発性大腸癌と同様に対応する。

サイドメモⅡ-3

■術式の名称

　本邦では回腸囊肛門管吻合術を ileoanal canal anastomosis（IACA）と呼称することが多いが，欧米では回腸囊肛門吻合術と回腸囊肛門管吻合術を区別せずに一括して ileal pouch-anal anastomosis（IPAA）と呼ぶことが多い。また，回腸囊肛門吻合術を hand-sewn IPAA，回腸囊肛門管吻合術を stapled IPAA と呼ぶこともある。回腸直腸吻合術（ileorectal anastomosis：IRA）の吻合部の高さ（残存直腸の長さ）には明確な定義はなく，結腸全摘術も結腸亜全摘術も同義として扱われる。なお，大腸全摘・回腸人工肛門造設術は total proctocolectomy（TPC）と呼称されることが多い。

サイドメモⅡ-4

■手術と妊孕性・妊娠・出産

　デンマークの女性 FAP 患者 58 名を対象とした研究[55]では，妊孕性は 90％で，一般集団と同等であった。162 名のヨーロッパの女性 FAP 患者を対象とした研究では，手術を受けていないFAP 患者の妊孕性は一般集団と同等であった。また，IRA を受けた患者の妊孕性も一般集団と同等であったが，IPAA を受けた患者では妊孕率が 0.46 倍に低下していた[41]。一方，オランダのFAP 患者 138 例を対象とした研究では，妊孕性は術式とは関連がなく，初回手術の年齢と関連があると報告されている[56]。

　IPAA 後の妊孕性低下の原因としては，術後の癒着が考えられている。海外の報告[57]では大腸全摘後に子宮・卵管造影を行い，卵管の骨盤壁への癒着を 48％に，片側閉塞を 43％に，両側閉塞を 10％に認めた。

　FAP と潰瘍性大腸炎の患者を含めた検討では，腹腔鏡による IPAA は，開腹手術よりも妊孕性が有意に高かったと報告されている[58]。FAP を対象とした検討でも，腹腔鏡手術は術後腸閉塞が少なく，さらに女性では術後妊孕性の低下が少ないと報告されている[49]。しかし，FAP 患者を対象とした前向きの検討はない。また，IPAA 後の妊娠・経腟分娩は安全であると報告されているが[59,60]，IPAA 後の経腟分娩では会陰切開後の肛門括約筋の損傷と骨盤底筋の神経損傷を考慮する必要がある。

Ⅱ-3-1-4　大腸術後下部消化管サーベイランス

●回腸直腸吻合術（IRA）後には，残存直腸の癌発生に対する内視鏡を含む長期間のサーベイランスが必要である。（**サイドメモⅡ-5**：結腸全摘・回腸直腸吻合術（IRA）後の直腸癌の発生リスク）回腸囊肛門管吻合術（stapled IPAA）後には通常直腸粘膜が 2～3 cm 残存し，回腸囊肛門吻合（hand-sewn IPAA）後でもわずかに直腸粘膜が残存する可能性がある。したがって，stapled IPAA，hand-sewn IPAA のいずれにおいても，残存直腸粘膜に対する長期間のサーベイランスが必要である。IPAA 後の回腸囊内の腺腫発生頻度は 6.7～74％と報告されている[61-64]。また，癌が発生することも報告されているため[65,66]，長期間のサーベイランスが必要である。FAP に対する IPAA 後の回腸囊炎はおよそ 5％の患者に発生するが，潰瘍性大腸炎の術後よりも頻度は低い[67]。臨床症状として，発熱，下痢，貧

血が認められ，このような症状が出現したら，すみやかに大腸内視鏡検査を行う。進行大腸癌合併例で治癒切除が行われた場合には，散発性大腸癌と同様に再発に対するサーベイランスを行う。

サイドメモⅡ-5

■結腸全摘・回直腸吻合術（IRA）後の直腸癌の発生リスク

　IRA後の長期観察では24〜43％に残存直腸に癌が発生する[68,69]。IRA後20年までの経過で直腸を切除する必要があったのは，AFAPで10％，非密生型FAPで39％，密生型FAPで61％であった[70]。外科技術の進歩とともにIPAAの割合が多くなっていること[45-47]，直腸癌の危険因子をより多く持つ症例にIPAAが選択されることにより，IRA後の直腸切除率も40％から13％に減少し，IRA後の残存直腸癌の累積発生率も減少している[49,71,72]。なお，Ⅱ-3-2以降で述べる大腸外随伴病変で治療が必要な病態は大腸切除後に発生することが多い。大腸切除後の残存直腸と大腸外随伴病変に対するサーベイランスについて，表Ⅱ-4のような方法が提唱されている。

Ⅱ-3-2　胃底腺ポリポーシス・胃腺腫

Ⅱ-3-2-1　特徴・分類

●胃底腺ポリポーシス（図Ⅱ-6）は健常人にみられる胃底腺ポリープとは数や大きさが異なり特徴的で，FAP症例の88％にみられ[73]，補助診断として参考になる。

●FAP患者において，*Helicobacter pylori* 非感染者に胃底腺ポリポーシスが多い傾向がある[73]。

●胃底腺ポリポーシスの中に腺腫（図Ⅱ-7），および癌が発生しうる。

●胃底腺ポリポーシス，胃腺腫と *APC* の遺伝型の関連は明らかでない[74]。

●FAP患者に発生する胃の腫瘍性病変は，肉眼形態，局在，色調で分類されると報告されて

表Ⅱ-4　FAPに対する大腸切除後の残存直腸と主な随伴病変に対するサーベイランス

随伴病変	開始時期・方法
残存直腸腺腫	IPAA術後は，年1回の大腸内視鏡検査と腺腫の摘除あるいは焼灼。
	IRA術後は，半年に1回（年齢と腺腫密度に応じる）。
十二指腸腺腫・癌（乳頭部含む）	大腸切除時あるいは20〜25歳時のどちらか早い時期に，ベースラインの上部消化管内視鏡検査を行う。以降，腺腫の重症度に応じて定期的に繰り返す。
胃腺腫・癌	年1回（または十二指腸の検査と同時）の上部消化管内視鏡検査
甲状腺癌（女性）	年1回の甲状腺の超音波検査，10歳代後半から開始。
腹腔内デスモイド腫瘍	年1回の腹部触診。大腸切除後，特にデスモイド腫瘍の家族歴を有する場合は1〜3年毎に腹部および骨盤のCTまたはMRI検査
脳腫瘍	年1回の診察。
空・回腸腺腫・癌	小腸の定期的な画像診断や小腸内視鏡検査は推奨されておらず，デスモイド腫瘍の画像検査（CT/MRI）の際に可及的に観察。

文献1）を参考にして作成

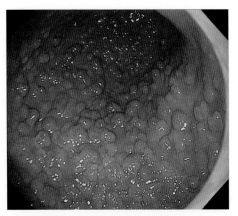

図Ⅱ-6　胃底腺ポリポーシス

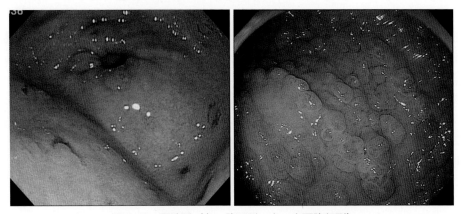

図Ⅱ-7　胃腺腫（左：陥凹型，右：表面隆起型）

いる[75]。

Ⅱ-3-2-2　サーベイランス

- 胃底腺ポリポーシスの中に腺腫や癌といった腫瘍性病変が発生するため，サーベイランスが必要である。
- 低異型度の異形成病変は多く発生するものの，高異型度の異形成病変が発生する頻度は多くはないとされている[73,76]。またさらに頻度は高くないものの胃癌が合併した報告もある[77]。
- サーベイランス開始時期，頻度については基本的により頻度の高い十二指腸病変の程度（Spigelman 病期分類）に準ずる。
- アジアでは欧米より腫瘍性病変の発生頻度が高いと報告されており[73,76,78-80]，また存在診断が難しい病変もあるため[78]，1〜2年に一度程度の上部消化管内視鏡検査も考慮できる。特にびまん性（カーペット状）のポリポーシス，大きな隆起を伴う病変では注意深いサーベイランスが求められる。

Ⅱ-3-2-3　治療

● 胃底腺ポリポーシス自体に対する積極的な治療は不要である。

● 胃腺腫に対する内視鏡治療に関する定まった見解はないが，低異型度腺腫全てを治療適応とする必要はない。一般的には 10 mm 以上の腫瘍性病変，もしくは高異型度腺腫は治療の適応と考えることが多い[1]。

Ⅱ-3-3　十二指腸腺腫・癌

Ⅱ-3-3-1　特徴・分類

● 十二指腸腺腫（図Ⅱ-8），乳頭部腺腫は健常人には稀にしか発見されず，特に多発する十二指腸腺腫は特徴的であり，FAP の補助診断として参考になる。

● 十二指腸腺腫は FAP 患者の 30〜90％に認められ[81-83]，腺腫有病率は 40 歳以降高くなる[82,83]。

● 大腸癌研究会の多施設共同研究によれば，十二指腸腺腫の 50 歳までの累積発生率は39.2％で，古典的 FAP は AFAP と比較して有意に累積発生率が高かった（42.5％ vs. 23.5％）[84]。

● 乳頭部腫瘍は多いものでは 72％の症例に認める[85]。

● 十二指腸病変の観察には，直視内視鏡に加え，乳頭部の観察のために斜視内視鏡を用いる。

● 十二指腸腺腫，乳頭部腫瘍と *APC* の遺伝型の関連は明らかでない[74]。

● Spigelman 分類は検査者間，検査者内で再現性がある[86]。

● 十二指腸癌は，FAP 患者の死因の約 3％を占め，予防的大腸全摘後の主な死因の一つである[13,87]。

● 十二指腸癌に関する FAP 患者の一般集団に対する相対リスクは 250〜330.8 倍であり[88,89]，十二指腸癌の累積発生率は 4〜10％程度[11,90,91]と見積もられている。

〔分類〕

● 十二指腸腺腫の臨床病理学的分類として Spigelman 分類がある[79]。

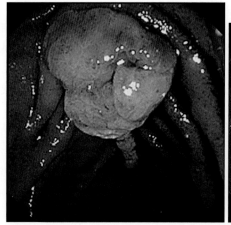
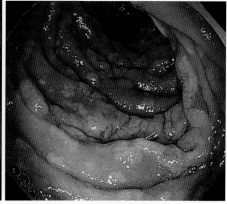

図Ⅱ-8　十二指腸乳頭部腺腫（左）および多発十二指腸腺腫（右）

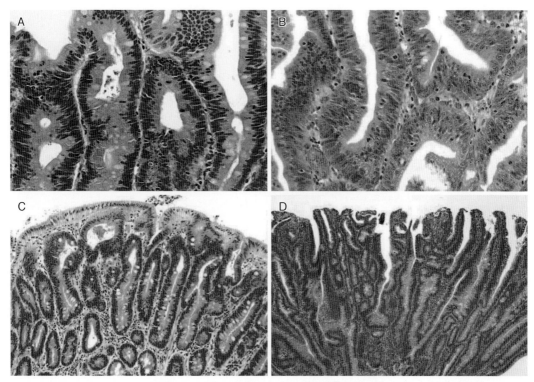

図Ⅱ-9　FAP に合併する十二指腸腺腫の組織像
A：低異型度腺腫（low-grade adenoma）：腫瘍腺管は比較的整然と配列する。小型紡錘形の核が基底側
　　に配列している。
B：粘膜内癌：腫瘍腺管は不規則さを増し，核の重層化が目立つとともに核小体もしばしば認められる。
　　Spigelman 分類で high-grade adenoma とされる病変には，日本の診断基準で非浸潤性の粘膜内癌
　　に相当する病変が含まれる。
C：管状腺腫（tubular adenoma）：単純な腺管状の増殖を示す。
D：管状絨毛腺腫（tubulo-villous adenoma）：狭小な間質を伴った絨毛状構造の混在を認める。

● Spigelman 分類は，内視鏡検査で十二指腸腺腫の個数，最大径を評価し，さらに腺腫の組
　織像（図Ⅱ-9）について，細胞構造と異型度を評価する。現在では若干の修正（修正
　Spigelman 分類）が加えられている[92]（図Ⅱ-10）。
● 狭帯域光観察（narrow-band imaging：NBI）の使用により十二指腸腺腫の同定数は増え
　るが，Spigelman 分類には影響を与えない[93]。

Ⅱ-3-3-2　サーベイランス

● 十二指腸腺腫の発育は緩徐だが[82,94,95]，増悪，および癌化のリスクがあるため定期的な内
　視鏡サーベイランスが必要である（CQ3）。
● 一般的には 20～25 歳程度より開始し，Spigelman Stage 0 では 4～5 年ごと，Stage Ⅰで
　は 2～5 年ごと，Stage Ⅱでは 2～3 年ごと，Stage Ⅲでは 6 カ月～2 年ごとに行うことが
　推奨されてきた[83]。ただし，見逃し病変がありうることや，胃底腺ポリポーシス，胃腺腫
　の発生状況などを考慮し，年に一度から 3 年に一度程度の内視鏡検査も考慮できる。
● 乳頭部からの生検は膵炎のリスクが低く安全に実施可能であり，内視鏡的に異常所見のな

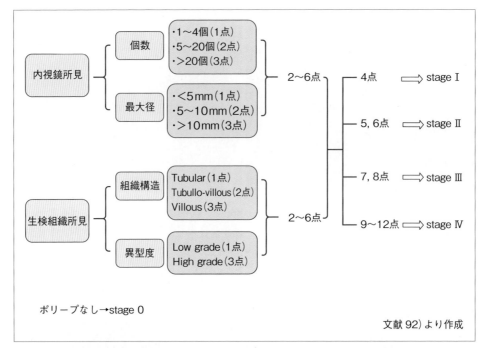

ポリープなし→stage 0

文献 92）より作成

図Ⅱ-10　修正 Spigelman 分類[92]による十二指腸腺腫の評価法
・High grade は粘膜内癌を含む
・（浸潤）癌は「stage Ⅴ」とする。

い乳頭からの生検でSpigelman病期を上昇させる可能性がある[96]。しかし一般的には乳頭部腫瘍の進行は緩徐と報告されており，内視鏡上異常所見を認めない乳頭が早期に臨床的に意義のある病変に進行するとは考えにくく，異常所見を認めない乳頭からのルーチンの生検は不要である[90]。

Ⅱ-3-3-3　治療（CQ3）

● 修正 Spigelman 分類に準じた十二指腸腺腫への対応の目安を図Ⅱ-11 に示す。

● 十二指腸腺腫に対する内視鏡治療にはスネアによる切除，アルゴンプラズマ凝固などが行われている[85]が，近年，新しい治療手技（バイポーラースネアによる切除，コールドポリペクトミー，Underwater EMR）の安全性，有用性について報告があり，治療の選択肢が広がっている[97-100]。

● Spigelman Stage Ⅱ/Ⅲに対する内視鏡的完全切除は合併症が多く，50～100％の再発割合が報告されてきたが[83]，近年は内視鏡切除技術の向上や新規治療が導入されたことにより，内視鏡切除の安全性，有用性についても報告が増えている[97-101]。

● システマティックレビューにて非乳頭部十二指腸癌発生のリスクとして修正 Spigelman 分類ステージⅣが挙げられている[102]。Spigelman 分類ごとの十二指腸癌発生頻度がStage Ⅱ，Ⅲでそれぞれ 2.3％，2.4％[103]であるのに比べ，Stage Ⅳでは 7～36％[90,103]と高く，手術適応の評価あるいは6～12カ月毎の専門家によるサーベイランスが推奨される。近年は内視鏡治療によるダウンステージも報告されているが，長期予後のデータは不十分であり自然史を変えるほどの効果があるかは不明である[80,85,104,105]（CQ3）。

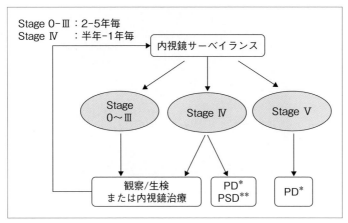

図Ⅱ-11　修正 Spigelman 分類に基づいた十二指腸腺腫のサーベイ
　　　　　ランス・治療方針
　*PD：Pancreaticoduodenectomy（膵頭十二指腸切除術）
　**PSD：Pancreas sparing duodenectomy（膵温存十二指腸切除
　　　　　術）

◉癌合併例（Stage Ⅴ）に対する手術としては膵頭十二指腸切除術が標準的術式ではあるが，予防的意味合いの強い Stage Ⅳに対してはより低侵襲で腸管再建方法が術後内視鏡サーベイランスの障壁とならない膵温存十二指腸切除術[106-108]が選択される。

◉乳頭部腫瘍は 1 cm 以上の病変や，管状絨毛腺腫や高異型度腺腫といったいわゆる advanced histology 病変，肝機能障害や膵炎などの閉塞に伴う症状がある場合に治療を考慮するべきであり，専門施設での内視鏡的乳頭切除術の実施をまず検討する[109]。

◉内視鏡的乳頭切除術は 10％程度の有害事象，28％の遺残，17％の再発が報告されており，慎重な症例選択と十分なサーベイランスが必要である[109]。

Ⅱ-3-4　デスモイド腫瘍

Ⅱ-3-4-1　特徴・分類
〔特徴・分類〕
◉デスモイド腫瘍（図Ⅱ-12）は，FAP 患者の 8～20％に認められ[37,110-112]，線維腫の一種で，転移はしないが浸潤性に発育する傾向がある。

◉腹腔内デスモイド，腹腔外デスモイド，混在型に分類され，腹腔内デスモイド腫瘍がデスモイド腫瘍全体の 70％を占める[113]。大腸切除後（特に 2～3 年以内）の腹壁・腸間膜あるいは後腹膜に発生することが多い[61,114,115]。

◉本邦のデータでも発生率が 10～15％で，腹腔内デスモイド腫瘍がデスモイド腫瘍全体の 71.8～80％であり，年齢が 30 歳以下，性別では女性に有意に多く認められ，女性の場合，約 2/3 が 1 年以内に発症している[115,116]。

◉FAP に認められるデスモイド腫瘍は，散発性のデスモイド腫瘍とは，発生のメカニズムや発生部位などの臨床的特徴が異なり[117,118]，FAP の補助診断として参考になる。

◉自然消退ないし安定化することがある[119-121]。

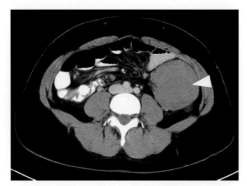

図Ⅱ-12　腹腔内デスモイド腫瘍（▽）

表Ⅱ-5　Churchの分類[126]に準じた腹腔内デスモイド腫瘍の病期分類

	Ⅰ	Ⅱ	Ⅲ	Ⅳ
大きさ	＜10 cm		10〜20 cm	20 cm＜
増大傾向	6カ月間増大なし		あり	あり＊
尿管閉塞	なし		あり	
腸閉塞	なし		あり	
腫瘤触知	なし	あり		
痛み	なし	あり		
生活制限	なし		あり	
入院	なし			必要

＊：6カ月以内に最大径が50%以上の増加

- 腹腔内（後腹膜を含む）に発生した場合には，消化管通過障害，穿孔，膿瘍，あるいは尿管閉塞などの原因となり，しばしば治療に難渋する。
- 本邦の多施設共同研究からのデータでは，腹腔鏡手術と開腹手術によるデスモイド発生リスクに差は認めなかった[47,48]。
- 従来，術式別のデスモイド腫瘍発生リスクには差がないとの報告に対して，本邦からのデータを含む最近の2つの報告では，大腸全摘術（IPAA）の方が部分切除（IRA）よりもデスモイドの発生リスクが高かった[115,122]。
- デスモイド腫瘍が発生した場合の死亡率は0〜14%と考えられる[61,110,112,119]。
- これまでにデスモイド腫瘍の発生とAPC遺伝子の病的バリアントの相関性についてはAPCのcodon 1,444よりも3'側または1,445〜1,580における病的バリアントに相関性を認めるという報告があるが[123,124]，Churchらの報告ではcodon 1,399よりも3'側に病的バリアントを持つ症例に高い罹患率を認め，症状が強く致死的な傾向を認めたものの，APCのバリアント部位とデスモイド腫瘍の発生との間に相関性は認めなかった[125]。AFAPにおけるデスモイドは3'側病的バリアントとの相関性を認めるという報告がある[1,5]。

〔Churchの分類〕
- Churchら[126]の分類を参考にして作成した腹腔内デスモイド腫瘍の病期分類を表Ⅱ-5に

表Ⅱ-6　本邦で提唱された石田らのデスモイド新分類[127]

Grade		発生部位	最大径	腫瘍数	症状			
					運動制限	尿路狭窄	消化管症状	膿瘍/瘻孔/腹壁離開
1		腹腔外*	<10 cm	単発	−		−	
2	A							
	B		any		+			
3	A	腹腔内	<10 cm	any	any	−	−	−
	B		>10 cm					
4	A		any			+	−	
	B					any	+（狭窄）	
	C						+（閉塞）	
5						any		+

＊：腹壁，四肢，体幹壁

示す。なお，この分類では増大傾向を評価する必要があり，前向きの評価では 6 カ月間の経過観察が必要であり，後ろ向きの評価では増大傾向に関する正確なデータが得られない場合がある。

〔本邦で提唱された石田らの新分類〕
●FAP に合併するデスモイド腫瘍が腹腔外（大部分は腹壁）の場合は一般的に"wait and see"もしくは外科的切除が選択され，予後も良好であるが，腹腔内の場合は原則的に非観血的治療が選択されるものの，腫瘍の増大・進展による臓器障害（尿路・腸管）のため，QOL の低下・重症化による予後不良な転帰に至る場合がある。以上を考慮し，本邦でデスモイド腫瘍に関するその存在部位・腫瘍径・QOL 低下の要因となる臓器障害（運動制限・尿路通過障害・腸管通過障害），さらには合併症（膿瘍・瘻孔形成・腹壁哆開）の有無を加味した新分類が提案された[127,128]（表Ⅱ-6）。この新分類は，臨床経過のどの time point においても評価でき，Church 分類と異なる点である。

Ⅱ-3-4-2　サーベイランス（CQ4）
●進行したデスモイド腫瘍は，治療や遠隔成績に影響を与えるためサーベイランスによる早期の診断が重要である[126]。
●デスモイド腫瘍は大腸切除後 2～3 年以内に，腹壁や腸間膜，後腹膜に発生することが多く[61,114,115]，この期間内は臨床症状（腹痛，腹満，腫瘤，消化管通過障害など）に注意し，6 カ月ごとの腹部触診，1 年ごとの画像診断（腹部および骨盤の造影 CT 検査あるいは MRI 検査）を検討する。
●特にデスモイド腫瘍の既往歴・家族歴を有する場合は，定期的な腹部および骨盤の造影 CT 検査または MRI 検査を行う[1]。

Ⅱ-3-4-3　治療
●サーベイランス中発見された腹腔内デスモイド腫瘍は，Church の分類[125,126]を参考にして治療方針を検討する。腹腔外（大部分が腹壁）デスモイド腫瘍については，症状や日常

生活への影響を考慮し治療方針を検討する。

〔薬物療法〕

●FAP患者に生じるデスモイド腫瘍を特異的に対象とした薬物療法のエビデンスはほとんどない。デスモイド腫瘍に関する臨床試験の中にFAP患者も含まれているものがあるため，一般的なデスモイド腫瘍に準じて考えられる[129]。

1．抗エストロゲン薬，NSAIDs

●デスモイド腫瘍にエストロゲン受容体あるいはCOX2の発現が高いことなどから抗エストロゲン薬（タモキシフェン，ラロキシフェン，トレミフェンなど）や非ステロイド抗炎症剤（NSAIDs）（スリンダク，インドメタシンなど）が試されてきたが，多くは後方視的解析である。抗エストロゲン薬に関するシステマティックレビューでは，奏効割合51%であり，抗エストロゲン薬単剤とNSAIDs併用の有効性，安全性に有意差はなく，FAP患者（91名）と散発性群（50名）の比較においても，奏効割合（51% vs. 48%），病勢制御割合（78% vs. 86%）に有意差はなかった[130]。唯一の前向き第Ⅱ相試験は小児（20%がFAP患者）を対象としたスリンダクとタモキシフェンの併用療法の解析であり，奏効割合8%，2年無増悪生存率が36%と後方視的報告よりも低く，評価が難しい[131]。

2．分子標的薬

●チロシンキナーゼ阻害薬であるイマチニブの前向き第Ⅱ相試験がいくつかあり，奏効割合（6〜19%）の割には，高い病勢制御割合（84〜91%）が示されている[132-135]。マルチキナーゼ阻害薬であるソラフェニブにはプラセボを対象としたランダム化比較試験があり，ソラフェニブ群ではプラセボ群に対して有意に無増悪生存期間中央値の延長（未到達 vs. 11.3カ月，ハザード比0.13，p<0.001）を認め，奏効割合（33% vs. 20%）も良好であった[136]。マルチキナーゼ阻害薬のパゾパニブと経口メトトレキサート＋ビンブラスチンを比較したランダム化第Ⅱ相試験（DESMOPAZ試験）において，パゾパニブ群は経口メトトレキサート＋ビンブラスチン群に比べ奏効割合（37% vs. 25%），1年無増悪生存率（86% vs. 67%）ともに良好な結果であった[137]。

3．細胞障害性抗がん薬

●細胞障害性抗がん薬に関する報告の多くは後方視的であるが，システマティックレビューでは低用量のメトトレキサート＋ビンカアルカロイド（ビンブラスチンまたはビノレルビン）の奏効割合は11〜82%，病勢制御割合は71〜100%，通常量のアントラサイクリン系治療の奏効割合は33〜100%，病勢制御割合は89〜100%であった[138]。メトトレキサート＋ビンブラスチン療法には前向き第Ⅱ相試験があり，奏効割合は35〜40%とされている[139,140]。FAP患者のデスモイド腫瘍に対しドキソルビシン＋ダカルバジン，低用量メトトレキサート＋ビンカアルカロイドの有効性を示した後方視的報告（それぞれ奏効割合63.6%，40.3%）がある[141,142]。

4．γ-secretase阻害剤

●2023年11月，FDAは全身治療を必要とする進行性デスモイド腫瘍の成人患者に対し

nirogacestat を承認した。nirogacestat は NOTCH 受容体の γ-secretase を阻害し抗腫瘍効果を示す。DeFi 試験は nirogacestat のデスモイド腫瘍に対する有効性を確認するランダム化第三相試験であり，nirogacestat 投与群はプラセボ投与群と比較して無増悪生存期間の有意な延長がみられた（HR：0.29）。FAP の家族歴のある者に限ったサブグループ解析では症例数が少なく，両群の無増悪生存期間に有意差は認められていないものの，プラセボが投与された 13 例中 8 例に増悪がみられたのに対し，nirogacestat が投与された 11 例では増悪がみられたのは 2 例に留まっていた（2024 年 1 月現在，本邦において nirogacestat の承認申請は行われていない）。

- デスモイド腫瘍は希少疾患のため，ランダム化比較試験が困難であり標準治療が確立していないのが現状である。上記の抗エストロゲン薬，分子標的薬・細胞障害性抗がん薬，γ-secretase 阻害剤はいずれも保険適用外である。なお，上記薬剤のうち，分子標的薬であるパゾパニブと細胞障害性抗がん薬であるドキソルビシンは悪性軟部腫瘍に対する保険適用はある。

〔手術〕

- 腹腔内デスモイド腫瘍は，完全切除しても 10〜68％に再発がみられることや[111]，5〜33％が自然消退すること[119-121]，手術侵襲の大きさ[143]などから，安易な外科的治療は慎み腸閉塞などの症状があるものに限定すべきである[144]。症状のないものは Church の分類[125,126]を参考に，経過観察[145]や薬物療法が推奨される。腹腔外（大部分が腹壁）デスモイド腫瘍についても原則的に経過観察を行うが，運動制限等，生活の質に影響する場合には手術も考慮される。

- 再発の原因として，不完全切除だけでなく，切除創部に新たに発生する場合も考えられるので，切除する場合でも腫瘍辺縁の過剰な切除は控える[146]。

- 腹腔内デスモイド腫瘍による消化管通過障害には手術が考慮されるが，切除困難あるいは腸管大量切除が必要になることがある[143,147]。

- 完全切除例とバイパスを含む非切除例との間で生存率に差はないとする報告がある[148]。

- 本邦でのデータでは，腹腔外，腹腔内，混合性に対する治療は 86％，48％，71％の症例で外科的切除が行われており，完全切除は腹腔外で 91％に対し腹腔内では 46.7％であった[149]。

- 本邦での 26 例の解析では，病期Ⅰでは手術をせずに非ステロイド性抗炎症剤（NSAIDs）（主にスリンダク）や化学療法が多い傾向にあり，病期Ⅲになると手術が 62.5％の症例に施行されており，他にも NSAIDs（主にスリンダク），ホルモン治療，化学療法が高頻度で行われていた。

- 前向きな検討は行われていないが，病期Ⅰでは経過観察または NSAIDs，病期Ⅱでは可能であれば手術および NSAIDs＋タモキシフェン，病期Ⅲでは化学療法±NSAIDs±タモキシフェン，病期Ⅳでは化学療法やバイパス手術などが選択肢となる。病期Ⅰ/Ⅱでは死亡例はなく，病期Ⅲ/Ⅳの死亡率はそれぞれ 15％，44％と報告されている（図Ⅱ-13）。尿管閉塞にはステント留置が推奨される[126,150]。

Ⅱ-3-4-4　術後サーベイランス

- デスモイド（特に腹腔内デスモイド）腫瘍に対しては，可能であれば外科治療を回避すべ

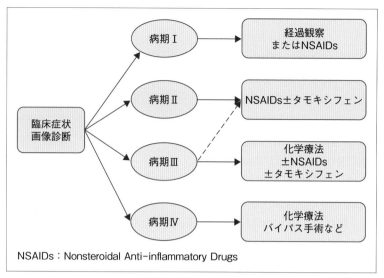

図Ⅱ-13　腹腔内デスモイド腫瘍の病期分類と治療方針

きであるが, やむなく手術が行われた場合には, 早期再発の可能性も考慮し, 腹部エコー検査や MRI 検査, 必要な場合には CT 検査などの画像検査も含めた厳重なサーベイランスを予定する。

Ⅱ-3-5　その他の随伴病変

●FAP 患者では, 小腸腫瘍, 肝芽腫, 副腎腫瘍, 甲状腺癌などの随伴腫瘍性病変を発生することがある。

〔小腸（空腸・回腸）腫瘍（カプセル内視鏡検査）〕

●FAP における小腸癌の累積発生リスクは＜1％（一般集団 0.3％）, 平均年齢は 43 歳と報告されている[1]。小腸腫瘍の発生には十二指腸腫瘍の発生と正の相関がみられることがメタアナリシスの結果により報告されている[151]。小腸腫瘍に対するサーベイランスについては小腸の定期的な画像診断や小腸内視鏡検査のエビデンスは確率されておらず[1,152], デスモイド腫瘍の画像検査（CT/MRI）の際の可及的な観察や, 高度な十二指腸ポリポーシスが認められる場合はカプセル内視鏡などの小腸検査が提案されている[1]。

●FAP の小腸腫瘍に対するカプセル内視鏡検査については, 大腸手術後や若年者でも安全に完遂できることが報告されている[151,153-155]。ただし, 大腸手術後では, 事前の通過障害の有無の確認や検査後のカプセル回収に注意しカプセル内視鏡検査を行うことが肝要である[156]。FAP におけるカプセル内視鏡検査での空・回腸ポリープの発見率は 30.4～60％と報告されている[151,153-155]。カプセル内視鏡を用いた空・回腸ポリープの発生部位に関する研究では, 29 例の FAP のうち 21 例に小腸ポリープを認め, 近位空腸では 76％に認めたのに対して遠位空腸と回腸では 3％であった[157]。しかし, 小腸ポリープからの発がん頻度は不明であり, 本邦における FAP の空・回腸癌の報告は少なく, カプセル内視鏡検査を用いた小腸の検索の有用性は限定的であり[158,159], 上部消化管内視鏡検査では観察できない

範囲に悪性腫瘍の発生が疑われる場合，FAP に対するカプセル内視鏡検査が検討される。

〔副腎腫瘍〕

●FAP 患者の 7.4〜16％（一般集団 1〜3％）に副腎腫瘍が合併する[160-162]。海外の報告では，FAP 患者 311 例中 48 例（16％）に副腎腫瘍を認め，診断時の平均年齢は 45 歳，両側性は 23％であったと報告した[160]。大部分は CT 検査により偶然発見されたものであり，80％が腺腫，97％以上が良性（他に骨髄脂肪腫，過形成など），癌は 1 例（約 2％）のみであった。

〔肝芽腫〕

●肝芽腫の発生は一般集団と比較し FAP の若年者で増加する[163]。肝芽腫の累積発生リスクは 0.4〜2.5％で，平均年齢 18〜33 カ月に認められる[1]。最近の 109 例の FAP に併存した肝芽腫の review[164]では，男女比 2.6：1，年齢中央値は 20 カ月（出生後〜11.6 歳）であった。35 例（データのある 49 例中）では FAP の診断前に肝芽腫が指摘されている。12％に de novo 発生を認め，APC のバリアント部位と肝芽腫の発生との間に相関性は認めなかった。肝触診，腹部エコー，血清 AFP によるスクリーニング（3〜6 カ月の間隔で 5 歳まで[1]や 2 年間隔で 7 歳まで[165]）が提案されているが，エビデンスの高いルーチンの肝芽腫のスクリーニン方法はない[1,165]。

〔甲状腺癌〕（CQ5）

●FAP では，一般集団と比較し甲状腺癌の累積発生リスクが高い（FAP 1.2〜12％ vs 一般集団 1.2％）[1]。最近のメタアナリシスでは，甲状腺癌は FAP 患者の約 2.6％で認められ，診断された平均年齢は 31 歳，女性が 95％を占めている。Papillary carcinoma が 83％を占め，そのうち cribriform-morular variant は 26％の割合であった。約 1/3 の症例では，FAP の診断の前に甲状腺癌が診断されていた。46％は両葉，59％は多中心性に癌が局在していた。病的バリアントの 79％は APC の 5' 末端側に位置していた[1,166]。本邦の報告では，頻度は FAP の 6.4％で，女性に多く（女性：男性　8：1），年齢は女性 17〜41 歳，男性 39〜57 歳で他国の報告と同様であった[167]。甲状腺癌の有病率はスクリーニングに超音波検査を施行した群で（6.9％ vs 1.4％）有意に高く，10 代から開始した毎年の超音波による甲状腺検査が提案されている[1,166]。ベースライン超音波を 10 代後半で開始，もし正常であれば 2〜5 年間隔での定期検査，異常が指摘されれば甲状腺の専門医へのコンサルトを考慮する。甲状腺癌の家族歴があれば，定期検査間隔の短縮を考慮する[1]。

Ⅱ-4　家族（血縁者）・小児への対応

Ⅱ-4-1　家族（血縁者）への対応

● 血縁者（特に第1度近親者である親，子，兄弟姉妹）には疾患について十分な説明を行い，同意を得たうえで大腸を中心とする消化管サーベイランスを行う。

● 血縁者に大腸腺腫（特に複数）を認めた場合はFAPの診断チャート（図Ⅰ-5［p. 25］）に従う。

● 血縁者にFAP関連の臨床症状がある場合には，年齢に関係なく症状への対応を行う。

● FAPを含めた遺伝性腫瘍では，家族歴の聴取が必須事項であり，標準的記載法に基づいた家系図[168-170]として正確に記載・記録しておくことが望ましい（**付録Ⅲ：家系図の記載法**［p. 147］）。個人の病歴などは経時的に変化するため，家系情報の更新を適宜行うことが望まれる[171]。

● 患者本人のほかに，家族（血縁者）にも遺伝カウンセリングを行うことが望ましい。

● 家系の中で*APC*の生殖細胞系列病的バリアントが判明している場合は，血液検体等の正常組織を用いた遺伝学的検査で診断が確定するため，遺伝カウンセリングで発症前診断についても適切な時期に検討する（Ⅰ-3：遺伝カウンセリング［p. 30］）。なお，遺伝学的検査を行う場合には，検査前後に医師および，あるいは専門家による遺伝カウンセリングが必須である。

Ⅱ-4-2　小児への対応

● 古典的FAPの場合は大腸サーベイランスが開始推奨時期である10代前半～半ばに，減弱型FAPの場合は10代後半に，親・親権者を伴った遺伝カウンセリング・発症前診断実施を検討する。

● 肝芽腫スクリーニングについて積極的に考える場合は，乳幼児期の発症前診断について考慮する。

Ⅱ-4-2-1　小児期のFAP
［消化管病変］

● 10歳代で大腸に複数の腺腫が出現する。英国のレジストリ研究によると，初回の大腸内視鏡検査（平均年齢13歳）時の大腸ポリープ数は79%が100個以下，101～500個が17%，500以上が4%であり，ポリープ最大径の中央値は2 mm（1～15 mm）であった[172]。さらに初回検査後のサーベイランスでは，ポリープ数が12.5個/年（0～145個）増加したと報告されている。また，小児期の大腸ポリープの増加率はcodon 1309の病的バリアントを有する症例で89個/年とより急速であることが知られている[173]。

● 20歳未満の大腸癌の合併は極めて稀（FAP患者の0.2%未満）[11]である。ただし下痢，血便，貧血などの消化器症状がある場合には，年齢によらず大腸内視鏡検査を行う。

◉中学生以下の小児の内視鏡検査においては，「内視鏡検査を二度と受けたくない」というトラウマを残さないよう配慮する。腸管プレパレーション，鎮静・麻酔の適応と医療体制は，「小児消化管内視鏡ガイドライン2017」に詳細に示されている[174]。FAP のサーベイランスの適応となる思春期は，検査の理解や受け入れにおいて個人差が大きく，一人一人の子どもの発達段階に合わせた内視鏡検査の説明とインフォームド・アセントが重要である。腸管前処置は容易でないものの，近年アスコルビン酸含有ポリエチレングリコール電解質製剤（商品名：ピコプレップ）の有効性と安全性との報告がある[175]。また鎮静・麻酔を適切な管理体制で積極的に用いることがすすめられる。

［消化管外病変］

◉**肝芽腫**：FAP の小児の2%未満に，主に3歳までに肝芽腫の合併が報告されている[176]。生後6カ月から5歳までの肝芽腫のスクリーニング検査（腹部触診，腹部超音波検査，血清αフェトプロテイン）を推奨する意見と[1,177]，有効性のエビデンスがなく推奨できないとする意見がある[165]。FAP at risk 者の乳幼児では，肝芽腫のリスクについて説明し，保護者の希望を考慮のうえ対応する。

◉**甲状腺癌，デスモイド腫瘍，脳腫瘍（髄芽腫）**：小児においても合併することがある。

◉**先天性網膜色素上皮腫大（congenital hypertrophy of the retinal pigment epithelium：CHRPE）**：CHRPE は FAP の患者の約80%に生下時から認める，網膜上の不連続平坦な色素性病変である。臨床症状はなく，治療の必要性はない。視力に影響なく，悪性化もしない。両側性または多発性の CHRPE は，FAP に特徴的な所見である。

Ⅱ-4-2-2　小児慢性特定疾病事業と医療費助成

◉18歳未満の児童等が FAP と診断され，一定の基準を満たす場合には，小児慢性特定疾病事業による医療費助成等の支援が受けられる。18歳到達時点において本事業の対象になっており，かつ，18歳到達後も引き続き治療が必要と認められる場合には，20歳未満の者も対象となる。申請のための意見書の交付にあたっては，事前に小児慢性特定疾病指定医療機関ならびに指定医の認定を要する。〈詳細は小児慢性特定疾病情報センターホームページを参照のこと：https://www.shouman.jp〉

文　献

1) National Comprehensive Cancer Network: NCCN Clinical Practice Guidelines in Oncology. Genetic/Familial High-Risk Assessment: Colorectal. Version 2. 2023. Available from https://www.nccn.org/guidelines/guidelines-detail?category=2&id=1436

2) Yen T, Stanich PP, Axell L, et al.: *APC*-Associated Polyposis Conditions. 1998 Dec 18 [updated 2022 May 12] In: Adam MP, Feldman J, Mirzaa GM, et al., editors.: GeneReviews® [Internet]. Seattle (WA): University of Washington, Seattle; 1993-2024. 1998 Dec 18[updated 2022 May 12].(©1993-2023 University of Washington) Available from https://www.ncbi.nlm.nih.gov/books/NBK1345 [PMID: 20301519]

3) Morin PJ, Sparks AB, Korinek V, et al.: Activation of β-catenin-Tcf signaling in colon cancer by mutation in β-catenin or APC. Science 1997; 275: 1787-1790.[PMID: 9065402]

4) Behrens J, Jerchow BA, Wurtele M, et al.: Functional interaction of an axin homolog, conductin, with β-catenin, APC, and GSK3β. Science 1998; 280: 596-599.[PMID: 9554852]

5) Miyaki M, Yamaguchi T, Iijima T, et al.: Difference in characteristics of APC mutations between colonic and extracolonic tumors of FAP patients: variations with phenotype. Int J Cancer 2008; 122: 2491-2497.[PMID: 18224684]

6) Nagase H, Miyoshi Y, Horii A, et al.: Correlation between the location of germ-line mutations in the APC gene and the number of colorectal polyps in familial adenomatous polyposis patients. Cancer Res 1992 15; 52: 4055-4057. [PMID: 1319838]

7) Nugent KP, Phillips RK, Hodgson SV, et al.: Phenotypic expression in familial adenomatous polyposis: partial prediction by mutation analysis. Gut 1994; 35: 1622-1623. [PMID: 7828985]

8) Knudsen AL, Bisgaard ML, Bülow S: Attenuated familial adenomatous polyposis (AFAP). A review of the literature. Fam Cancer 2003; 2: 43-55. [PMID: 14574166]

9) Kobayashi H, Ishida H, Ueno H, et al.: Association between the age and the development of colorectal cancer in patients with familial adenomatous polyposis: a multi-institutional study. Surg Today 2017; 47: 470-475. [PMID: 27506752]

10) Murata M, Utsunomiya J, Iwama T, et al.: Frequency of adenomatosis coli in Japan. Jinrui Idengaku Zasshi 1981; 26: 19-30. [PMID: 7265541]

11) Vasen HF, Möslein G, Alonso A, et al.: Guidelines for the clinical management of familial adenomatous polyposis (FAP). Gut 2008; 57: 704-713. [PMID: 18194984]

12) Bussey HJR, Morson BC: Familial Polyposis Coli. In: Lipkin M, Good RA (eds): Gastrointestinal Tract Cancer. Sloan-Kettering Institute Cancer Series. Springer, Boston, MA. 1978.

13) Iwama T, Tamura K, Morita T, et al.: A clinical overview of familial adenomatous polyposis derived from the database of the Polyposis Registry of Japan. Int J Clin Oncol 2004; 9: 308-316. [PMID: 15375708]

14) Grover S, Kastrinos F, Steyerberg EW, et al.: Prevalence and phenotypes of APC and MUTYH mutations in patients with multiple colorectal adenomas. JAMA 2012; 308: 485-492. [PMID: 22851115]

15) Hamilton SR, Liu B, Parsons RE, et al.: The molecular basis of Turcot's syndrome. N Engl J Med 1995 30; 332: 839-847. [PMID: 7661930]

16) Takao M, Yamaguchi T, Eguchi H, et al.: APC germline variant analysis in the adenomatous polyposis phenotype in Japanese patients. Int J Clin Oncol 2021; 26: 1661-1670. [PMID: 34106356]

17) Aretz S, Stienen D, Friedrichs N, et al.: Somatic APC mosaicism: a frequent cause of familial adenomatous polyposis (FAP). Hum Mutat 2007; 28: 985-992. [PMID: 17486639]

18) Hes FJ, Nielsen M, Bik EC, et al.: Somatic APC mosaicism: an underestimated cause of polyposis coli. Gut 2008; 57: 71-76. [PMID: 17604324]

19) Kim B, Won D, Jang M, et al.: Next-generation sequencing with comprehensive bioinformatics analysis facilitates somatic mosaic APC gene mutation detection in patients with familial adenomatous polyposis. BMC Med Genomics 2019 3; 12: 103. [PMID: 31269945]

20) Jansen AM, Crobach S, Geurts-Giele WR, et al.: Distinct Patterns of Somatic Mosaicism in the APC Gene in Neoplasms From Patients With Unexplained Adenomatous Polyposis. Gastroenterology 2017; 152: 546-549.e3. [PMID: 27816598]

21) Worthley DL, Phillips KD, Wayte N, et al.: Gastric adenocarcinoma and proximal polyposis of the stomach (GAPPS): a new autosomal dominant syndrome. Gut 2012; 61: 774-779. [PMID: 21813476]

22) Kim W, Kidambi T, Lin J, et al.: Genetic Syndromes Associated with Gastric Cancer. Gastrointest Endosc Clin N Am 2022; 32: 147-162. [PMID: 34798983]

23) Tacheci I, Repak R, Podhola M, et al.: Gastric adenocarcinoma and proximal polyposis of the stomach (GAPPS) — A Helicobacter-opposite point. Best Pract Res Clin Gastroenterol 2021; 50-51: 101728. [PMID: 33975682]

24) Shirts BH, Salipante SJ, Casadei S, et al.: Deep sequencing with intronic capture enables identification of an APC exon 10 inversion in a patient with polyposis. Genet Med 2014; 16: 783-786. [PMID: 24675673]

25) van der Luijt RB, Tops CM, Khan PM, et al.: Molecular, cytogenetic, and phenotypic studies of a constitutional reciprocal translocation t (5;10) (q22;q25) responsible for familial adenomatous polyposis in a Dutch pedigree. Genes Chromosomes Cancer 1995; 13: 192-202. [PMID: 7669739]

26) Elsayed FA, Tops CMJ, Nielsen M, et al.: Use of sanger and next-generation sequencing to screen for mosaic and intronic APC variants in unexplained colorectal polyposis patients. Fam Cancer 2022; 21: 79-83. [PMID: 33683519]

27) Bozsik A, Butz H, Grolmusz VK, et al.: Genome sequencing-based discovery of a novel deep intronic APC pathogenic variant causing exonization. Eur J Hum Genet 2023; 31: 841-845. [PMID: 36828923]

28) Pavicic W, Nieminen TT, Gylling A, et al.: Promoter-specific alterations of APC are a rare cause for mutation-

negative familial adenomatous polyposis. Genes Chromosomes Cancer 2014; 53: 857-864. doi: 10.1002/gcc.22197 [PMID: 24946964]

29) Lynch PM, Morris JS, Wen S, et al.: A proposed staging system and stage-specific interventions for familial adenomatous polyposis. Gastrointest Endosc 2016; 84: 115-125.e114.[PMID: 26769407]

30) Septer S, Lawson CE, Anant S, et al.: Familial adenomatous polyposis in pediatrics: natural history, emerging surveillance and management protocols, chemopreventive strategies, and areas of ongoing debate. Fam Cancer 2016; 15: 477-485.[PMID: 27056662]

31) Distante S, Nasioulas S, Somers GR, et al.: Familial adenomatous polyposis in a 5 year old child: a clinical, pathological, and molecular genetic study. J Med Genet 1996; 33: 157-160.[PMID: 8929955]

32) Nielsen M, Hes FJ, Nagengast FM, et al.: Germline mutations in APC and MUTYH are responsible for the majority of families with attenuated familial adenomatous polyposis. Clin Genet 2007; 71: 427-433.[PMID: 17489848]

33) Burt RW, Leppert MF, Slattery ML, et al.: Genetic testing and phenotype in a large kindred with attenuated familial adenomatous polyposis. Gastroenterology 2004; 127: 444-451.[PMID: 15300576]

34) Ishikawa H, Mutoh M, Iwama T, et al.: Endoscopic management of familial adenomatous polyposis in patients refusing colectomy. Endoscopy 2016; 48: 51-55.[PMID: 26352809]

35) Ishikawa H, Yamada M, Sato Y, et al.: Intensive endoscopic resection for downstaging of polyp burden in patients with familial adenomatous polyposis (J-FAPP Study Ⅲ): a multicenter prospective interventional study. Endoscopy 2023; 55: 344-352. doi: 10.1055/a-1945-9120.[PMID: 36216266]

36) 岩間毅夫: 大腸腺腫症の病理形態学的研究. 日外会誌 1978; 79: 10-23

37) Sturt NJ, Gallagher MC, Bassett P, et al.: Evidence for genetic predisposition to desmoid tumours in familial adenomatous polyposis independent of the germline APC mutation. Gut 2004; 53: 1832-1836.[PMID: 15542524]

38) Rozen P, Macrae F: Familial adenomatous polyposis: The practical applications of clinical and molecular screening. Fam Cancer 2006; 5: 227-235.[PMID: 16998668]

39) Mori Y, Ishida H, Chika N, et al.: Usefulness of genotyping APC gene for individualizing management of patients with familial adenomatous polyposis. Int J Clin Oncol 2023; 28: 1641-1650.[PMID: 37853284]

40) Crabtree MD, Tomlinson IP, Talbot IC, et al.: Variability in the severity of colonic disease in familial adenomatous polyposis results from differences in tumour initiation rather than progression and depends relatively little on patient age. Gut 2001; 49: 540-543.[PMID: 11559652]

41) Olsen KØ, Juul S, Bülow S, et al.: Female fecundity before and after operation for familial adenomatous polyposis. Br J Surg 2003; 90: 227-231.[PMID: 12555301]

42) Kartheuser AH, Parc R, Penna CP, et al.: Ileal pouch-anal anastomosis as the first choice operation in patients with familial adenomatous polyposis: a ten-year experience. Surgery 1996; 119: 615-623.[PMID: 8650601]

43) Rozen P, Samuel Z, Rabau M, et al.: Familial adenomatous polyposis at the Tel Aviv Medical Center: demographic and clinical features. Fam Cancer 2001; 1: 75-82.[PMID: 14574001]

44) Eccles DM, Lunt PW, Wallis Y, et al.: An unusually severe phenotype for familial adenomatous polyposis. Arch Dis Child 1997; 77: 431-435.[PMID: 9487968]

45) Vasen HF, van Duijvendijk P, Buskens E, et al.: Decision analysis in the surgical treatment of patients with familial adenomatous polyposis: a Dutch-Scandinavian collaborative study including 659 patients. Gut 2001; 49: 231-235.[PMID: 11454800]

46) Kartheuser A, Stangherlin P, Brandt D, et al.: Restorative proctocolectomy and ileal pouch-anal anastomosis for familial adenomatous polyposis revisited. Fam Cancer 2006; 5: 241-260; discussion 261-262.[PMID: 16998670]

47) Ueno H, Kobayashi H, Konishi T, et al.: Prevalence of laparoscopic surgical treatment and its clinical outcomes in patients with familial adenomatous polyposis in Japan. Int J Clin Oncol 2016; 21: 713-722.[PMID: 26820718]

48) Konishi T, Ishida H, Ueno H, et al.: Feasibility of laparoscopic total proctocolectomy with ileal pouch-anal anastomosis and total colectomy with ileorectal anastomosis for familial adenomatous polyposis: results of a nationwide multicenter study. Int J Clin Oncol 2016; 21: 953-961.[PMID: 27095110]

49) Campos FG: Surgical treatment of familial adenomatous polyposis: dilemmas and current recommendations. World J Gastroenterol 2014; 20: 16620-16629.[PMID: 25469031]

50) Kjaer MD, Laursen SB, Qvist N, et al.: Sexual function and body image are similar after laparoscopy-assisted and open ileal pouch-anal anastomosis. World J Surg 2014; 38: 2460-2465.[PMID: 24711157]

51) Fajardo AD, Dharmarajan S, George V, et al.: Laparoscopic versus open 2-stage ileal pouch: laparoscopic approach

allows for faster restoration of intestinal continuity. J Am Coll Surg 2010; 211: 377-383.[PMID: 20800195]

52) da Luz Moreira A, Church JM, Burke CA: The evolution of prophylactic colorectal surgery for familial adenomatous polyposis. Dis Colon Rectum 2009; 52: 1481-1486.[PMID: 19617764]

53) Sinha A, Burns EM, Latchford A, et al.: Risk of desmoid formation after laparoscopic versus open colectomy and ileorectal anastomosis for familial adenomatous polyposis. BJS Open 2018; 2: 452-455.[PMID: 30511045]

54) Chittleborough TJ, Warrier SK, Heriot AG, et al.: Dispelling misconceptions in the management of familial adenomatous polyposis. ANZ J Surg 2017; 87: 441-445.[PMID: 28266097]

55) Johansen C, Bitsch M, Bülow S: Fertility and pregnancy in women with familial adenomatous polyposis. Int J Colorectal Dis 1990; 5: 203-206.[PMID: 1962811]

56) Nieuwenhuis MH, Douma KF, Bleiker EM, et al.: Female fertility after colorectal surgery for familial adenomatous polyposis: a nationwide cross-sectional study. Ann Surg 2010; 252: 341-344.[PMID: 20622653]

57) Oresland T, Palmblad S, Ellstrom M, et al.: Gynaecological and sexual function related to anatomical changes in the female pelvis after restorative proctocolectomy. Int J Colorectal Dis 1994; 9: 77-81.[PMID: 8064194]

58) Bartels SA, D'Hoore A, Cuesta MA, et al.: Significantly increased pregnancy rates after laparoscopic restorative proctocolectomy: a cross-sectional study. Ann Surg 2012; 256: 1045-1048 [PMID: 22609840]

59) Remzi FH, Gorgun E, Bast J, et al.: Vaginal delivery after ileal pouch-anal anastomosis: a word of caution. Dis Colon Rectum 2005; 48: 1691-1699.[PMID: 16142432]

60) Juhasz ES, Fozard B, Dozois RR, et al.: Ileal pouch-anal anastomosis function following childbirth. An extended evaluation. Dis Colon Rectum 1995; 38: 159-165.[PMID: 7851170]

61) Parc Y, Piquard A, Dozois RR, et al.: Long-term outcome of familial adenomatous polyposis patients after restorative coloproctectomy. Ann Surg 2004; 239: 378-382.[PMID: 15075655]

62) Thompson-Fawcett MW, Marcus VA, Redston M, et al.: Adenomatous polyps develop commonly in the ileal pouch of patients with familial adenomatous polyposis. Dis Colon Rectum 2001; 44: 347-353.[PMID: 11289279]

63) Groves CJ, Beveridge lG, Swain DJ, et al.: Prevalence and morphology of pouch and ileal adenomas in familial adenomatous polyposis. Dis Colon Rectum 2005; 48: 816-823.[PMID: 15747076]

64) Tajika M, Niwa Y, Bhatia V, et al.: Risk of ileal pouch neoplasms in patients with familial adenomatous polyposis. World J Gastroenterol 2013; 19: 6774-6783.[PMID: 24187452]

65) Hoehner JC, Metcalf AM: Development of invasive adenocarcinoma following colectomy with ileoanal anastomosis for familial polyposis coli. Report of a case. Dis Colon Rectum 1994; 37: 824-828.[PMID: 8055729]

66) Ault GT, Nunoo-Mensah JW, Johnson L, et al.: Adenocarcinoma arising in the middle of ileoanal pouches: report of five cases. Dis Colon Rectum 2009; 52: 538-541.[PMID: 19333060]

67) Angriman I, Scarpa M, Castagliuolo I: Relationship between pouch microbiota and pouchitis following restorative proctocolectomy for ulcerative colitis. World J Gastroenterol 2014; 20: 9665-9674.[PMID: 25110406]

68) Koskenvuo L, Renkonen-Sinisalo L, Järvinen HJ, et al.: Risk of cancer and secondary proctectomy after colectomy and ileorectal anastomosis in familial adenomatous polyposis. Int J Colorectal Dis 2014; 29: 225-230.[PMID: 24292488]

69) Campos FG, Perez RO, Imperiale AR, et al.: Surgical treatment of familial adenomatous polyposis: ileorectal anastomosis or restorative proctolectomy? Arq Gastroenterol 2009; 46: 294-299.[PMID: 20232009]

70) Nieuwenhuis MH, Bülow S, Björk J, et al.: Genotype predicting phenotype in familial adenomatous polyposis: a practical application to the choice of surgery. Dis Colon Rectum 2009; 52: 1259-1263.[PMID: 19571702]

71) Bülow S, Bülow C, Vasen H, et al.: Colectomy and ileorectal anastomosis is still an option for selected patients with familial adenomatous polyposis. Dis Colon Rectum 2008; 51: 1318-1323.[PMID: 18523824]

72) Church J, Simmang C; Standards Task Force; American Society of Colon and Rectal Surgeons; Collaborative Group of the Americas on Inherited Colorectal Cancer and the Standards Committee of The American Society of Colon and Rectal Surgeons: Practice parameters for the treatment of patients with dominantly inherited colorectal cancer (familial adenomatous polyposis and hereditary nonpolyposis colorectal cancer). Dis Colon Rectum 2003; 46: 1001-1012.[PMID: 12907889]

73) Bianchi LK, Burke CA, Bennett AE, et al.: Fundic gland polyp dysplasia is common in familial adenomatous polyposis. Clin Gastroenterol Hepatol 2008; 6: 180-185.[PMID: 18237868]

74) Takao A, Koizumi K, Takao M, et al.: Upper gastrointestinal tumors are unrelated to the APC genotype in APC-associated polyposis. Jpn J Clin Oncol 2022 31; 52: 554-561.[PMID: 35296888]

75) Shimamoto Y, Ishiguro S, Takeuchi Y, et al.: Gastric neoplasms in patients with familial adenomatous polyposis: endoscopic and clinicopathologic features. Gastrointest Endosc 2021; 94: 1030-1042.e2.[PMID: 34146551]

76) Bertoni G, Sassatelli R, Nigrisoli E, et al.: Dysplastic changes in gastric fundic gland polyps of patients with familial adenomatous polyposis. Ital J Gastroenterol Hepatol 1999; 31: 192-197.[PMID: 10379478]

77) Kobashi M, Iwamuro M, Kuraoka S, et al.: Endoscopic findings of gastric neoplasms in familial adenomatous polyposis are associated with the phenotypic variations and grades of dysplasia. Medicine (Baltimore). 2022; 101: e30997. doi: 10.1097/MD.0000000000030997. PMCID: PMC9575760.[PMID: 36254079]

78) Ngamruengphong S, Boardman LA, Heigh RI, et al.: Gastric adenomas in familial adenomatous polyposis are common, but subtle, and have a benign course. Hered Cancer Clin Pract 2014; 12: 4.[PMID: 24565534]

79) Spigelman AD, Williams CB, Talbot IC, et al.: Upper gastrointestinal cancer in patients with familial adenomatous polyposis. Lancet 1989; 2: 783-785.[PMID: 2571019]

80) Yang J, Gurudu SR, Koptiuch C, et al.: American Society for Gastrointestinal Endoscopy guideline on the role of endoscopy in familial adenomatous polyposis syndromes. Gastrointest Endosc 2020; 91: 963-982.e2.[PMID: 32169282]

81) Iida M, Yao T, Itoh H, et al.: Natural history of duodenal lesions in Japanese patients with familial adenomatosis coli (Gardner's syndrome). Gastroenterology 1989; 96: 1301-1306.[PMID: 2703115]

82) Moozar KL, Madlensky L, Berk T, et al.: Slow progression of periampullary neoplasia in familial adenomatous polyposis. J Gastrointest Surg 2002; 6: 831-837; discussion 837.[PMID: 12504221]

83) Brosens LA, Keller JJ, Offerhaus GJ, et al.: Prevention and management of duodenal polyps in familial adenomatous polyposis. Gut 2005; 54: 1034-1043.[PMID: 15951555]

84) Yamaguchi T, Ishida H, Ueno H, et al.: Upper gastrointestinal tumours in Japanese familial adenomatous polyposis patients. Jpn J Clin Oncol 2016; 46: 310-315.[PMID: 26819281]

85) Moussata D, Napoleon B, Lepilliez V, et al.: Endoscopic treatment of severe duodenal polyposis as an alternative to surgery for patients with familial adenomatous polyposis. Gastrointest Endosc 2014; 80: 817-825.[PMID: 24814771]

86) Karstensen JG, Bülow S, Burisch J, et al.: Validation of the Endoscopic Part of the Spigelman Classification for Evaluating Duodenal Adenomatosis in Familial Adenomatous Polyposis: A Prospective Study of Interrater and Intrarater Reliability. Am J Gastroenterol 2022; 117: 343-345.[PMID: 34913876]

87) Galle TS, Juel K, Bülow S: Causes of death in familial adenomatous polyposis. Scand J Gastroenterol 1999; 34: 808-812.[PMID: 10499482]

88) Offerhaus GJ, Giardiello FM, Krush AJ, et al.: The risk of upper gastrointestinal cancer in familial adenomatous polyposis. Gastroenterology 1992; 102: 1980-1982.[PMID: 1316858]

89) Park JG, Park KJ, Ahn YO, et al.: Risk of gastric cancer among Korean familial adenomatous polyposis patients. Report of three cases. Dis Colon Rectum 1992; 35: 996-998.[PMID: 1327683]

90) Bülow S, Björk J, Christensen IJ, et al.: Duodenal adenomatosis in familial adenomatous polyposis. Gut 2004; 53: 381-386.[PMID: 14960520]

91) Björk J, Akerbrant H, Iselius L, et al.: Periampullary adenomas and adenocarcinomas in familial adenomatous polyposis: cumulative risks and APC gene mutations. Gastroenterology 2001; 121: 1127-1135.[PMID: 11677205]

92) Saurin JC, Gutknecht C, Napoleon B, et al.: Surveillance of duodenal adenomas in familial adenomatous polyposis reveals high cumulative risk of advanced disease. J Clin Oncol 2004; 22: 493-498.[PMID: 14752072]

93) Lopez-Ceron M, van den Broek FJ, Mathus-Vliegen EM, et al.: The role of high-resolution endoscopy and narrow-band imaging in the evaluation of upper GI neoplasia in familial adenomatous polyposis. Gastrointest Endosc 2013; 77: 542-550

94) 飯田三男, 檜沢一興, 松本主之, 他: 家族性大腸腺腫症における胃・十二指腸病変の長期経過. 胃と腸 1997; 32: 563-576

95) Singh AD, Bhatt A, Joseph A, et al.: Natural history of ampullary adenomas in familial adenomatous polyposis: a long-term follow-up study. Gastrointest Endosc 2022; 95: 455-467.e3.[PMID: 34624304]

96) Mehta NA, Shah RS, Yoon J, et al.: Risks, Benefits, and Effects on Management for Biopsy of the Papilla in Patients With Familial Adenomatous Polyposis. Clin Gastroenterol Hepatol 2021; 19: 760-767.[PMID: 32492482]

97) Inoki K, Nakajima T, Nonaka S, et al.: Feasibility of endoscopic resection using bipolar snare for nonampullary duodenal tumours in familial adenomatous polyposis patients. Fam Cancer 2018; 17: 517-524.[PMID: 29189961]

98) Hamada K, Takeuchi Y, Ishikawa H, et al.: Feasibility of cold snare polypectomy for multiple duodenal adenomas in patients with familial adenomatous polyposis: A pilot study. Dig Dis Sci 2016; 61: 2755-2759.[PMID: 27126203]

99) Hamada K, Takeuchi Y, Ishikawa H, et al.: Safety of cold snare polypectomy for duodenal adenomas in familial adenomatous polyposis: a prospective exploratory study. Endoscopy 2018; 50: 511-517.[PMID: 29351704]

100) Nakahira H, Takeuchi Y, Kanesaka T, et al.: Wide-field underwater EMR followed by line-assisted complete closure for a large duodenal adenoma. VideoGIE 2019; 4: 469-471.[PMID: 31709333]

101) Alarcon FJ, Burke CA, Church JM, et al.: Familial adenomatous polyposis: efficacy of endoscopic and surgical treatment for advanced duodenal adenomas. Dis Colon Rectum 1999; 42: 1533-1536.[PMID: 10613470]

102) Yabuuchi Y, Yoshida M, Kakushima N, et al.: Risk Factors for Non-Ampullary Duodenal Adenocarcinoma: A Systematic Review. Dig Dis 2022; 40: 147-155.[PMID: 34000722]

103) Groves CJ, Saunders BP, Spigelman AD, et al.: Duodenal cancer in patients with familial adenomatous polyposis (FAP): results of a 10 year prospective study. Gut 2002; 50: 636-641.[PMID: 11950808]

104) Noh JH, Song EM, Ahn JY, et al.: Prevalence and endoscopic treatment outcomes of upper gastrointestinal neoplasms in familial adenomatous polyposis. Surg Endosc 2022; 36: 1310-1319.[PMID: 33709227]

105) Roos VH, Bastiaansen BA, Kallenberg FGJ, et al.: Endoscopic management of duodenal adenomas in patients with familial adenomatous polyposis. Gastrointest Endosc 2021; 93: 457-466.[PMID: 32535190]

106) Busquets J, Lopez-Dominguez J, Gonzalez-Castillo A, et al.: Pancreas sparing duodenectomy in the treatment of primary duodenal neoplasms and other situations with duodenal involvement. Hepatobiliary Pancreat Dis Int 2021; 20: 485-492.[PMID: 33753002]

107) Naples R, Simon R, Moslim M, et al.: Long-Term Outcomes of Pancreas-Sparing Duodenectomy for Duodenal Polyposis in Familial Adenomatous Polyposis Syndrome. J Gastrointest Surg 2021; 25: 1233-1240.[PMID: 32410179]

108) Aelvoet AS, Bastiaansen BAJ, Fockens P, et al.: Pancreas-preserving total duodenectomy for advanced duodenal polyposis in patients with familial adenomatous polyposis: short and long-term outcomes. HPB (Oxford) 2022; 24: 1642-1650.[PMID: 35568653]

109) Angsuwatcharakon P, Ahmed O, Lynch PM, et al.: Management of ampullary adenomas in familial adenomatous polyposis syndrome: 16 years of experience from a tertiary cancer center. Gastrointest Endosc 2020; 92: 323-330.[PMID: 32145286]

110) Iwama T, Mishima Y, Utsunomiya J: The impact of familial adenomatous polyposis on the tumorigenesis and mortality at the several organs. Its rational treatment. Ann Surg 1993; 217: 101-108.[PMID: 8382467]

111) Knudsen AL, Bulow S: Desmoid tumour in familial adenomatous polyposis. A review of literature. Fam Cancer 2001; 1: 111-119.[PMID: 14574007]

112) Nieuwenhuis MH, De Vos Tot Nederveen Cappel W, Botma A, et al.: Desmoid tumors in a dutch cohort of patients with familial adenomatous polyposis. Clin Gastroenterol Hepatol 2008; 6: 215-219.[PMID: 18237870]

113) Bertario L, Presciuttini S, Sala P, et al.: Causes of death and postsurgical survival in familial adenomatous polyposis: results from the Italian Registry. Italian Registry of Familial Polyposis Writing Committee. Semin Surg Oncol 1994; 10: 225-234.[PMID: 8085100]

114) Speake D, Evans DG, Lalloo F, et al.: Desmoid tumours in patients with familial adenomatous polyposis and desmoid region adenomatous polyposis coli mutations. Br J Surg 2007; 94: 1009-1013.[PMID: 17410559]

115) Saito Y, Hinoi T, Ueno H, et al.: Risk Factors for the Development of Desmoid Tumor After Colectomy in Patients with Familial Adenomatous Polyposis: Multicenter Retrospective Cohort Study in Japan. Ann Surg Oncol 2016; 23: 559-565.[PMID: 27387679]

116) Yamano T, Hamanaka M, Babaya A, et al.: Management strategies in Lynch syndrome and familial adenomatous polyposis: a national healthcare survey in Japan. Cancer Sci 2017; 108: 243-249.[PMID: 27870147]

117) Koskenvuo L, Ristimaki A, Lepisto A: Comparison of sporadic and FAP-associated desmoid-type fibromatoses. J Surg Oncol 2017; 116: 716-721.[PMID: 28570749]

118) Kasper B, Baumgarten C, Garcia J, et al.; Desmoid Working Group: An update on the management of sporadic desmoid-type fibromatosis: a European Consensus Initiative between Sarcoma PAtients EuroNet (SPAEN) and European Organization for Research and Treatment of Cancer (EORTC)/Soft Tissue and Bone Sarcoma Group (STBSG). Ann Oncol 2017; 28: 2399-2408.[PMID: 28961825]

119) Latchford AR, Sturt NJ, Neale K, et al.: A 10-year review of surgery for desmoid disease associated with familial

adenomatous polyposis. Br J Surg 2006; 93: 1258-1264.[PMID: 16952208]

120) Stevenson JK, Reid BJ: Unfamiliar aspects of familial polyposis coli. Am J Surg 1986; 152: 81-86.[PMID: 3728822]

121) Benoit L, Faivre L, Cheynel N, et al.: 3'Mutation of the APC gene and family history of FAP in a patient with apparently sporadic desmoid tumors. J Clin Gastroenterol 2007; 41: 297-300.[PMID: 17426470]

122) Walter T, Zhenzhen Wang C, Guillaud O, et al.: Management of desmoid tumours: A large national database of familial adenomatous patients shows a link to colectomy modalities and low efficacy of medical treatments. United European Gastroenterol J 2017; 5: 735-741.[PMID: 28815038]

123) Bertario L, Russo A, Sala P, et al.: Genotype and phenotype factors as determinants of desmoid tumors in patients with familial adenomatous polyposis. Int J Cancer 2001; 95: 102-107.[PMID: 11241320]

124) Nieuwenhuis MH, Lefevre JH, Bülow S, et al.: Family history, surgery, and APC mutation are risk factors for desmoid tumors in familial adenomatous polyposis: an international cohort study. Dis Colon Rectum 2011; 54: 1229-1234.[PMID: 21904137]

125) Church J, Xhaja X, LaGuardia L, et al.: Desmoids and genotype in familial adenomatous polyposis. Dis Colon Rectum 2015; 58: 444-448.[PMID: 25751801]

126) Church J, Lynch C, Neary P, et al.: A desmoid tumor-staging system separates patients with intra-abdominal, familial adenomatous polyposis-associated desmoid disease by behavior and prognosis. Dis Colon Rectum 2008; 51: 897-901.[PMID: 18322756]

127) Ishida H, Chikatani K, Mori Y, et al.: Diagnosis, treatment, and proposal of the new classification system for the severity of desmoid tumors associated with familial adenomatous polyposis. J Heredi Tumors 2020; 20: 45-58.

128) Kumamoto K, Ishida H, Tomita N: Recent Advances and Current Management for Desmoid Tumor Associated with Familial Adenomatous Polyposis. J Anus Rectum Colon 2023; 7: 38-51.[PMID: 37113586]

129) Desmoid Tumor Working G: The management of desmoid tumours: A joint global consensus-based guideline approach for adult and paediatric patients. Eur J Cancer 2020; 127: 96-107.[PMID: 32004793]

130) Bocale D, Rotelli MT, Cavallini A, et al.: Anti-oestrogen therapy in the treatment of desmoid tumours: a systematic review. Colorectal Dis 2011; 13: e388-395.[PMID: 21831172]

131) Skapek SX, Anderson JR, Hill DA, et al.: Safety and efficacy of high-dose tamoxifen and sulindac for desmoid tumor in children: results of a Children's Oncology Group (COG) phase II study. Pediatr Blood Cancer 2013; 60: 1108-1112.[PMID: 23281268]

132) Chugh R, Wathen JK, Patel SR, et al.: Sarcoma Alliance for Research through C: Efficacy of imatinib in aggressive fibromatosis: Results of a phase II multicenter Sarcoma Alliance for Research through Collaboration (SARC) trial. Clin Cancer Res 2010; 16: 4884-4891.[PMID: 20724445]

133) Heinrich MC, McArthur GA, Demetri GD, et al.: Clinical and molecular studies of the effect of imatinib on advanced aggressive fibromatosis (desmoid tumor). J Clin Oncol 2006; 24: 1195-1203.[PMID: 16505440]

134) Kasper B, Gruenwald V, Reichardt P, et al.: Imatinib induces sustained progression arrest in RECIST progressive desmoid tumours: Final results of a phase II study of the German Interdisciplinary Sarcoma Group (GISG). Eur J Cancer 2017; 76: 60-67.[PMID: 28282612]

135) Penel N, Le Cesne A, Bui BN, et al.: Imatinib for progressive and recurrent aggressive fibromatosis (desmoid tumors): an FNCLCC/French Sarcoma Group phase II trial with a long-term follow-up. Ann Oncol 2011; 22: 452-457.[PMID: 20622000]

136) Gounder MM, Mahoney MR, Van Tine BA, et al.: Sorafenib for Advanced and Refractory Desmoid Tumors. N Engl J Med 2018; 379: 2417-2428.[PMID: 30575484]

137) Toulmonde M, Pulido M, Ray-Coquard I, et al.: Pazopanib or methotrexate-vinblastine combination chemotherapy in adult patients with progressive desmoid tumours (DESMOPAZ): a non-comparative, randomised, open-label, multicentre, phase 2 study. Lancet Oncol 2019; 20: 1263-1272.[PMID: 31331699]

138) Tsukamoto S, Takahama T, Mavrogenis AF, et al.: Clinical outcomes of medical treatments for progressive desmoid tumors following active surveillance: a systematic review. Musculoskelet Surg 2023; 107: 7-18.[PMID: 35150408]

139) Azzarelli A, Gronchi A, Bertulli R, et al.: Low-dose chemotherapy with methotrexate and vinblastine for patients with advanced aggressive fibromatosis. Cancer 2001; 92: 1259-1264.[PMID: 11571741]

140) Skapek SX, Ferguson WS, Granowetter L, et al.: Vinblastine and methotrexate for desmoid fibromatosis in children: results of a Pediatric Oncology Group Phase II Trial. J Clin Oncol 2007; 25: 501-506.[PMID: 17290057]

141） Gega M, Yanagi H, Yoshikawa R, et al.: Successful chemotherapeutic modality of doxorubicin plus dacarbazine for the treatment of desmoid tumors in association with familial adenomatous polyposis. J Clin Oncol 2006; 24: 102-105.［PMID: 16382119］

142） Napolitano A, Provenzano S, Colombo C, et al.: Familial adenomatosis polyposis-related desmoid tumours treated with low-dose chemotherapy: results from an international, multi-institutional, retrospective analysis. ESMO Open 2020; 5: e000604.［PMID: 31958289］

143） Clark SK, Neale KF, Landgrebe JC, et al.: Desmoid tumours complicating familial adenomatous polyposis. Br J Surg 1999; 86: 1185-1189.［PMID: 10504375］

144） DE Marchis ML, Tonelli F, Quaresmini D, et al.: Desmoid Tumors in Familial Adenomatous Polyposis. Anticancer Res 2017; 37: 3357-3366.［PMID: 28668823］

145） Burtenshaw SM, Cannell AJ, McAlister ED, et al.: Toward Observation as First-line Management in Abdominal Desmoid Tumors. Ann Surg Oncol 2016; 23: 2212-2219.［PMID: 27020588］

146） Iwama T, Kuwabara K, Ushiama M, et al.: Identification of somatic APC mutations in recurrent desmoid tumors in a patient with familial adenomatous polyposis to determine actual recurrence of the original tumor or de novo occurrence. Fam Cancer 2009; 8: 51-54.［PMID: 18704758］

147） Nieuwenhuis MH, Mathus-Vliegen EM, Baeten CG, et al.: Evaluation of management of desmoid tumours associated with familial adenomatous polyposis in Dutch patients. Br J Cancer 2011; 104: 37-42.［PMID: 21063417］

148） Smith AJ, Lewis JJ, Merchant NB, et al.: Surgical management of intra-abdominal desmoid tumours. Br J Surg 2000; 87: 608-613.［PMID: 10792318］

149） Inoue Y, Ishida H, Ueno H, et al.: The treatment of desmoid tumors associated with familial adenomatous polyposis: the results of a Japanese multicenter observational study. Surg Today 2017; 47: 1259-1267.［PMID: 28251376］

150） Church J, Berk T, Boman BM, et al.: Staging intra-abdominal desmoid tumors in familial adenomatous polyposis: a search for a uniform approach to a troubling disease. Dis Colon Rectum 2005; 48: 1528-1534.［PMID: 15906134］

151） Yamada A, Watabe H, Iwama T, et al.: The prevalence of small intestinal polyps in patients with familial adenomatous polyposis: a prospective capsule endoscopy study. Fam Cancer 2014; 13: 23-28.［PMID: 23743563］

152） Monahan KJ, Bradshaw N, Dolwani S, et al.: Guidelines for the management of hereditary colorectal cancer from the British Society of Gastroenterology (BSG)/Association of Coloproctology of Great Britain and Ireland (ACPGBI)/United Kingdom Cancer Genetics Group (UKCGG). Gut 2020; 69: 411-444.［PMID: 31780574］

153） Burke CA, Santisi J, Church J, et al.: The utility of capsule endoscopy small bowel surveillance in patients with polyposis. Am J Gastroenterol 2005; 100: 1498-1502.［PMID: 15984971］

154） Cavallo D, Ballardini G, Ferrari A, et al.: Wireless capsule endoscopy in adolescents with familial adenomatous polyposis. Tumori 2016; 102: 40-44.［PMID: 26219574］

155） Iaquinto G, Fornasarig M, Quaia M, et al.: Capsule endoscopy is useful and safe for small-bowel surveillance in familial adenomatous polyposis. Gastrointest Endosc 2008; 67: 61-67.［PMID: 18155426］

156） Araujo IK, Pages M, Romero C, et al.: Twelve-year asymptomatic retention of a colon capsule endoscope. Gastrointest Endosc 2017; 85: 681-682.［PMID: 27156654］

157） Schulmann K, Hollerbach S, Kraus K, et al.: Feasibility and diagnostic utility of video capsule endoscopy for the detection of small bowel polyps in patients with hereditary polyposis syndromes. Am J Gastroenterol 2005; 100: 27-37.［PMID: 15654777］

158） Tanaka K, Sato Y, Ishikawa H, et al.: Small intestinal involvement and genotype-phenotype correlation in familial adenomatous polyposis. Techn Innovat Gastrointest Endosc 2022; 24-34.

159） Fukushi G, Yamada M, Kakugawa Y, et al.: Genotype-phenotype correlation of small-intestinal polyps on small-bowel capsule endoscopy in familial adenomatous polyposis. Gastrointest Endosc 2023; 97: 59-68.e7.［PMID: 36084716］

160） Shiroky JS, Lerner-Ellis JP, Govindarajan A, et al.: Characteristics of Adrenal Masses in Familial Adenomatous Polyposis. Dis Colon Rectum 2018; 61: 679-685.［PMID: 29377868］

161） Smith TG, Clark SK, Katz DE, et al.: Adrenal masses are associated with familial adenomatous polyposis. Dis Colon Rectum 2000; 43: 1739-1742.［PMID: 11156460］

162） Marchesa P, Fazio VW, Church JM, et al.: Adrenal masses in patients with familial adenomatous polyposis. Dis Colon Rectum 1997; 40: 1023-1028.［PMID: 9293929］

163） Aretz S, Koch A, Uhlhaas S, et al.: Should children at risk for familial adenomatous polyposis be screened for hepatoblastoma and children with apparently sporadic hepatoblastoma be screened for APC germline muta-tions? Pediatr Blood Cancer 2006; 47: 811-818.［PMID: 16317745］

164）Trobaugh-Lotrario AD, López-Terrada D, Li P, et al.: Hepatoblastoma in patients with molecularly proven famil-ial adenomatous polyposis: Clinical characteristics and rationale for surveillance screening. Pediatr Blood Cancer 2018; 65: e27103.［PMID: 29719120］

165）Hyer W, Cohen S, Attard T, et al.: Management of Familial Adenomatous Polyposis in Children and Adolescents: Position Paper From the ESPGHAN Polyposis Working Group. J Pediatr Gastroenterol Nutr 2019; 68: 428-441. ［PMID: 30585891］

166）Chenbhanich J, Atsawarungruangkit A, Korpaisarn S, et al.: Prevalence of thyroid diseases in familial adeno-matous polyposis: a systematic review and meta-analysis. Fam Cancer 2019; 18: 53-62.［PMID: 29663106］

167）Sada H, Hinoi T, Ueno H, et al.: Prevalence of and risk factors for thyroid carcinoma in patients with familial ade-nomatous polyposis: results of a multicenter study in Japan and a systematic review. Surg Today 2019; 49: 72-81.［PMID: 30182306］

168）Bennett RL, Steinhaus KA, Uhrich SB, et al.: Recommendations for standardized human pedigree nomenclature. Pedigree Standardization Task Force of the National Society of Genetic Counselors. Am J Hum Genet 1995; 56: 745-752.［PMID: 7887430］

169）Bennett RL, French KS, Resta RG, et al.: Standardized human pedigree nomenclature: update and assessment of the recommendations of the National Society of Genetic Counselors. J Genet Couns 2008; 17: 424-433.［PMID: 18792771］

170）Bennett RL, French KS, Resta RG, et al.: Practice resource-focused revision: Standardized pedigree nomenclature update centered on sex and gender inclusivity: A practice resource of the National Society of Genetic Counsel-ors. J Genet Couns 2022; 31: 1238-1248.［PMID: 36106433］

171）日本遺伝性腫瘍学会 監，日本遺伝性腫瘍学会テキストブック作成委員会 編: 遺伝性腫瘍専門医テキストブック. へるす出版，東京，2022

172）Anele CC, Xiang J, Martin I, et al.: Polyp progression in paediatric patients with familial adenomatous polyposis: A single-centre Experience. J Pediatr Gastroenterol Nutr 2020; 71: 612-616.［PMID: 33093367］.

173）Sarvepalli S, Burke CA, Monachese M, et al.: Natural history of colonic polyposis in young patients with familial adenomatous polyposis. Gastrointest Endosc 2018; 88: 726-733.［PMID: 29864420］

174）日本小児栄養消化器肝臓学会 編: 小児消化器内視鏡ガイドライン 2017. 診断と治療社，東京，pp11-22, pp53-66, 2017

175）角田文彦，星雄介，虻川大樹: 小児における下部消化管内視鏡検査前処置のためのアスコルビン酸含有ポリエチレングリコール電解質製剤の有効性，安全性の検討. Gastroenterological Endoscopy 2018; 60: 125-130

176）Giardiello FM, Offerhaus GJ, Krush AJ, et al.: Risk of hepatoblastoma in familial adenomatous polyposis. J Pediatr 1991; 119: 766-768.［PMID: 1658283］

177）Syngal S, Brand RE, Church JM, et al.; American College of Gastroenterology: ACG clinical guideline: Genetic testing and management of hereditary gastrointestinal cancer syndromes. Am J Gastroenterol 2015; 110: 223-262; quiz 263. PMCID: PMC4695986.［PMID: 25645574］

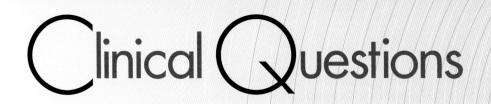

CQ1：大腸腺腫性ポリポーシス患者に対して遺伝学的検査を行うべきか？

エビデンスレベル：**C**，推奨度：**1**，合意率：**88.9%**

大腸腺腫性ポリポーシス患者では，発端者の診断・治療法選択やサーベイランスの参考，血縁者の診断の観点から遺伝学的検査を実施することを強く推奨する。

　　大腸腺腫性ポリポーシス患者に対する遺伝学的検査について，診療ガイドライン8編，症例集積研究7編，横断的研究1編を抽出した。

　　FAP患者は特徴的な臨床所見として大腸に腺腫性ポリポーシスが発生するため，遺伝学的検査が実施されない場合が多かった。しかし，FAPでは原因遺伝子である*APC*の病的バリアントの部位（遺伝型）が，大腸腺腫密度や大腸外随伴病変（胃底腺ポリポーシス，十二指腸腺腫，骨腫，デスモイド腫瘍，先天性網膜色素上皮肥大など）の発生（表現型）と関連すると報告されている[1-4]。そのため，遺伝型はサーベイランス，予防的大腸切除術の時期，手術術式の選択，術後デスモイド腫瘍発生の予測などの参考となる。なお，FAP患者の20〜25%は *de novo* 発生であり，腺腫性ポリポーシスの家族歴がない場合でも*APC*に病的バリアントを持つ者がいる[5]。

　　一方，発端者と同じ病的バリアントを持つ血縁者にも大腸に腺腫性ポリポーシスが発生するが，大腸腺腫密度が低い家系では成人以降でも大腸腺腫が目立たないことがある。また，大腸腺腫密度が高く，比較的若年から大腸に腺腫性ポリポーシスが発生する家系であっても，恐怖心や羞恥心などから下部消化管内視鏡検査を受けることに抵抗がある者がいる。このような血縁者に対しては，下部消化管内視鏡検査に代わり遺伝学的検査によってFAPの診断を行うことができる。その結果，発端者と同じ病的バリアントが血縁者に認められれば，サーベイランスの介入を開始する[6]。

　　臨床的にFAPが疑われても*APC*に病的バリアントが検出されない場合がある。欧米からの報告では，*APC*に病的バリアントが検出されるのは100個以上の腺腫性ポリポーシス患者でも60〜70%であり，20〜99個の腺腫性ポリポーシス患者では*APC*の病的バリアントを認めたのは10%に過ぎず，7%は*MUTYH*関連ポリポーシスで，10〜19個の腺腫性ポリポーシス患者ではそれぞれ5%と4%とさらに検出率は低率であった[7]。本邦からの報告でも，大腸に10個以上の腺腫性ポリープを認める患者123名を対象とした次世代シークエンサーによる解析で*APC*に病的バリアントが検出できたのは，密生型腺腫性ポリポーシスの93%，非密生型腺腫性ポリポーシスの72%，100個未満の腺腫性ポリポーシス患者の17%であり，*APC*病的バリアントの検出率は大腸腺腫密度と関連していた[8]。一方，大腸腺腫性ポリポーシスの7.3〜20%は体細胞*APC*モザイク（Ⅱ-2-2：鑑別を要する疾患・病態［p.45］）と報告されている[8,9]。体細胞*APC*モザイクでは腺腫性ポリポーシスが大腸の一部に限局していたり関連疾患が併存していなかったりと典型的な表現型を示さないことがある。こ

の体細胞モザイクの診断では，低頻度のバリアントを検出する解析能力が必要となるため，実際の解析においてはダイレクトシークエンス法（Sanger 法）による従来のシークエンサーではなく，次世代シークエンサーが用いられる。

上記も含めて，FAP が疑われても生殖細胞系列の *APC* に病的バリアントが検出できない理由としては，①使用した解析法では検出できない *APC* のバリアント，②体細胞 *APC* モザイク，③*MUTYH* 関連ポリポーシス（MAP），ポリメラーゼ校正関連ポリポーシス，などの他の原因遺伝子あるいは未知の原因遺伝子による大腸腺腫性ポリポーシスなどが挙げられる。腺腫性ポリポーシスの患者は，遺伝学的には不均一な集団であり，特にオリゴポリポーシス（10 個以上，100 個未満の腺腫性ポリポーシス）の患者ではその傾向が顕著である。よって，大腸腺腫性ポリポーシス患者における遺伝学的検査では，複数の遺伝子を同時に解析する遺伝性腫瘍のマルチ遺伝子パネル検査（multigene panel testing：MGPT）が推奨される[10]。大腸腺腫密度や大腸外随伴病変の発生，家族歴などから FAP が強く疑われる場合には，*APC* 遺伝学的検査を実施することも選択されるが，病的バリアントを認めない場合には遺伝性腫瘍の MGPT の実施を考慮する。なお，欧米のガイドラインでは学童期〜青年期でも大腸腺腫性ポリポーシスを認める場合には遺伝学的検査の実施を推奨している[11-13]。また，家系内に *APC* の病的バリアントを持つものがいる場合，小児を含む血縁者に対する発症前遺伝学的検査[注2]を強く推奨している[6,14,15]。

したがって，大腸腺腫性ポリポーシスを認める患者に対する遺伝学的検査は，発端者の診断・治療法選択やサーベイランスの参考，血縁者の診断の観点から極めて有用であると考える。なお，2024 年 1 月現在，*APC* 遺伝学的検査および遺伝性腫瘍の MGPT は保険収載されていない。

文　献

1) Nagase H, Miyoshi Y, Horii A, et al.: Correlation between the location of germ-line mutations in the APC gene and the number of colorectal polyps in familial adenomatous polyposis patients. Cancer Res 1992; 52: 4055-4057. ［PMID: 1319838］

2) Nugent KP, Phillips RK, Hodgson SV, et al.: Phenotypic expression in familial adenomatous polyposis: partial prediction by mutation analysis. Gut 1994; 35: 1622-1623.［PMID: 7828985］

3) Nieuwenhuis MH, Bülow S, Björk J, et al.: Genotype predicting phenotype in familial adenomatous polyposis: a practical application to the choice of surgery. Dis Colon Rectum 2009; 52: 1259-1263.［PMID: 19571702］

4) Sinha A, Tekkis PP, Gibbons DC, et al.: Risk factors predicting desmoid occurrence in patients with familial adenomatous polyposis: a meta-analysis. Colorectal Dis 2011; 13: 1222-1229.［PMID: 20528895］

5) Bisgaard ML, Fenger K, Bülow S, et al.: Familial adenomatous polyposis（FAP）: frequency, penetrance, and mutation rate. Hum Mutat 1994; 3: 121-125.［PMID: 8199592］

6) Hyer W, Cohen S, Attard T, et al.: Management of Familial Adenomatous Polyposis in Children and Adolescents: Position Paper From the ESPGHAN Polyposis Working Group. J Pediatr Gastroenterol Nutr 2019; 68: 428-441. ［PMID: 30585891］

7) Grover S, Kastrinos F, Steyerberg EW, et al.: Prevalence and phenotypes of APC and MUTYH mutations in patients with multiple colorectal adenomas. JAMA 2012; 308: 485-492.［PMID: 22851115］

8) Takao M, Yamaguchi T, Eguchi H, et al.: APC germline variant analysis in the adenomatous polyposis phenotype

---

注2　発症前遺伝学的検査/発症前診断：「発症前遺伝学的診断」は，検査の時点でまだ発症していない人に対して，原因遺伝子の病的バリアントの有無から将来発症する可能性がどの程度あるかを調べる目的で行われる（日本医学会「医療における遺伝学的検査・診断に関するガイドライン」）[16]。

in Japanese patients. Int J Clin Oncol 2021; 26: 1661-1670.[PMID: 34106356]

9) Hes FJ, Nielsen M, Bik EC, et al.: Somatic APC mosaicism: an underestimated cause of polyposis coli. Gut 2008; 57: 71-76.[PMID: 17604324]

10) Guillén-Ponce C, Serrano R, Sánchez-Heras AB, et al.: Clinical guideline seom: hereditary colorectal cancer. Clin Transl Oncol 2015; 17: 962-971.[PMID: 26586118]

11) Stoffel EM, Mangu PB, Gruber SB, et al.: Hereditary colorectal cancer syndromes: American Society of Clinical Oncology Clinical Practice Guideline endorsement of the familial risk-colorectal cancer: European Society for Medical Oncology Clinical Practice Guidelines. J Clin Oncol 2015; 33: 209-217.[PMID: 25452455]

12) Herzig D, Hardiman K, Weiser M, et al.: The American Society of Colon and Rectal Surgeons Clinical Practice Guidelines for the Management of Inherited Polyposis Syndromes. Dis Colon Rectum 2017; 60: 881-894.[PMID: 28796726]

13) Yang J, Gurudu SR, Koptiuch C, et al.: American Society for Gastrointestinal Endoscopy guideline on the role of endoscopy in familial adenomatous polyposis syndromes. Gastrointest Endosc 2020; 91: 963-982.e2.[PMID: 32169282]

14) Syngal S, Brand RE, Church JM, et al.: ACG clinical guideline: Genetic testing and management of hereditary gastrointestinal cancer syndromes. Am J Gastroenterol 2015; 110: 223-262; quiz 63.[PMID: 25645574]

15) National Comprehensive Cancer Network: NCCN Clinical Practice Guidelines in Oncology. Genetic/Familial High-Risk Assessment: Colorectal. Version 2. 2023. Available from https://www.nccn.org/guidelines/guidelines-detail?category=2&id=1436

16) 日本医学会：「医療における遺伝学的検査・診断に関するガイドライン」Q & A（2022年3月）．Available from: https://jams.med.or.jp/guideline/genetics-diagnosis_qa.html

CQ2：大腸切除術を受けていない大腸癌未発症のFAP患者に対する化学予防は効果があるか？

エビデンスレベル：**B**　推奨度：**なし**，合意率：**94.4%**

> 大腸切除術を受けていない大腸癌未発症のFAP患者に対する化学予防については，薬剤毎の有害事象はあるものの，限られた投与・観察期間における腺腫の抑制効果が示されている。しかしながら，発がん予防効果や長期投与のエビデンスは十分ではなく，推奨の提示はできない。

　大腸切除術を受けていない大腸癌未発症のFAP患者に対する化学予防について，ランダム化比較試験15編，コホート研究1編，を抽出した。また，COX2投与による心血管系イベント，および関連論文に関してはハンドサーチ4編を抽出した。

　非ステロイド系抗炎症剤（NSAIDs）のひとつであるスリンダクについて，FAP患者に対する化学予防の効果を検証する研究が行われてきた。スリンダクの内服は大腸腺腫の増加と増大を抑制する効果が示されている[1,2]が，スリンダク中止後には大腸腺腫は増加・増大する[2]。最近の後方視的観察研究でも，予防的な大腸全摘術を拒否した39名のAPC病的バリアントが確認されたFAP患者に平均7.4年にわたりスリンダクを投与したところ，1例を除いてポリープ数が増加することなく安定していた[3]。また，スリンダクと他の薬剤（エフロルニチン，エルロチニブ）薬剤の併用療法についても臨床試験が行われ，ポリープ数の減少や大腸全摘の必要性を遅らせるなどの効果は見られたものの，併用薬剤による有害事象も認めていた[4-6]。

　COX-2 選択的阻害剤であるセレコキシブを 77 名の FAP 患者にセレコキシブ 800 mg/日を 6 カ月間投与したところ大腸腺腫の減少と縮小が認められた[7]。また小児 FAP 患者においても，セレコキシブはプラセボと比較して，有害事象が増加することなく大腸ポリープの発生を抑制した[8]。しかしながら大腸腫瘍の既往のある非 FAP 患者を対象としたセレコキシブの大腸ポリープ抑制効果を検討した臨床試験で心血管系の有害事象が増加していた[9]。他の COX-2 選択的阻害剤である rofecoxib, tiracoxib についてもポリープ抑制効果を検討されており，限定的には効果はある[10,11]が，セレコキシブと同様に血栓性心血管イベントが増加した[12]。

　魚油であるエイコサペンタエン酸（EPA）は IRA 後の FAP 患者の大腸腺腫の数とサイズを縮小したとする報告もあるが[13]，一般集団において大腸腺腫の発生リスクを下げる効果は認められていない[14]。

　CAPP1 試験は，若年 FAP 患者（10〜21 歳）に対し，高用量アスピリン（600 mg/日）および難消化性デンプン（resistant starch）による化学予防の効果を検証した試験であるが，いずれも S 状結腸〜直腸の腺腫数の減少を認めなかった[15]。本邦においては低用量アスピリン（100 mg/日，6〜10 カ月間投与）を用いた小規模な二重盲検ランダム化比較試験（J-FAPP Study II）が行われたが，主要評価項目である腺腫サイズの縮小はみられなかった[16]。続いて J-FAPP Study IVが，プラセボを対照群として低用量アスピリン（100 mg/日）とメサラジン（2 g/日）の 2×2 factorial design で実施された。その結果，低用量アスピリンの 8 カ月間投与によりポリープの増大を有意に抑制することが示された[17]。また，医療経済学的に検討したところ，非密生型で大腸全摘を行われていない FAP 患者に対する積極的ポリープ摘除（intensive downstaging polypectomy：IDP）に低用量アスピリンを併用する戦略は，IDP のみまたは外科的な大腸全摘術と比較して費用対効果が高い可能性があると結論付けている[18]。ただし，低用量アスピリンの健常高齢者への投与は脳出血のリスクをあげる報告もあり[19]，今後，長期投与が FAP の病勢に与える影響に関しての臨床試験の実施が必要である。

　以上より，大腸切除術を受けていない大腸癌未発症の FAP 患者に対する化学予防については，薬剤ごとの有害事象はあるものの，限られた投与・観察期間における腺腫の抑制効果が示されている。しかしながら，大腸全摘の回避，発がん予防効果，ならびに長期投与に関するエビデンスは十分ではない。なお，FAP の化学予防として保険収載されている薬剤は本邦ではない。

文　献

1) Giardiello FM, Yang VW, Hylind LM, et al.: Primary chemoprevention of familial adenomatous polyposis with sulindac. N Engl J Med 2022; 346: 1054-1059.［PMID: 11932472］

2) Giardiello FM, Hamilton SR, Krush AJ, et al.: Treatment of colonic and rectal adenomas with sulindac in familial adenomatous polyposis. N Engl J Med 1993; 328: 1313-1316.［PMID: 8385741］

3) Neuhann TM, Haub K, Steinke-Lange V, et al.: Long-term chemoprevention in patients with adenomatous polyposis coli: an observational study. Fam Cancer 2022; 21: 463-472.［PMID: 35570229］

4) Burke CA, Dekker E, Lynch P, et al.: Eflornithine plus Sulindac for Prevention of Progression in Familial Adenomatous Polyposis. N Engl J Med 2020; 383: 1028-1039.［PMID: 28765715］

5) Balaguer F, Stoffel EM, Burke CA, et al.: Combination of Sulindac and Eflornithine Delays the Need for Lower Gastrointestinal Surgery in Patients With Familial Adenomatous Polyposis: Post Hoc Analysis of a Randomized

Clinical Trial. Dis Colon Rectum 2022; 65: 536-545.［PMID: 34261858］

6) Samadder NJ, Kuwada SK, Boucher KM, et al.: Association of Sulindac and Erlotinib vs Placebo With Colorectal Neoplasia in Familial Adenomatous Polyposis: Secondary Analysis of a Randomized Clinical Trial. JAMA Oncol 2018; 4: 671-677.［PMID: 29423501］

7) Steinbach G, Lynch PM, Phillips RK, et al.: The effect of celecoxib, a cyclooxygenase-2 inhibitor, in familial adenomatous polyposis. N Engl J Med 2000; 342: 1946-1952.［PMID: 10874062］

8) Burke CA, Phillips R, Berger MF, et al.: Children's International Polyposis（CHIP）study: a randomized, double-blind, placebo-controlled study of celecoxib in children with familial adenomatous polyposis. Clin Exp Gastroenterol 2017; 10: 177-185.［PMID: 28765715］

9) Solomon SD, McMurray JJ, Pfeffer MA, et al.: Cardiovascular risk associated with celecoxib in a clinical trial for colorectal adenoma prevention. N Engl J Med 2005; 352: 1071-1080.［PMID: 15713944］

10) Higuchi T, Iwama T, Yoshinaga K, et al.: A randomized, double-blind, placebo-controlled trial of the effects of rofecoxib, a selective cyclooxygenase-2 inhibitor, on rectal polyps in familial adenomatous polyposis patients. Clin Cancer Res 2003; 9: 4756-4760.［PMID: 14581346］

11) Iwama T, Akasu T, Utsunomiya J, et al.: Does a selective cyclooxygenase-2 inhibitor（tiracoxib）induce clinically sufficient suppression of adenomas in patients with familial adenomatous polyposis? A randomized double-blind placebo-controlled clinical trial. Int J Clin Oncol 2006; 11: 133-139.［PMID: 16622748］

12) Bresalier RS, Sandler RS, Quan H, et al.: Cardiovascular events associated with rofecoxib in a colorectal adenoma chemoprevention trial. N Engl J Med 2005; 352: 1092-1102.［PMID: 15713943］

13) West NJ, Clark SK, Phillips RK, et al.: Eicosapentaenoic acid reduces rectal polyp number and size in familial adenomatous polyposis. Gut 2010; 59: 918-925.［PMID: 20348368］

14) Hull MA, Sprange K, Hepburn T, et al.: Eicosapentaenoic acid and aspirin, alone and in combination, for the prevention of colorectal adenomas（seAFOod Polyp Prevention trial）: a multicentre, randomised, double-blind, placebo-controlled, 2×2 factorial trial. Lancet 2018; 392: 2583-2594.［PMID: 30466866］

15) Burn J, Bishop DT, Chapman PD, et al.: A randomized placebo-controlled prevention trial of aspirin and/or resistant starch in young people with familial adenomatous polyposis. Cancer Prev Res（Phila）2011 4: 655-665.［PMID: 21543343］

16) Ishikawa H, Wakabayashi K, Suzuki S, et al.: Preventive effects of low-dose aspirin on colorectal adenoma growth in patients with familial adenomatous polyposis: double-blind, randomized clinical trial. Cancer Med 2013; 2: 50-56.［PMID: 24133627］

17) Ishikawa H, Mutoh M, Sato Y, et al.: Chemoprevention with low-dose aspirin, mesalazine, or both in patients with familial adenomatous polyposis without previous colectomy（J-FAPP Study IV）: a multicentre, double-blind, randomised, two-by-two factorial design trial. Lancet Gastroenterol Hepatol 2021; 6: 474-481.［PMID: 33812492］

18) Saito E, Mutoh M, Ishikawa H, et al.: Cost-effectiveness of preventive aspirin use and intensive downstaging polypectomy in patients with familial adenomatous polyposis: A microsimulation modeling study. Cancer Med 2023; 12; 19137-19148.［PMID: 37649281］

19) Cloud GC, Williamson JD, Thao LTP, et al.: Low-Dose Aspirin and the Risk of Stroke and Intracerebral Bleeding in Healthy Older People: Secondary Analysis of a Randomized Clinical Trial. JAMA Netw Open 2023; 6: e2325803.［PMID: 37494038］

CQ3：FAP 患者の乳頭部を含む十二指腸腺腫に対して内視鏡治療は有用か？

エビデンスレベル：**C**，推奨度：**2**，合意率：**100％**

> ・FAP 患者の非乳頭部十二指腸腺腫に対する内視鏡治療は，慎重な症例選択や安全な治療法を選択したうえで，外科手術を回避できる可能性を期待して実施することを弱く推奨する。
> ・FAP 患者の十二指腸乳頭部腺腫に対する内視鏡治療は，臨床的に治療意義の高い病変を対象に実施することを弱く推奨する。

　非乳頭部十二指腸腺腫に対する内視鏡治療の有効性，安全性を検討した前向きコホート研究 1 編，遡及的研究 7 編，ハンドサーチ 1 編を抽出した。また十二指腸乳頭部腺腫（乳頭部腺腫）に対する内視鏡的乳頭部切除に関してはシステマティックレビュー 1 編，遡及的研究 2 編を抽出した。

　FAP 患者の十二指腸腺腫は 70 歳までに 90％の症例で発症し[1]，十二指腸癌の罹患率は 50〜60 歳で 5〜8％[1-5]，75 歳で 18％まで上昇する[5]。十二指腸癌は FAP 患者の死因の第 2 位で[6]，3〜12％を占め[1,7]，死因に占める大腸癌の割合が低下しているのと比較して増加傾向にある。乳頭部腺腫は緩徐に進行すると報告されており[8,9]，非乳頭部腺腫と分けて治療方針を考える必要がある。

1．FAP 患者における非乳頭部十二指腸腺腫に対する内視鏡治療

　FAP 患者の十二指腸腺腫に対する内視鏡治療の必要性と有用性について検討されてきた。2010 年代前半までは内視鏡的粘膜切除術（endoscopic mucosal resection：EMR）やアルゴンプラズマ凝固療法（argon plasma coagulation：APC）などが行われていたが，有害事象発生率（5〜25％）が高く，長期的には 73〜100％の症例で新たに多発腺腫が発生していた[10,11]。そのため，国内外のガイドラインでは FAP の十二指腸腺腫に対する内視鏡治療は推奨されておらず，限定的な記載にとどまっていた[12,13]。しかし 2010 年代後半に入り，小病変に対するコールドポリペクトミーの導入や，10 mm 以上の病変もしくは形態に変化があった病変のみを対象とする選択的内視鏡治療によって以前より低い有害事象発生率（2〜13％）が報告されるようになった[14-16]。十二指腸腺腫に対する内視鏡治療後は，浸潤癌，進行癌の発生は非常に少なく，49〜101 カ月の観察期間において 74〜100％の症例で外科手術を回避できている[16-18]。また，Spigelman 分類 Stage IV からのダウンステージングを可能とする前向き介入研究もある[16]。ただし，多くの研究が遡及的で，かつ経過観察期間が十分ではなく，無治療経過観察例や外科手術例との直接の比較もないため，内視鏡治療介入による費用対効果は不明である。そのため，非乳頭部十二指腸腺腫に対する内視鏡治療はリスクベネフィットを十分考慮し，限られた専門施設において慎重に実施するべきである。なお，十二指腸水平部より肛門側にもポリープが多発する場合には，細径の大腸内視鏡やカプセル内視鏡，バルーン内視鏡の使用も検討する[16,19,20]。

2．FAP 患者における十二指腸乳頭部腺腫に対する内視鏡治療

　FAP 患者の乳頭部腺腫は緩徐な進行を示すことが多く[8,9]，内視鏡観察で異常がない乳頭を生検するメリットは少ない[6,9]。乳頭部腺腫の治療対象は，10 mm 以上，もしくは内視鏡

観察で高異型度が疑われる病変，または生検で絨毛成分（絨毛状管状腺腫または絨毛状腺腫）を有する病変と提唱した報告がある[8]。乳頭部腺腫に対する治療として内視鏡的乳頭切除術が行われており，その技術的な成功割合は 78～90％と良好であるが，再発割合も 25～33％と高い[21-23]。再発例のうち 75％に追加内視鏡治療が施行できたという報告もあり[22]，内視鏡的乳頭切除術は外科手術を回避できる可能性が示唆されている。ただし，内視鏡的乳頭切除術の有害事象発生率は，出血 9～11％，急性膵炎 2～15％，穿孔 2～4％と報告されており[21-23]，限られた専門施設において慎重に実施するべきである[24]。なお，超音波内視鏡検査（endoscopic ultrasound：EUS）は通常の内視鏡観察よりも乳頭部腺腫の大きさが正確に判断でき，36％の症例で治療方針が変更となったとする報告があり，内視鏡治療前には慎重な評価が望まれる[25]。

文　献

1) Ghorbanoghli Z, Bastiaansen BA, Langers AM, et al.: Extracolonic cancer risk in Dutch patients with APC(adenomatous polyposis coli)-associated polyposis. J Med Genet 2018; 55: 11-14.[PMID: 28490611]

2) Bülow S, Björk J, Christensen IJ, et al.; DAF Study Group: Duodenal adenomatosis in familial adenomatous polyposis. Gut 2004; 53: 381-386.[PMID: 14960520]

3) Groves CJ, Saunders BP, Spigelman AD, et al.: Duodenal cancer in patients with familial adenomatous polyposis (FAP): results of a 10 year prospective study. Gut 2002; 50: 636-641.[PMID: 11950808]

4) Yamaguchi T, Ishida H, Ueno H, et al.: Upper gastrointestinal tumours in Japanese familial adenomatous polyposis patients. Jpn J Clin Oncol 2016; 46: 310-315.[PMID: 26819281]

5) Bülow S, Christensen IJ, Højen H, et al.: Duodenal surveillance improves the prognosis after duodenal cancer in familial adenomatous polyposis. Colorectal Dis 2012; 14: 947-952.[PMID: 21973191]

6) Yang J, Gurudu SR, Koptiuch C, et al.: American Society for Gastrointestinal Endoscopy guideline on the role of endoscopy in familial adenomatous polyposis syndromes. Gastrointest Endosc 2020; 91: 963-982.e2.[PMID: 32169282]

7) Iwama T, Tamura K, Morita T, et al.; Japanese Society for Cancer of the Colon and Rectum: A clinical overview of familial adenomatous polyposis derived from the database of the Polyposis Registry of Japan. Int J Clin Oncol 2004; 9: 308-316.[PMID: 15375708]

8) Matsumoto T, Iida M, Nakamura S, et al.: Natural history of ampullary adenoma in familial adenomatous polyposis: reconfirmation of benign nature during extended surveillance. Am J Gastroenterol 2000; 95: 1557-1562.[PMID: 10894596]

9) Singh AD, Bhatt A, Joseph A, et al.: Natural history of ampullary adenomas in familial adenomatous polyposis: a long-term follow-up study. Gastrointest Endosc 2022; 95: 455-467.e3.[PMID: 34624304]

10) Johnson MD, Mackey R, Brown N, et al.: Outcome based on management for duodenal adenomas: sporadic versus familial disease. J Gastrointest Surg 2010; 14: 229-235.[PMID: 19937193]

11) Jaganmohan S, Lynch PM, Raju RP, et al.: Endoscopic management of duodenal adenomas in familial adenomatous polyposis--a single-center experience. Dig Dis Sci 2012; 57: 732-737.[PMID: 21960285]

12) 大腸癌研究会編：遺伝性大腸癌診療ガイドライン 2020 年版，金原出版，東京，2020

13) Herzig D, Hardiman K, Weiser M, et al.: The American Society of Colon and Rectal Surgeons Clinical Practice Guidelines for the Management of Inherited Polyposis Syndromes. Dis Colon Rectum 2017; 60: 881-894.[PMID: 28796726]

14) Yachida T, Nakajima T, Nonaka S, et al.: Characteristics and clinical outcomes of duodenal neoplasia in Japanese patients with familial adenomatous polyposis. J Clin Gastroenterol 2017; 51: 407-411.[PMID: 27306941]

15) Hamada K, Takeuchi Y, Ishikawa H, et al.: Safety of cold snare polypectomy for duodenal adenomas in familial adenomatous polyposis: a prospective exploratory study. Endoscopy 2018; 50: 511-517.[PMID: 29351704]

16) Takeuchi Y, Hamada K, Nakahira H, et al.: Efficacy and safety of intensive downstaging polypectomy (IDP) for multiple duodenal adenomas in patients with familial adenomatous polyposis: A prospective cohort study. Endoscopy 2023; 55: 515-523.[PMID: 36410678] doi: 10.1055/a-1983-5963.

17）Roos VH, Bastiaansen BA, Kallenberg FGJ, et al.: Endoscopic management of duodenal adenomas in patients with familial adenomatous polyposis. Gastrointest Endosc 2021; 93: 457-466.［PMID: 32535190］

18）Moussata D, Napoleon B, Lepilliez V, et al.: Endoscopic treatment of severe duodenal polyposis as an alternative to surgery for patients with familial adenomatous polyposis. Gastrointest Endosc 2014; 80: 817-825.［PMID: 24814771］

19）Sekiya M, Sakamoto H, Yano T, et al.: Double-balloon endoscopy facilitates efficient endoscopic resection of duodenal and jejunal polyps in patients with familial adenomatous polyposis. Endoscopy 2021; 53: 517-521.［PMID: 32464675］

20）Tanaka K, Sato Y, Ishikawa H, et al.: Small intestinal involvement and genotype-phenotype correlation in familial adenomatous polyposis. Techn Innovat Gastrointest Endosc 2022; 24: 26-34.

21）Laleman W, Verreth A, Topal B, et al.: Endoscopic resection of ampullary lesions: a single-center 8-year retrospective cohort study of 91 patients with long-term follow-up. Surg Endosc 2013; 27: 3865-3876.［PMID: 23708714］

22）Ramai D, Facciorusso A, Singh J, et al.: Endoscopic management of ampullary adenomas in familial adenomatous polyposis syndrome: A systematic review with pooled analysis. Dig Dis Sci 2022; 67: 3220-3227.［PMID: 34251561］

23）Lee R, Huelsen A, Gupta S, et al.: Endoscopic ampullectomy for non-invasive ampullary lesions: a single-center 10-year retrospective cohort study. Surg Endosc 2021; 35: 684-692.［PMID: 32215745］

24）糸井隆夫，良沢昭銘，潟沼朗生，他：内視鏡的乳頭切除術（endoscopic papillectomy: EP）診療ガイドライン．Gastroenterol Endosc 2021; 63: 453-480.

25）Gluck N, Strul H, Rozner G, et al.: Endoscopy and EUS are key for effective surveillance and management of duodenal adenomas in familial adenomatous polyposis. Gastrointest Endosc 2015; 81: 960-966.［PMID: 25440680］

CQ4：FAP 患者のデスモイド腫瘍に対してサーベイランスは有用か？

エビデンスレベル：**C**，推奨度：**2**，合意率：**94.4%**

> FAP 患者のデスモイド腫瘍は，有症状で診断された場合は介入する治療の侵襲が大きくなるため，サーベイランスを実施することを弱く推奨する。

　FAP 患者のデスモイド腫瘍に対するサーベイランスに関して，メタアナリシス 1 編，システマティックレビュー 2 編，コホート研究 1 編，症例対照研究 3 編，症例集積研究 5 編，症例報告 3 編，総説 8 編，を抽出した。

　腹腔内デスモイド腫瘍は FAP 患者の死因の第 2 位であり，生命予後に影響を及ぼすことがある。4,625 名の FAP 患者を対象としたメタアナリシス[1]によれば，デスモイド腫瘍の家族歴（OR 7.02, 95%信頼区間 4.15-11.9），*APC* のコドン 1399 より 3' 末端側にある生殖細胞系列病的バリアント（OR 4.37, 95%信頼区間 2.14-8.91），腹部手術歴（OR 3.35, 95%信頼区間 1.33-8.41），女性（OR 1.57, 95%信頼区間 1.13-2.18）がデスモイド腫瘍の発症リスク因子であり，41%が腹腔内に発生していた。また，欧州 4 カ国のレジストリ研究では 53%が大腸切除後であったことが報告されている[2]。さらに，6,452 名の FAP 患者を対象とした最近のメタアナリシス[3]でも，腹部手術歴がデスモイド腫瘍発症のリスク因子（OR 3.40, 95%信頼区間 1.64-7.03）であることが報告されているが，結腸全摘術回腸直腸吻合術と大腸全摘術回腸嚢肛門（管）吻合術，開腹手術と腹腔鏡下手術との間でデスモイド腫瘍の発生頻度の差は認められていない。大腸癌研究会の多施設共同研究では，大腸切除後 FAP 患者に発生したデスモイド腫瘍のうち，71.8%が腹腔内に発生していた[4]。したがって，デ

スモイド腫瘍は手術後の FAP 患者に発症しやすいため，特に腹部手術後には腹腔内デスモイド腫瘍の発生に注意する必要がある。

　デスモイド腫瘍の発症時期については，海外の報告では中央値が手術後 3〜4 年とする報告が多く，手術後 9 年であったとする報告もある[1]。また，大腸癌研究会の多施設共同研究によればデスモイド腫瘍の発症時期の中央値は手術後 2.2 年であった[4]。

　これまで，FAP 患者の手術後のデスモイド腫瘍発症に関する前向き研究はなく，サーベイランスの有用性を直接示す根拠は乏しい。しかし，FAP 患者に発生した全てのデスモイド腫瘍が治療介入の対象とはならないものの，進行度が高ければより大きな侵襲を伴う治療介入が必要となる。特に，腹腔内デスモイド腫瘍が有症状で発見された場合の進行度は Church の病期分類[5]の Stage Ⅲ，石田らの重症度分類[6]の Grade 4〜5 であるため，大きな侵襲を伴う治療介入が必要となる可能性が高い[7]。したがって，FAP 患者の手術後サーベイランスにおいて無症状のデスモイド腫瘍を診断することができれば，介入する治療も，小さな侵襲で済む可能性がある。

　以上より，デスモイド腫瘍は無症状のうちに診断することで介入する治療が小さくなる可能性があるため，FAP 患者（特に腹部手術後）のサーベイランスを実施することを弱く推奨する。

文　献

1) Sinha A, Tekkis PP, Gibbons DC, et al.: Risk factors predicting desmoid occurrence in patients with familial adenomatous polyposis: a meta-analysis. Colorectal Dis 2011; 13: 1222-1229.[PMID: 20528895]
2) Nieuwenhuis MH, Lefevre JH, Bülow S, et al.: Family history, surgery, and APC mutation are risk factors for desmoid tumors in familial adenomatous polyposis: an international cohort study. Dis Colon Rectum 2011; 54: 1229-1234.[PMID: 21904137]
3) Aelvoet AS, Struik D, Bastiaansen BAJ, et al.: Colectomy and desmoid tumours in familial adenomatous polyposis: a systematic review and meta-analysis. Fam Cancer 2022; 21: 429-439.[PMID: 35022961]
4) Saito Y, Hinoi T, Ueno H, et al.: Risk fac-tors for the development of desmoid tumor after colectomy in patients with familial adenomatous polyposis: Multicenter retrospective cohort study in Japan. Ann Surg Oncol 2016; 23 (Suppl 4): 559-565.[PMID: 27387679]
5) Church J, Berk T, Boman BM, et al.: Staging intra-abdominal desmoid tumors in familial adenomatous polyposis: a search for a uniform approach to a troubling disease. Dis Colon Rectum 2005; 48: 1528-1534.[PMID: 15906134]
6) Ishida H, Chikatani K, Mori Y, et al.: Diagnosis, treatment, and proposal of the new classification system for the severity of desmoid tumors associated with familial adenomatous polyposis. J Hered Tumors 2020; 20: 45-58.
7) Kumamoto K, Ishida H, Tomita N: Recent advances and current management for desmoid tumor associated with familial adenomatous polyposis. J Anus Rectum Colon 2023 25; 7: 38-51.[PMID: 37113586]

CQ5：FAP 患者の甲状腺癌に対してサーベイランスは有用か？

エビデンスレベル：**C**，推奨度：**2**，合意率：**100%**

> 若年女性の FAP 患者は甲状腺癌の発症リスクが高いため，サーベイランスを実施することを弱く推奨する。

　FAP 患者の甲状腺癌に対するサーベイランスに関して，メタアナリシス 1 編，システマティックレビュー 1 編，症例対照研究 2 編，症例集積研究 1 編，総説 8 編であった。

FAP 患者に発生する甲状腺癌の大部分が乳頭癌であり，特に篩型（篩・モルラ型）cribriform-molula variant という特徴的な組織像を呈するものが 50％以上を占める。多発性，両側性の頻度がそれぞれ 28.6〜69％，42〜67％と高いが，予後は比較的良好である。FAP 患者の甲状腺癌発症について検討したメタアナリシス[1]によれば，9,821 名を解析したところ，甲状腺癌発症者の 79.2％は *APC* の mutation cluster region（codon 1286-1513）よりも 5' 側に生殖細胞系列病的バリアントがあり，95％が女性であった。また，本邦の 129 名の FAP 患者を対象に頸部超音波検査を行った研究では，35 歳以下の女性がハイリスク症例であることが報告されている[2]。

FAP 患者の甲状腺癌に対するサーベイランスについては，頸部触診に加えて頸部超音波検査を推奨する報告があるが，サーベイランスの有用性を直接示すエビデンスの高い前向き研究はない。282 名の FAP 患者を対象にした大腸癌研究会の多施設共同研究[3]では，FAP 診断時の年齢が 30 歳（中央値）である一方，甲状腺癌診断時の年齢が 27.5 歳（中央値）と若く，FAP 診断以前に甲状腺癌に罹患している者がいる。累積発症リスクは，女性 11.4％（16例），男性 1.4％（2例のみ）と圧倒的に女性に多く，また 50 歳を超えての発症はほとんどなく，甲状腺癌の独立したハイリスク因子として女性と 33 歳未満の若年が抽出された。さらに同研究は，メタアナリシスを実施しており，FAP 患者における甲状腺癌の罹患率は 1.6％であるが，2000 年以降罹患率が上昇していることを報告し，20 歳代からの頸部超音波検査によるサーベイランスの実施の考慮を勧めている。

また，海外の報告では，FAP で甲状腺に結節などの所見が認められる場合は甲状腺癌発症のリスクが高いため 2 年おきに頸部超音波検査を実施することを推奨している[4]。なお高齢の FAP 患者では，女性であっても甲状腺のサーベイランスを行う妥当性について支持するデータはない。

以上より，甲状腺癌のハイリスクである FAP 患者，特に若年女性において，頸部触診と頸部超音波検査による甲状腺癌のサーベイランスを実施することを弱く推奨する。

文　献

1) Chenbhanich J, Atsawarungruangkit A, Korpaisarn S, et al.: Prevalence of thyroid diseases in familial adenomatous polyposis: a systematic review and meta-analysis. Fam Cancer 2019; 18: 53-62.［PMID: 29663106］
2) Uchino S, Ishikawa H, Miyauchi A, et al.: Age- and gender-specific risk of thyroid cancer in patients with familial adenomatous polyposis. J Clin Endocrinol Metab 2016; 101: 4611-4617.［PMID: 27623068］
3) Sada H, Hinoi T, Ueno H, et al.: Prevalence of and risk factors for thyroid carcinoma in patients with familial adenomatous polyposis: results of a multicenter study in Japan and a systematic review. Surg Today 2019; 49: 72-81.［PMID: 27623068］
4) Monachese M, Mankaney G, Lopez R, et al.: Outcome of thyroid ultrasound screening in FAP patients with a normal baseline exam. Fam Cancer 2019; 18: 75-82.［PMID: 30003385］

各　論

Ⅲ．リンチ症候群
(Lynch syndrome)

Ⅲ-1　概要

●リンチ症候群は，DNA ミスマッチ修復（mismatch repair：MMR）遺伝子の生殖細胞系列病的バリアントを主な原因とする常染色体顕性遺伝（優性遺伝）性疾患である（**サイドメモⅢ-1**：Germline epimutation）。MMR 機構の破綻による特徴的な病理組織学的所見を示す大腸癌と子宮内膜癌を主徴とする。患者・血縁者内にさまざまな関連腫瘍が発生するため，サーベイランスや治療が必要となる。なお，診断は遺伝学的検査によってのみ実施されるが，2024 年 1 月現在，本邦では保険適用外である。

サイドメモⅢ-1

■Germline epimutation
　リンチ症候群の一部で，腫瘍発生にエピミューテーション（epimutation）が関与していることが明らかにされた。エピミューテーションとは，塩基配列には変化がないが，DNA のメチル化異常など遺伝子発現に関わる分子の修飾により遺伝子発現に変化をもたらす現象である。まれではあるが，生殖細胞系列の *MLH1* プロモーター領域異常メチル化がリンチ症候群の原因になることが報告されている[1]。

Ⅲ-1-1　臨床的特徴

●リンチ症候群患者に発生する大腸癌は散発性の大腸癌に比べ，1）若年発症，2）多発性（同時性，異時性）で，3）右側結腸に好発し，4）低分化腺癌の頻度が高い。また，腫瘍内リンパ球浸潤，髄様増殖，粘液癌・印環細胞癌様分化，Crohn 様リンパ球反応などの病理組織学的特徴がある[2-5]（Ⅲ-2-1-2：ミスマッチ修復（MMR）異常を示す大腸癌に特徴的な病理組織学的所見［p. 92］）。

●また，大腸癌以外に，子宮内膜癌をはじめ，さまざまな関連腫瘍が発生する（Ⅲ-1-3：関連腫瘍［p. 87］）。

Ⅲ-1-2　原因遺伝子とがん化のメカニズム

Ⅲ-1-2-1　原因遺伝子と遺伝形式
●第 2 番染色体上の *MSH2*（2p21-p16），*MSH6*（2p16.3），*EPCAM*（2p21）
●第 3 番染色体上の *MLH1*（3p22.2）
●第 7 番染色体上の *PMS2*（7p22.1）
●常染色体顕性遺伝（優性遺伝）
●これらの原因遺伝子のいずれかに生殖細胞系列病的バリアントが同定された場合にリンチ症候群と診断される。

Ⅲ-1-2-2　がん化のメカニズム

● リンチ症候群では，MMR 遺伝子の片方のアレルに生殖細胞系列の病的バリアントを有しており，後天的にもう片方の野生型アレルに変異（あるいはプロモーター領域のメチル化）が加わると MMR 機構が損なわれる。その結果，ゲノムの単純な反復配列であるマイクロサテライト領域に反復回数の異常（不安定性）が好発するようになる。腫瘍抑制（TGFBR2 など），細胞増殖，DNA 修復（MSH3, MSH6 など）やアポトーシス（BAX など）などに関わる遺伝子産物（蛋白質）をコードする領域には反復配列が含まれており，これらの領域に変異が起こりやすい。これらの MMR 遺伝子がコードする同名の蛋白質はそれぞれ特異的な MMR 蛋白質とヘテロダイマー（ヘテロ二量体）を形成し，DNA 複製時における DNA ポリメラーゼの校正機能をすり抜けた一塩基置換や数塩基までの挿入や欠失（ミスマッチ）を認識する。

● EPCAM は，MSH2 の上流に隣接する遺伝子で，この遺伝子の 3' 側（後半部分，転写を終結するのに必要な配列）の欠失がリンチ症候群の原因となる。この欠失により MSH2 のプロモーター領域に異常メチル化が起こり，MSH2 蛋白質の発現が消失する。

● リンチ症候群における大腸癌においても，散発性の大腸癌と同様に腺腫からがん化する経路の存在が示唆されている。詳細は不明な点も多い（図Ⅰ-3：FAP とリンチ症候群の代表的ながん化のメカニズム［p. 21］）。

Ⅲ-1-3　関連腫瘍

● リンチ症候群では大腸癌以外に，子宮内膜癌，卵巣癌，胃癌，小腸癌，胆道癌，膵癌，腎盂・尿管癌，脳腫瘍，皮膚腫瘍（**サイドメモⅢ-2**：Muir-Torre 症候群）など多彩な悪性腫瘍（関連腫瘍）が発生する。乳癌，膀胱癌[6]，前立腺癌[7]についてもリンチ症候群関連腫瘍の可能性が報告されている[8]。リンチ症候群における関連腫瘍の発生リスクは，大腸癌と子宮内膜癌が高いが，原因遺伝子の種類や病的バリアントのタイプ，環境因子などにより異なる。また病的バリアント保持者（以下「バリアント保持者」とする）に関連腫瘍が必ず発生するとは限らない[3,9-15]（表Ⅲ-1）。

● EPCAM に限局した欠失例では，MSH2 に病的バリアントを有するリンチ症候群と比べて，悪性腫瘍の発生リスクリスクはそれほど変わらないが，MSH2 に比べて子宮内膜癌のリスクは低い[16]。EPCAM から MSH2 の 5' 側を包む欠失例では，MSH2 に病的バリアントを有するリンチ症候群と変わらない悪性腫瘍の発生リスクを示す[17]。EPCAM 欠失は，リンチ症候群の 1〜3％の原因となることが報告されている[18]。

表Ⅲ-1　リンチ症候群関連腫瘍の原因遺伝子別累積発生率（80 歳まで）

種類	累積発生率				
	MLH1	MSH2 & EPCAM	MSH6	PMS2	米国の一般集団[39]
大腸癌[19-26,34-36]	46-61%	33-52%	10-44%	8.7-20%	4.1%
子宮内膜癌[19,20,22,23,25,27,34-36]	34-54%	21-57%	16-49%	13-26%	3.1%
卵巣癌[19,20,22,27,28,34-36]	4-20%	8-38%	≦1-13%	1.3-3%	1.1%
腎盂尿管癌[19,20,27,31,34-36]	0.2-5%	2.2-28%	0.7-5.5%	≦1-3.7%	—
膀胱癌[20,26,30,34-36],	2-7%	4.4-12.8%	1-8.2%	≦1-2.4%	2.3%
胃癌[8,19,20,28,29,31,32,34-37]	5-27%	0.2-27%	≦1-7.9%	—	0.8%
小腸癌[19,20,26,28,31,34-36]	0.4-11%	1.1-10%	≦1-4%	0.1-0.3%	0.3%
膵癌[20,34-36,38]	6.2%	0.5-1.6%	1.4-1.6%	≦1-1.6%	1.7%
胆管癌[19,20,34-36]	1.9-13%	0.02-1.7%	0.2-≦1%	0.2-≦1%	—
脳腫瘍[20,23,26,29,31,33-37]	0.7-1.7%	2.5-7.7%	0.8-1.8%	0.6-≦1%	0.5%

文献 40）を参考にして作成

サイドメモⅢ-2

■Muir-Torre 症候群/Muir-Torre syndrome

　大腸癌をはじめとする種々のリンチ症候群関連腫瘍に皮脂腺腫瘍（皮脂腺腫, 皮脂腺上皮腫, 皮脂腺癌）や角化棘細胞腫などを合併する疾患。主に MSH2 の生殖細胞系列病的バリアントが認められると報告される[41]。

Ⅲ-1-4　疫学的特徴

●海外からの報告によると, リンチ症候群の頻度は一般集団で 279〜654 人に 1 人[42-44], 全大腸癌の 2.4〜3.7％を占めると推定されている[45,46]。一方, 本邦では全大腸癌 0.7〜1.01％と報告されている[47,48]。

Ⅲ-2　診断

Ⅲ-2-1　診断の流れ

⬤粘膜内癌を除く大腸癌患者（浸潤癌）を診療する場合に，リンチ症候群は以下の STEP に
したがって診断する（図Ⅲ-1）。また，診断の補助となる臨床病理学的所見や検査方法を
挙げる。

STEP 1：以下 1)～5) で該当するカテゴリーを確認する

1) Amsterdam 基準Ⅱ[49]（表Ⅲ-2，図Ⅲ-2A，図Ⅲ-2B）あるいは 2) 改訂 Bethesda ガ
   イドライン[50]（表Ⅲ-3）を満たす場合：臨床病理学的情報（家族歴を含む）からリンチ
   症候群が疑われ，MSI 検査あるいは MMR 蛋白質の免疫組織化学(immunohistochem-

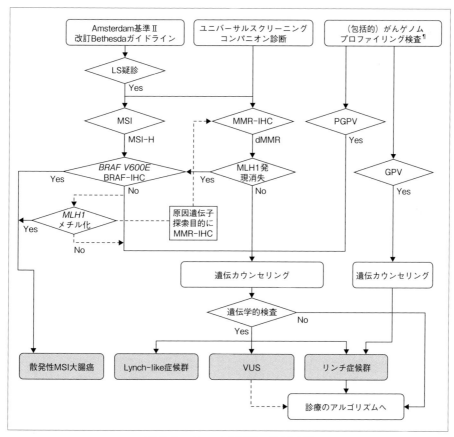

図Ⅲ-1　リンチ症候群の診断手順

LS：リンチ症候群，MMR：ミスマッチ修復，IHC：免疫組織化学，MSI：マイクロサテラ
イト不安定性，MSI-H：高頻度マイクロサテライト不安定性，PGPV：生殖細胞系列病的
バリアント疑い，GPV：生殖細胞系列病的バリアント，VUS：意義不明バリアント
¶：エクソン単位の異常などはがんゲノムプロファイリング検査で検出されないことがあ
る

臨床病理学的所見に基づく基準

表Ⅲ-2　Amsterdam 基準Ⅱ（1999）[49]

少なくとも3名の血縁者がリンチ症候群関連腫瘍（大腸癌, 子宮内膜癌, 腎盂・尿管癌, 小腸癌）に罹患し, 以下のすべての項目を満たす。
1. 1名の罹患者はその他の2名に対して第1度近親者である
2. 少なくとも連続する2世代に罹患者がいる
3. 少なくとも1名の罹患者は50歳未満で診断されている
4. 腫瘍は病理組織学的に癌であることが確認されている
5. 家族性大腸腺腫症が除外されている

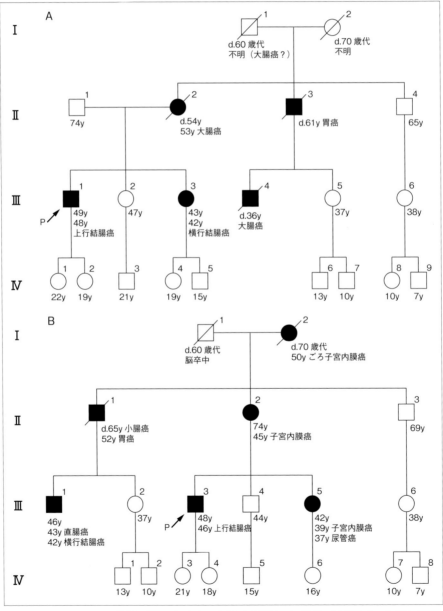

図Ⅲ-2　Amsterdam 基準Ⅱ[49]に合致する家族歴（付録：家系図の記載法 [p. 147] 参照）
A：大腸癌の多発家系
B：大腸癌以外の関連腫瘍多発家系

表Ⅲ-3　改訂 Bethesda ガイドライン（2004）[50]

以下のいずれかの条件に一致する場合，個人から採取した腫瘍について MSI 検査をする必要がある。
1. 50 歳未満の者で診断された大腸癌
2. 年齢にかかわらず，同時性または異時性の大腸あるいは他のリンチ症候群関連腫瘍*を発生している場合
3. 60 歳未満の者に診断された MSI-High の組織学的所見**を有する大腸癌
4. リンチ症候群関連腫瘍に罹患した第 1 度近親者が 1 名以上（そのうちの 1 名は 50 歳未満で診断）いる患者の大腸癌
5. 年齢にかかわらず，リンチ症候群関連腫瘍に罹患した者が第 2 度近親者までに 2 名以上いる患者の大腸癌

　*：大腸癌，子宮内膜癌，胃癌，卵巣癌，膵癌，胆道癌，小腸癌，腎盂・尿管癌，脳腫瘍（通常は Turcot 症候群にみられる glioblastoma），Muir-Torre 症候群の皮脂腺腫や角化棘細胞腫
**：腫瘍内リンパ球浸潤，Crohn 様リンパ球反応，粘液癌・印環細胞癌様分化，髄様増殖

istory, IHC）検査へ進む。これらの基準を満たさない場合はリンチ症候群ではない患者として診療を進める。

3) ユニバーサルスクリーニング検査を行う場合：全て（あるいは 70 歳以下）の大腸癌や子宮内膜癌に対して，リンチ症候群のスクリーニング検査として MSI 検査あるいは MMR 蛋白質の IHC（MMR-IHC）検査を行う。腫瘍組織の MSI-High もしくは MMR 蛋白質の発現消失を認めた場合は遺伝カウンセリングへ進む。MMR-IHC 検査で MLH1 蛋白質と PMS2 蛋白質の両方が発現消失を示す症例では，*BRAF* V600E の検査で散発性大腸癌を除外できる。

4) コンパニオン診断を行う場合：年齢に関係なく大腸癌の治療選択を目的として，MSI 検査あるいは MMR-IHC 検査を行う。腫瘍組織の MSI-High もしくは MMR 蛋白質の発現消失を認めた場合は遺伝カウンセリングへ進む。

5) 腫瘍細胞由来の DNA に対して行った CGP 検査で生殖細胞系列病的バリアントが疑われる場合：遺伝カウンセリングに進む。

STEP 2：腫瘍組織の MSI 検査，あるいは MMR-IHC 検査を行い，MSI-High または MMR 蛋白質の消失を確認する。（**サイドメモⅢ-3**：MSI 検査の方法と結果の評価）

●補足：IHC 検査で MLH1 蛋白質と PMS2 蛋白質の両方が発現消失を示す症例では，腫瘍組織が *BRAF* V600E バリアント陽性であれば，散発性腫瘍の可能性が高いと考えられ，遺伝学的検査に進まなくてよい。なお，稀ではあるが，リンチ症候群に発生した大腸癌でも 1.6%（15/969）に *BRAF* V600E が陽性になり，その内訳は *MLH1* の 1.7%（8/482），*MSH2* の 0.7%（2/269），*PMS2* の 9.3%（5/54），*MSH6* ではなし（0/27）であることが知られている[51]。

STEP 3：確定診断として，MMR 遺伝子の生殖細胞系列における病的バリアントを同定する（保険収載されていない）。腫瘍組織と非腫瘍組織の両方を用いた CGP 検査で生殖細胞系列病的バリアントが直接的に同定された場合でかつ，生殖細胞系列所見の開示希望がある場合は，遺伝カウンセリングと共に結果を開示する。

Ⅲ-2-1-1　ユニバーサルスクリーニング

●欧米では全て（あるいは 70 歳以下）の大腸癌に対し，MSI 検査や MMR-IHC 検査を行うユニバーサルスクリーニングがリンチ症候群の診断に関し，感度と費用対効果の高い方法

として推奨されている（CQ6）。

● MSI 検査，MMR-IHC 検査，および両者の併用によるスクリーニング感度は，プール解析においてそれぞれ 0.93（95％信頼区間 0.87-0.96），0.91（95％信頼区間 0.85-0.95），0.97（95％信頼区間 0.90-0.99）と，いずれも高い感度が示されている[52]。

● ユニバーサルスクリーニングから得られた大腸癌患者に占めるリンチ症候群の頻度は，海外から 2.4〜3.7％[45,46]，本邦から 0.7〜1.01％との報告されており，本邦におけるユニバーサルスクリーニングの効率は海外と比較して低い可能性がある。

● 高齢の大腸癌患者では，リンチ症候群患者が含まれる割合が相対的に低い一方，散発性 MMR 異常大腸癌の頻度が高い傾向がある[48,53,54]。このため，スクリーニングの効率と費用対効果を考慮し，大腸癌患者全例ではなく，70 歳未満など，一定の年齢以下の患者を対象としてスクリーニングを行うことも提唱されている。

● リンチ症候群の家系のなかで，Amsterdam 基準Ⅱ[49]を満たす家系は 15〜27％[53,55]，改訂 Bethesda ガイドライン[50]を満たす家系は 68〜89％と報告されている[53]。

● 大腸癌研究会のプロジェクト研究では，Amsterdam 基準Ⅱを満たす症例は全大腸癌患者の 1.2％であった[56]。一方で，大腸癌患者の約 1/4 が改訂 Bethesda ガイドラインを満たすと報告されている[57]。すなわち，リンチ症候群のスクリーニングにおいて，改訂 Bethesda ガイドラインは感度が高い一方，比較的特異度の低い基準であるのに対し，Amsterdam 基準Ⅱはより感度に劣るものの特異度の高い基準である。

● なお，ユニバーサルスクリーニングの対象として，全ての子宮内膜癌患者も，MSI 検査や MMR-IHC 検査を行うことが推奨されている。

Ⅲ-2-1-2　ミスマッチ修復（MMR）異常を示す大腸癌に特徴的な病理組織学的所見

● MMR 異常を示す大腸癌ではその他の大腸癌と比べ，いくつかの組織学的特徴が，より高頻度に認められる。改訂 Bethesda ガイドライン 28 においては，①腫瘍内リンパ球浸潤（tumor infiltrating lymphocytes：TIL），②髄様増殖，③粘液癌・印環細胞癌様分化，④ Crohn 様リンパ球反応（Crohn's-like lymphocytic reaction）の 4 項目が挙げられている（図Ⅲ-3）。ただし，これらの病理組織学的特徴は必ずしもリンチ症候群に特有のものではなく，散発性 MMR 異常大腸癌にも共通して認められる[58]。

● リンチ症候群の大腸腫瘍の免疫組織化学検査による MMR 欠損の組織学的検査では，異型度にかかわらず 79％（68/89 個）で欠損を認め，MMR 欠損が腺腫の形成に先行すると示唆された[59]。

Ⅲ-2-1-3　リンチ症候群のスクリーニングに用いられる検査

Ⅲ-2-1-3-1　MSI 検査

● MMR 異常がある腫瘍細胞では，ゲノムの中に存在する 1〜数塩基の繰り返し配列であるマイクロサテライトの反復回数の変化を示しやすくなる。この現象をマイクロサイト不安定性（MSI）という。

● リンチ症候群に伴う大腸癌の 90％以上は MSI-High を示す[60]。一方，大腸癌全体に対する MSI-High の割合は，欧米の報告では 12〜16％[60-62]，本邦の報告では 6〜7％である[63,64]。そのため，MSI 検査はリンチ症候群を疑う症例を絞り込むスクリーニング検査と

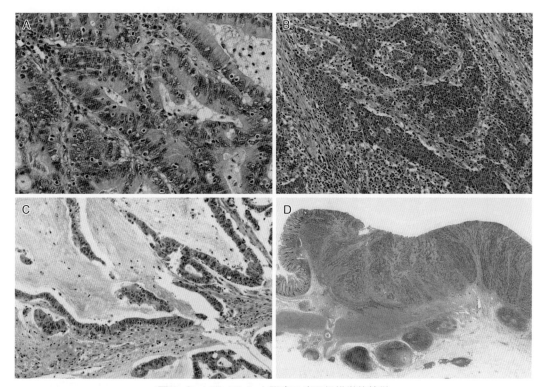

図Ⅲ-3　MSI-High 大腸癌の病理組織学的特徴
A：腫瘍内リンパ球浸潤。腫瘍上皮内に halo を伴ったリンパ球浸潤を認める。
B：髄様増殖。腫瘍細胞は腺管を形成せず，充実性胞巣状の増殖を示す。
C：粘液癌。多量の細胞外粘液を伴う。
D：Crohn 様リンパ球反応。腫瘍周囲に多数のリンパ球の集簇巣を認める。

して有用である（**サイドメモⅢ-3**：MSI 検査の方法と結果の評価）。

サイドメモⅢ-3

■MSI 検査の方法と結果の評価

　MSI 検査は主にホルマリン固定パラフィン包埋標本を用いて行われる。現在広く用いられている方法では，抽出した DNA から，5 種類の 1 塩基繰り返しマーカー（プロメガパネル：BAT-25，BAT-26，NR-21，NR-24，MONO-27）を用いて，腫瘍組織のマイクロサテライト不安定性を判定する（図Ⅲ-4）。マイクロサテライトの長さが変化している場合を MSI と判定し，2 つ以上のマーカーが MSI を示す場合を MSI-High（high-frequency MSI），1 つのマーカーが MSI を示す場合を MSI-Low（low-frequency MSI），いずれのマーカーも MSI を示さない場合を MSS（microsatellite stable）とする（図Ⅲ-4）。MSI-High を示す腫瘍の大半は MMR 異常を有するが，MSI-Low，MSS の場合は MMR 異常がほぼ見られない。このため，MSI-Low，MSS は陰性として報告される。

　現在，MSI 検査で広く用いられている 1 塩基繰り返しマーカーは多型がほとんど認められないため（quasi-monomorphic mononucleotide），腫瘍組織のみで判定可能である。

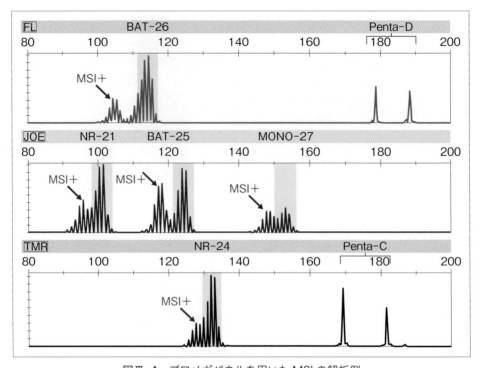

図Ⅲ-4　プロメガパネルを用いた MSI の解析例
5 種類の 1 塩基繰り返しマーカーの全て（BAT-25, BAT-26, NR-21, NR-24, MONO-27）で, 腫瘍組織のマイクロサテライト長が基準となり, MSI-High と判定される。

Ⅲ-2-1-3-2　MMR-IHC 検査

◉リンチ症候群関連腫瘍の大半で, MMR 遺伝子である *MLH1*, *MSH2*, *MSH6*, *PMS2* のいずれかの遺伝子の両アレルに不活化が起きており, その大部分の症例で対応する蛋白質の発現が消失する（**サイドメモⅢ-4**：発現パターンと評価, **サイドメモⅢ-5**：例外的な MMR-IHC 検査結果）。

◉MSI-High は MMR 機能の異常を原因とするため, MSI 検査と MMR-IHC 検査の一致率は高く近年のデータでは大腸癌組織で 98.8％という一致率が報告されている[65]。

◉MSI 検査に対する MMR-IHC 検査の利点は, 原因遺伝子を推定できることである。ただし, これらの検査と特異度は同等であり, 施設の検査体制も加味して総合的に判断し, どちらか一方の検査を選択すればよい。なお, 偽陰性はいずれの検査でも稀であるが, 臨床的に偽陰性の可能性が考慮される場合は, もう一方の検査を行うことで MMR 異常検出の感度を高めることが可能である。現在, 悪性腫瘍における MMR 異常検出の検査として MSI 検査および MMR-IHC 検査が保険診療で利用可能であり, 適応は, （1）免疫チェックポイント阻害剤の効果予測, （2）リンチ症候群の診断の補助, （3）大腸癌の術後化学療法の選択の 3 つである。

■発現パターンと評価

　MMR 異常のない腫瘍では 4 種類の蛋白質全てが発現している。一方，MMR 異常を呈する腫瘍では異常のある MMR 遺伝子を反映した蛋白質の発現消失を呈する（表Ⅲ-4，図Ⅲ-5）。ただし，一部の MMR 異常のある腫瘍において非定型的な発現パターンを示す症例が見られる（**サイドメモⅢ-5：例外的な MMR-IHC 検査結果**）。浸潤がんの場合，原則として発現消失はびまん性であるため，生検標本を用いた検索も手術標本と同等の感度で検索が可能である。

　MMR 蛋白質に対する免疫染色パターンで原因遺伝子の種類が推定できる。*MLH1* バリアントを有する腫瘍は MLH1 蛋白質に加えて PMS2 蛋白質，*MSH2* バリアントを有する腫瘍は MSH2 蛋白質に加えて MSH6 蛋白質の発現消失を伴う（表Ⅲ-4）。

表Ⅲ-4　MMR 蛋白質に対す免疫組織化学検査パターンと推定される
原因遺伝子の種類

		免疫組織化学検査での発現			
		MLH1	MSH2	PMS2	MSH6
推定される 原因遺伝子	*MLH1*	−	+	−	+
	MSH2	+	−	+	−
	PMS2	+	+	−	+
	MSH6	+	+	+	−

■例外的な MMR-IHC 検査結果

ミスセンスバリアントなどによる異常蛋白質の発現

　ミスセンスバリアントの場合，機能が保たれていない蛋白質が発現することがある。*MLH1* バリアントを伴うリンチ症候群に比較的多いことが知られており，これらの症例の大半は PMS2 蛋白質の単独発現消失を呈する[66]。ただし，MMR-IHC で異常が全く指摘できない例が稀に存在する。免疫染色で異常が認められなくても臨床的にリンチ症候群が強く疑われる場合は，MSI 検査を追加することでスクリーニングが可能となることがある。

マイクロサテライト不安定性による MMR 遺伝子の 2 次的バリアント

　MMR 遺伝子のいくつかには繰り返し配列を持つものがあり，2 次的なバリアントを起こすことがある。*MLH1* バリアント（MLH1/PMS2 蛋白質発現消失）例では，びまん性または領域性に MSH6 蛋白質の発現消失をきたすことがある[67]。

術前化学放射線療法による MSH6 蛋白質の発現消失

　術前化学放射線療法を行った場合，生殖細胞系列の *MSH6* に異常がなくても MSH6 蛋白質の発現消失を示すことが報告されている[67]。

Ⅲ-2-1-3-3　*BRAF* V600E バリアント検査

●MMR 異常を示す散発性大腸癌の大半は *MLH1* プロモーター異常メチル化による *MLH1* 発現抑制を原因としており，これらの腫瘍は高頻度に *BRAF* V600E バリアントを有してい

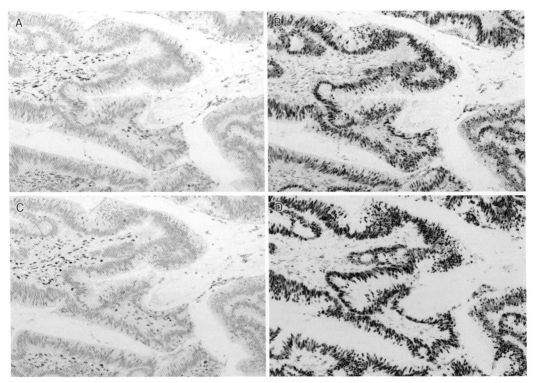

図Ⅲ-5 *MLH1* に生殖細胞系列病的バリアントを有するリンチ症候群に伴う大腸癌における MMR-IHC
検査例
MLH1 蛋白質（A），PMS2 蛋白質（C）の発現消失を認める。MSH2 蛋白質（B），MSH6 蛋白質（D）
の発現は保たれている。いずれの染色においても内部陰性対照となる間質細胞の陽性所見が認められる。

ることが知られている。一方，*MLH1* の生殖細胞系列病的バリアントを原因とするリンチ
症候群に伴う大腸癌では *BRAF* V600E バリアントは極めて稀である[51]。したがって，
MMR-IHC 検査で MLH1 蛋白質，PMS2 蛋白質の発現消失を示す症例では，腫瘍組織の
BRAF V600E バリアントが陽性であればリンチ症候群は，ほぼ否定的と考えられる[68]。

● *MLH1, MSH2, MSH6* の病的バリアントを原因とするリンチ症候群に伴う大腸癌では
BRAF V600E バリアントは極めて稀であるが，*PMS2* に生殖細胞系列病的バリアントがあ
るリンチ症候群の大腸癌では 9.3% に *BRAF* V600E を認めたことが報告されており，注意
が必要である[51]。

● *BRAF* V600E バリアントを用いた散発性腫瘍の同定は大腸癌のみに有効であり，子宮内膜
癌など，他癌種では用いることができない。

● *BRAF* V600E バリアントの検出には現在，悪性腫瘍における *BRAF* V600E バリアント検
出の検査として，*RAS・RAF* 遺伝子変異解析として行われる変異検査および，BRAF
V600E バリアント蛋白質に対する免疫組織化学検査が保険診療で利用可能である。*RAS・
RAF* 遺伝子変異解析の適応は，（1）早期大腸癌におけるリンチ症候群の除外，（2）切除不
能な進行・再発の大腸癌患者における治療方針の決定，*BRAF* V600E バリアント蛋白に対
する免疫組織化学検査の適応は，（1）大腸癌におけるリンチ症候群の診断の補助，（2）大
腸癌における抗悪性腫瘍剤による治療法の選択の補助のそれぞれ 2 つである。

Ⅲ-2-1-3-4　*MLH1* プロモーターメチル化検査

⬤ MMR 異常を示す散発性大腸癌の大半は *MLH1* プロモーター異常メチル化による MLH1 蛋白質発現抑制を原因としている。したがって，*MLH1* プロモーター異常メチル化の有無を検索することで，散発性大腸癌を効率よく同定し，遺伝学的検査の対象から除外することが可能である[40,69-73]。

⬤ ただし，現在のところ，*MLH1* プロモーターメチル化検査は保険収載されておらず，国内では受託検査としても提供されていないため，通常診療での利用は困難である。

Ⅲ-2-1-4　確定診断のための検査

Ⅲ-2-1-4-1　MMR 遺伝子などの遺伝学的検査

⬤ リンチ症候群の確定診断には，MMR 遺伝子不活化の原因となる生殖細胞系列病的バリアントの同定が必須である。主に患者の血液を用いて，MMR 遺伝子と *EPCAM* の生殖細胞系列における病的バリアント（*EPCAM* では MSH2 蛋白質発現抑制の原因となる 3' 側の欠失のみ）の有無を検査する。検査には Sanger 法または次世代シークエンサーによるシークエンシング，multiplex ligation-dependent probe amplification（MLPA）法が主に用いられている。腫瘍組織を用いた MMR 蛋白質に対する MMR-IHC 検査が行われている場合は，その結果に基づいて検査対象とする遺伝子を絞り込むことも可能である。リンチ症候群の遺伝学的検査は本邦では保険収載されておらず，全額自己負担もしくは研究として実施しているのが現状である（遺伝学的検査は検査会社に依頼可能）。現在，保険収載に向けて議論が重ねられている。本検査の前後には必ず遺伝カウンセリングを行う。（Ⅰ-3：遺伝カウンセリング［p. 30］）

⬤ それぞれの検査法ごとに検出困難なバリアントが存在するため，MMR 遺伝子に対する遺伝学的検査の結果，病的バリアントが検出されなかった場合でも，リンチ症候群を完全に否定することは困難である。例として，Sanger 法による検索では構造異常の検出は困難である。次世代シークエンサーによる検索でも検査方法により検出困難なバリアントがある。したがって CGP 検査でも生殖細胞系列病的バリアントが同定されない場合もあるので注意する必要がある。

Ⅲ-2-1-4-2　リンチ症候群診断に関わる検査における患者同意

⬤ 欧米では一般にリンチ症候群のスクリーニング検査としての MSI 検査，MMR-IHC 検査の施行には患者の個別同意は必要ないと考えられている。一方，国内ではこれらの検査をリンチ症候群の診断の補助を目的として用いる場合，事前にリンチ症候群に関する十分な説明を行い，同意を得ることが望ましいとされてきた。しかし，これらの検査を免疫チェックポイント阻害剤使用や術後化学療法の選択を目的として行う場合でも，その結果はリンチ症候群診断のきっかけとなりうる。すなわち，実際の診療においては MSI 検査や MMR-IHC 検査は直接の目的にかかわらず，リンチ症候群のスクリーニングを兼ねている。また，リンチ症候群に伴う腫瘍が悪性腫瘍全体に占める割合は高くなく，悪性腫瘍罹患者におけるリンチ症候群の割合は 1% 程度と報告されている。したがって，臨床所見などからリンチ症候群が積極的に疑われない場合，MSI 検査や MMR-IHC 検査を行うにあたり，リンチ症候群に関する詳細な理解を求められることは患者にとって過剰な負担とも考えられ

る。さらに，リンチ症候群の確定診断を目的とした遺伝学的検査を行う場合は，それまでのリンチ症候群に関する説明や関連する検査に対する同意の有無に関わらず，改めて遺伝カウンセリングの機会が提供される。したがって，実際の診療においては直接の目的に関わらず，MSI 検査，MMR-IHC 検査の施行には，一般的な検査と同様に通常の医療行為として検査の必要性を説明し，診療録へその説明内容を記載するのみにとどめ，遺伝学的検査前に求められる患者の個別同意までは必要ない。MSI 検査，MMR-IHC 検査によるスクリーニング検査でリンチ症候群が疑われる場合は遺伝診療が可能な施設へ患者を紹介する。日本遺伝性腫瘍学会ホームページのリンク先（https://jsht-info.jp/wp/wp-content/uploads/2023/09/28e3da4a24e0e3a04aab229839adf7c2.pdf）に参考資料が公開されている。

Ⅲ-2-2　鑑別を要する疾患・病態

Ⅲ-2-2-1　*MLH1* プロモーター異常メチル化を伴う散発性 MSI-High 大腸癌

● MSI-High を示す散発性大腸癌は，高齢女性，低分化腺癌，右側結腸優位，などの臨床病理学的特徴を認める。散発性大腸癌が MSI-High を示す主な原因は *MLH1* プロモーター領域の後天的な異常メチル化である[74]。このような腫瘍では MMR-IHC で MLH1 蛋白質および PMS2 蛋白質の発現消失を認める。上述のように，*MLH1* プロモーター異常メチル化を示す大腸癌の 1/2 から 2/3 は *BRAF* V600E バリアントを有する[48,75]。

Ⅲ-2-2-2　ポリメラーゼ校正関連ポリポーシス（polymerase proofreading-associated polyposis：PPAP）

● PPAP[76-78] は，FAP（AFAP）やリンチ症候群に類似した病態を示すことがあり，鑑別を要する（Ⅱ-2-2：鑑別を要する疾患［p. 45］）。子宮内膜癌を発症することも多く，PPAP がリンチ症候群の鑑別疾患に挙がる。*POLE* を原因遺伝子とする PPAP の大腸癌では MSI-High を示すことがある。

Ⅲ-2-2-3　Lynch-like syndrome

● MMR 異常（MSI-High または MMR 蛋白質の発現消失）を示す大腸癌の中で *MLH1* プロモーター異常メチル化を認めず，かつ遺伝学的検査でリンチ症候群と診断されない症例は，Lynch-like syndrome と呼ばれている。その主な原因は MMR 遺伝子の両アレルに生じた体細胞バリアントであるが，これ以外に同定困難な生殖細胞系列の MMR 遺伝子バリアントや，MMR 遺伝子以外の生殖細胞系列バリアントに起因する症例が含まれていると考えられる[79,80]。

Ⅲ-2-2-4　先天性ミスマッチ修復欠損（Constitutional mismatch repair deficiency：CMMRD）症候群

● CMMRD 症候群は，MMR 遺伝子にホモ接合性あるいは両アレルでの生殖細胞系列病的バリアントに起因する，小児期より同時性・異時性に大腸がんを含む複数の関連腫瘍が好発する疾患である[81]。常染色体潜性遺伝（劣性遺伝）形式をとる。原因遺伝子は *PMS2*,

MSH6 が多い。非腫瘍性病変として，高頻度に神経線維腫症 1 型（neurofibromatosis type 1：NF1）類似のカフェ・オ・レ斑（Café au lait spots）を認める[81,82]。*PMS2* の病的バリアント例では免疫グロブリンのクラススイッチ異常による IgG と IgA の低下，IgM の増加による異常な抗体反応を特徴とする免疫不全症を合併し，小児慢性特定疾病に指定されている[83]。海外の前向きレジストリによると，初発のがん診断年齢の中央値は 9.2 歳（1.7〜39.5 歳），関連腫瘍のスペクトラムは広く，脳腫瘍が最も多く，大腸癌，血液腫瘍がそれに次ぐ[84]。大腸には多発性腺腫を認め，臨床的所見は FAP と類似する。MRI（脳，全身），腹部超音波，消化管内視鏡検査，血液検査を組み合わせたサーベイランスプロトコールが提案され[85]，フルサーベイランスコホートでは生命予後の改善が示唆される[84]。かつては Turcot 症候群 type 1 と呼ばれていたのは，現在では CMMRD 症候群であることがわかっている。

Ⅲ-2-2-5　家族性大腸癌タイプ X（Familial colorectal cancer type X：FCCTX）

Amsterdam 基準 I [86][注3]を満たすが，ミスマッチ修復遺伝子の生殖細胞系列バリアントを認めず，大腸癌のミスマッチ修復機構が保たれている場合，家族性大腸癌タイプ X[87]の名称が提唱されている。家族性大腸癌タイプ X は，（1）偶然の散発性大腸癌の集積，（2）生活習慣を要因とする集積，（3）未知のものを含むリンチ症候群以外の遺伝性腫瘍，などの複数の疾患群からなると推測され，追従する研究でも大腸癌以外のリンチ症候群関連腫瘍のリスクは有意に低いことが確認されている[88]。

注 3：Amsterdam 基準 I

　Amsterdam 基準 II は大腸癌，子宮内膜癌，腎盂・尿管癌，小腸癌を関連腫瘍とするが，Amsterdam 基準 I [86]では大腸癌のみを関連腫瘍とする。

Ⅲ-3　サーベイランスと治療

Ⅲ-3-1　大腸腺腫・癌

Ⅲ-3-1-1　特徴・分類

●大腸腺腫の特徴は，通常の腺腫より小さくても異型度が高く[89]，癌化までの期間が短いなどが挙げられていた[90-93]。リンチ症候群における発がんメカニズムについては，後天的な腺腫-癌過程に加えて，腺腫発生時からの MMR 欠損の関与や MMR 欠損クリプトからの癌過程の経路も想定されているが[59,94]，大腸内視鏡検査時に区別することは困難であるため，腫瘍性病変の発見時には大きさに関わらず積極的な内視鏡的治療の対象とする[89]。また，本疾患を特徴づける大腸外関連腫瘍の合併に注意した問診が必要である[40,91]（表Ⅲ-5）。
●大腸外関連腫瘍における全身的なサーベイランスについて，一般集団と異なる認識が必要であり，大腸内視鏡サーベイランスと共に各臓器に推奨される定期検査を行う。

Ⅲ-3-1-2　サーベイランスと発がん予防

Ⅲ-3-1-2-1　大腸内視鏡検査

●大腸癌未発症のリンチ症候群の大腸内視鏡サーベイランスの開始年齢は，*MLH1* と *MSH2* では 20〜25 歳，*MSH6* と *PSM2* では 30〜35 歳とする見解が多い[21,40,95,96,)]。また，リンチ症候群の大腸癌の術後には，異時性多発癌の発生に留意し，生涯にわたるサーベイランスの継続が必要である。大腸内視鏡の検査間隔については，前向き研究で，3 年間隔の内視鏡サーベイランスにより大腸癌による死亡が 65％抑制されることが報告されたが[97]，

表Ⅲ-5　リンチ症候群の主な関連腫瘍に対するサーベイランスの目安

部位	検査方法	検査開始年齢	検査間隔	コメント	文献
大腸	大腸内視鏡	*MLH1, MSH2*：20〜25 歳	1〜2 年	—	40,69-73)
		MSH6：30〜35 歳			
		PMS2：30〜35 歳	1〜3 年		
子宮	子宮内膜組織診（または細胞診）	*MLH1, MSH2, MSH6*：30〜35 歳	1〜2 年	—	40,69-73)
卵巣	経腟 US, CA-125	—	—	担当医の判断で考慮	40,70)
胃・十二指腸	HP 感染	30〜35 歳	—	HP 感染があれば除菌	40,69-72)
	上部消化管内視鏡	30〜35 歳	1〜3 年	胃癌リスクの高い集団，または胃・十二指腸癌の家族歴がある場合に考慮	40,69-72)
尿路	検尿または尿細胞診	30〜35 歳	1 年	*MSH2* バリアント，または尿路上皮癌の家族歴がある場合に考慮	40,70-73)
膵臓	EUS または MRI/MRCP	50 歳	1 年	膵癌の家族歴がある場合に考慮	20,40,69, 173-176)

いくつかの観察研究で 3 年ごとの内視鏡検査の間に進行癌の発生が確認されたことから，検査間隔を 1 年に短縮することも提唱されてきた[69,87,98]。しかし，欧州 3 カ国（ドイツ，オランダ，フィンランド）において 1 年～3 年までの検査間隔で比較したところ，大腸癌の発生率やその病期に有意差を認めなかったとする報告もあり，至適間隔におけるコンセンサスは得られておらず[99,100]，原因遺伝子に加えて，大腸癌既往歴によるリスク層別化が試みられている（**CQ7**）。本邦では原則 1～2 年を推奨しており[69,70,72,73]，欧米のガイドラインでは 2 年間隔とするものが多い[40,96]。高解像度の内視鏡を用いた質の高い大腸内視鏡検査もサーベイランスと併せて重要であり，大腸内視鏡検査の質を評価する Quality Indicators（腸管洗浄度，盲腸到達率，腺腫発見率，観察時間など）の評価も重要である[95,101]。

Ⅲ-3-1-2-2　生活習慣の改善

◉ リンチ症候群の場合，大腸癌のリスクを低下させるには，適正体重の維持，禁煙の他に，食生活，飲酒，運動に関わるリスク因子がいくつか示されている。Body mass index（BMI）高値は，腺腫や大腸癌の発症リスクを増大させることが示され，平均体重の範囲内で留めることが推奨されている[70]。後方視的観察研究で特に，BMI >25 kg/m^2 の男性では大腸癌のリスクが増加することが示されている[102]。さらに，ランダム化比較試験で肥満は *MLH1* バリアントを有する場合，大腸癌リスクが 3.72 倍となるが，アスピリン（600 mg/1 日）を服用している場合や *MSH2* または *MSH6* バリアントを有する場合にはリスク増加はみられないことが報告されている（**CQ8**）[103,104]。症例対照研究や後方視的観察研究で喫煙は大腸癌リスクを増加させるため[70,105,106]，禁煙が推奨されている。特に過去ではなく現在喫煙している方が大腸腺腫のリスクを高くすることが示されている[107]。その他，後方視的観察研究でマルチビタミンとカルシウムのサプリメントの摂取が大腸癌のリスクを低下させること[108]，症例対照研究や前方視的観察研究で果物の摂取量を増やすと大腸癌リスクが減少すること[109,110]，アルコール摂取による大腸癌リスクの増加や若年発症化がみられること[110-112]，後方視的観察研究で身体活動が増えると大腸癌リスクの減少が示唆されること[113]，などが報告されている。

Ⅲ-3-1-2-3　化学予防

◉ リンチ症候群患者に対するアスピリンを用いた化学予防試験が行われているが，その有用性は明らかではない（**CQ8**）。

Ⅲ-3-1-3　治療

Ⅲ-3-1-3-1　手術

◉ リンチ症候群の大腸癌に対する大腸の切除範囲（術式）として，以下の選択肢がある。
  ・散発性大腸癌と同等の切除範囲
  ・拡大手術（結腸全摘術，大腸全摘術）
◉ リンチ症候群の大腸癌に対する切除範囲は散発性大腸癌と同等の切除範囲で行われている。リンチ症候群に対する術式を検討する上で，初発癌の部位や原因遺伝子，大腸腫瘍の発症頻度とその時期などのリスク因子別の認識は重要であり，現時点での多発大腸癌のリスク層別化は不十分であるため体系的に強く推奨されるものはない。本邦での初発癌およ

び異時多発癌に対する術式においては，患者の年齢や併存疾患の状態などのバランスを考慮し，術後の QOL およびサーベイランスの必要性とその限界を十分説明した上で，患者の希望を確認しながら個別対応されている（**サイドメモⅢ-6**：リンチ症候群の大腸癌に対する拡大手術)[96,114]。

- 欧米海外では *MLH1*・*MSH2* バリアント保持者の大腸癌に対し，結腸癌に対する結腸全摘術，直腸癌に対する大腸全摘術などの拡大手術が推奨されている。一方，*MSH6*・*PSM2* 変異例の大腸癌においては，腫瘍学的有益性を示すエビデンスは不十分との理由で拡大手術は勧められていない[95,96]。

- 予防的大腸切除については，リンチ症候群の大腸癌の生涯発生リスクは男性で 54～74%，女性で 30～52% であり，生涯を通じて大腸癌を発生しないバリアント保持者が少なからず存在することから，未発症者に対する有用性についてコンセンサスはなく，予防的大腸切除を勧めることはできない。

サイドメモⅢ-6

■リンチ症候群の大腸癌に対する拡大手術

　リンチ症候群の *MLH1*・*MSH2* の初発大腸癌は 84% が近位結腸で，結腸癌術後の異時性大腸癌の発症リスクは 40 歳～70 歳までで 36% と報告される[115]。海外からの報告では，拡大手術と散発性大腸癌の術式である大腸部分切除と比較した後方視的観察研究のメタアナリシスにおいて大腸部分切除で 22.4～22.8%，拡大手術で 4.7～6.8% に異時性大腸癌が発生し，大腸部分切除は異時性大腸癌発生の危険性を有意に増加させると報告されている[116,117]。一方で，死亡率に関しては両手術間に差を認めない〔大腸部分切除の相対リスク 1.65（95%信頼区間 0.90-3.02)〕[117]。また，リンチ症候群の初発大腸癌の 15% 程度が直腸癌であるが，直腸切除（切断）術を施行された症例における異時性大腸癌の多くが右側結腸癌で，平均 14 カ月間隔で内視鏡サーベイランスを行った場合の異時性多発大腸癌の累積発生率は，10 年：19%，20 年：47%，30 年：69% とする後方視的観察研究がある[118]。本邦からの初発大腸癌の術式に関連する報告は少ないが，大腸内視鏡検査の精度管理指標（Quality indicator：QI）と至適サーベイランスを遵守し，腺腫を含む前がん病変の内視鏡的摘除を行えば，散発性大腸癌と同等の切除範囲でも良好な予後が報告されている[119,120]。

Ⅲ-3-1-3-2　術後補助療法

- リンチ症候群の大腸癌のみを対象とした術後補助化学療法のエビデンスはほとんどないため，散発性 MSI-High 大腸癌に準じて考えられる場合が多い。ただし，リンチ症候群の大腸癌と散発性 MSI-High 大腸癌には *BRAF* V600E バリアントの頻度やメチル化の状態など，既知の相違点があることを認識しておく必要がある。実際，5-FU ベースの術後補助化学療法が，散発性 MSI-High 大腸癌には有用性がないが，リンチ症候群が疑われる 50 歳未満の MSI-High 大腸癌においては有用性があるとする報告もあり[121]，散発性 MSI-High 大腸癌とリンチ症候群の大腸癌を別に考える必要性も示唆されている。なお，リンチ症候群および散発性 MSI-High 直腸癌に対する術後補助化学療法に関する有用なデータはほとんどない。

◉Stage Ⅱ/Ⅲの散発性大腸癌を対象に，MSIの状態と5-FUベースの術後補助化学療法の有効性について行われたメタアナリシスでは，MSI-High大腸癌はMSS大腸癌より予後は良いが，術後補助化学療法により生存期間および無再発生存期間の改善が認められなかった[122,123]。しかし，第Ⅲ相試験であるNSABP-C07試験，MOSAIC試験において，術後補助化学療法におけるオキサリプラチンの上乗せ効果はMSI-High，MSS結腸癌のいずれにも認められた[124]。また，12の臨床試験に基づくACCENTデータベースの解析では，StageⅢの結腸癌に対し，MSIの状態に関わらず，フッ化ピリミジン単独群よりもオキサリプラチン併用群の方がPFSもOSも良好であることが示された。MSS/pMMRの結腸癌に比べ，MSI-High/dMMRの結腸癌ではN1では予後良好であるが，N2では予後は同等であった[125]。現状ではStageⅢ結腸癌においてMSIの状態により術後補助化学療法の適応を判断することは推奨されない。StageⅡ大腸癌における術後補助療法の有用性は確立されておらず，特にMSI-Highの場合は予後良好であるため，その有用性は低いと考えられている。

Ⅲ-3-1-3-3　切除不能進行・再発癌に対する薬物療法

◉StageⅣの散発性大腸癌においてはStageⅡ/Ⅲに比べてMSI-Highを示す頻度が低いことが示されている[126,127]。MSI-Highの進行・再発大腸癌に特異的な化学療法に関して十分な検討が行われているが，リンチ症候群に限定した検討は十分行われていない。MSI-High/dMMR[注4]大腸癌，MSI-High/dMMRの大腸癌以外の固形癌，MSS大腸癌を対象とし三次治療以降におけるペムブロリズマブの有効性を解析した第Ⅱ相試験（KEYNOTE-016）では，奏効割合はそれぞれ40％，71％，0％でありMSI-High/dMMR固形癌に対する抗PD-1抗体の有効性が示された[128]。12種類の癌腫に対象を広げた全86例のMSI-High/dMMR固形癌に関する続報において奏効割合53％（大腸癌52％，大腸癌以外54％）と良好な結果であった。また，そのうちリンチ症候群に関連する癌での奏効割合は46％，関連しない癌では59％であり，同等の結果であった[129,130]。

◉三次治療以降のMSI-High/dMMR大腸癌，既治療の非大腸癌を対象とした第Ⅱ相試験（KEYNOTE-164，-158）でも有効性が示され，MSI-High/dMMR固形癌に対する二次治療以降でのペムブロリズマブが臓器横断的に保険適用となった[130,131]。

◉MSI-High/dMMR大腸癌を対象とし二次治療以降におけるニボルマブ単剤あるいはニボルマブ＋イピリムマブ併用の有効性を検討した第Ⅱ相試験（CheckMate-142）においては，ニボルマブ単剤の奏効割合は31％であり，ニボルマブ＋イピリムマブ併用の奏効割合は55％であった。Grade 3/4の治療関連有害事象はそれぞれ20％および32％であった[132,133]。このうち臨床データからリンチ症候群に関連する癌はそれぞれ36％，29％含まれており，奏効割合は33％，71％と全体の結果と同等であった。

◉MSI-High/dMMR大腸癌を対象とし一次治療におけるペムブロリズマブ療法と化学療法の有効性・安全性を比較した第Ⅲ相試験（KEYNOTE-177）においては，PFSは有意差をもってペムブロリズマブ群で延長した[134]。また，リンチ症候群の大腸癌は約90％がMSI-High/dMMRを呈することが知られている。したがって，リンチ症候群では進行・再発大

注4：dMMR
　免疫組織化学検査でMMR蛋白質の発現消失を含むMMR機能欠損

腸癌に対し免疫チェックポイント阻害剤の治療を行うことを強く推奨する。なお，薬物療法においては，大腸癌治療ガイドラインを参照すること。

Ⅲ-3-2　婦人科腫瘍

Ⅲ-3-2-1　特徴・分類

● リンチ症候群に関連する婦人科癌としては子宮内膜癌と卵巣癌が挙げられる。リンチ症候群の女性に発症する癌として，子宮内膜癌は大腸癌に次いで好発し，浸透率は最大約60%とされている[40,135-137]。また大腸癌に先行して発症する症例が少なくなく，リンチ症候群の女性において子宮内膜癌はセンチネル癌と位置付けられている。大腸癌と同様に，全ての子宮内膜癌を対象にMSI検査やMMR-IHC検査を行うユニバーサルスクリーニングがリンチ症候群の診断に関し，感度と費用対効果の高い方法として推奨されている。

● 表Ⅲ-6 にリンチ症候群の女性における子宮内膜癌および卵巣癌の発症年齢および累積罹患リスクを示す。MMR遺伝子の種類により異なることに留意が必要である[40,70,138]。

● *MSH6* に病的バリアントを有する場合，子宮内膜癌の発症年齢は *MLH1*，*MSH2* と比べて高齢であるが，発症リスクは *MLH1*，*MSH2* の同等またはそれ以上であるとされている[21,70,115]。*PMS2* に病的バリアントを持つ場合，卵巣癌リスクが上昇するかのエビデンスは乏しい。

● 本邦ではリンチ症候群の子宮内膜癌は予後良好な類内膜癌の臨床進行期Ⅰ期が多いとの報告や，罹患年齢が若く，非肥満で，高血圧や脂質異常症の合併率が低いなどの特徴があるとの報告がある[139,140]。その一方で漿液性癌や明細胞癌，癌肉腫など，いわゆる Type Ⅱ子宮内膜癌が散見されるとの海外からの報告もある。さらに，子宮体部下部領域に限局して発症する子宮峡部(lower uterine segment：LUS)癌の頻度が高いとされている[141,142]。予後に関しては，リンチ症候群の子宮内膜癌は，MSI-High の特徴を持ち，散発癌と比較し予後良好な傾向にあること，免疫チェックポイント阻害剤が有効であることが示されている[128,143]。なお，リンチ症候群の卵巣癌に関しては，類内膜癌や明細胞癌などの非漿液性癌で進行期Ⅰ期が多いとされ，進行した高異型度漿液性癌が多い遺伝性乳癌卵巣

表Ⅲ-6　子宮内膜癌，卵巣癌の原因遺伝子別平均発症年齢と累積発生率

	MLH1		*MSH2 & EPCAM*		*MSH6*		*PMS2*		米国の一般集団[39]
	発症年齢	発症リスク	発症年齢	発症リスク	発症年齢	発症リスク	発症年齢	発症リスク	発症リスク
子宮内膜癌 19,20,22-24,34-36,95)	49y	34-54%	47-48y	21-57%	53-55y	16-49%	49-50y	13-26%	3.1%
卵巣癌 19,20,22,27-29,34-36,95)	46y	4-20%	43y	8-38%	46y	≦1-13%	51-59y	1.3-3%	1.1%

（発症リスク：80歳までの累積リスク）

文献40）を参考にして作成

(Hereditary breast and ovarian cancer：HBOC）とは対照的である。また散発癌と比べて予後良好であること，子宮内膜癌との重複症例が多いことが，特徴的である[144,145]。

Ⅲ-3-2-2　サーベイランス

◉子宮内膜癌に対するサーベイランス法としては，子宮内膜組織診が感度と特異度が高く，主たるサーベイランス法となりうる[40,138]。子宮内膜細胞診は正診率が高くないことから，一般的に内膜組織診に代わるものではないが，生検と比較して検査時の侵襲が少ないため，担当医の裁量で考慮してもよい。経腟超音波検査の感度は34％程度と報告されており，内膜組織診の57％と比べ高くない[138]。特に閉経前女性では月経周期に応じて子宮内膜厚が大きく変動するため，経腟超音波検査によるサーベイランスは推奨されない[40,70]。また，子宮内膜癌は比較的予後良好な癌腫であり，自覚症状を呈してから診断された場合と比較しサーベイランスががん死低減効果を示すというエビデンスに乏しい。検査開始年齢および検査間隔についてのエビデンスは乏しいが，30〜35歳頃からの，あるいは家系内で最年少のがん発症年齢より5歳若い年齢からの1〜2年ごとの検査を考慮する。なお，原因遺伝子ごとに発症年齢や累積罹患率が異なることから，海外では*MLH1*や*MSH2*に関しては35歳，*MSH6*では40歳からのサーベイランスの開始を検討するとの報告もある[70,146]。またサーベイランスに加えて，子宮内膜癌の主な自覚症状である不正性器出血を認めた場合には，婦人科受診を薦めるなどの啓発も重要である。

◉一般に卵巣癌には有効なサーベイランス法や間隔は提唱されてないが，経腟超音波断層法と血清CA-125は担当医の判断で考慮してもよい[40,70]。しかし，前回の診察では陰性と判定されたにもかかわらず，次に予定された診察の前に自覚症状が出現してがんが発見される，いわゆるinterval cancerに留意が必要である[70]。また卵巣癌は初期の自覚症状には乏しいが，下腹痛，腹部膨満感，腹囲増加，摂食困難，頻尿，尿意切迫などの症状を認めた場合には，腫瘍の増大に伴う症状の可能性があるため，婦人科受診を薦めるなどの啓発が重要である。近年，リンチ症候群を対象とした前向き研究で，婦人科癌に対するサーベイランスを行った場合の10年生存率が子宮内膜癌で98％，卵巣癌で89％と報告された[115]。この結果が，サーベイランスの効果によるものか，リンチ症候群に発生する婦人科癌の悪性度が低いことによるものか，などについては現在のところ不明である。

Ⅲ-3-2-3　治療
Ⅲ-3-2-3-1　手術療法
◉リンチ症候群女性における子宮内膜癌と卵巣癌の術式選択に対しては，散発性と同様に対応する。

◉なお，リンチ症候群女性に対する子宮全摘出術は，死亡率の低減効果は示されていないものの，子宮内膜癌の発生を防ぐことが示されているため，リスク低減手術として考慮すべき選択肢となる（CQ9）[40,69,147]。

◉卵巣癌に対しては有効なサーベイランス法は提唱されていないためリスク低減卵管卵巣摘出術（risk-reducing salpingo-oophorectomy：RRSO）が卵巣癌の一次予防として考慮すべき選択肢となるが[70]，卵巣癌による死亡率の低減効果は示されていない[40,69,146,147]。リスク低減手術の施行時期については，出産希望の有無，合併症，家族歴，原因となる

MMR 遺伝子の種類に基づき個別に検討することが望ましいが，40 歳以前の子宮全摘出術＋RRSO によるベネフィットは乏しい[148]。ただし大腸癌の手術を予定しているリンチ症候群女性に対しては，大腸癌の手術時に子宮全摘術と RRSO の同時施行が考慮される[70]。

●RRSO 施行時期に応じて，卵巣欠落症状としての更年期症状，sexual activity の変化，脂質プロファイルや骨代謝への影響が危惧される。そのため RRSO を実施するには，女性医学専門家の関与も必要になる。また乳癌既往のない女性の RRSO 施行後のヘルスプロモーションにホルモン補充療法が有用な場合がある[40,148-150]。

●またリスク低減手術時の永久病理標本にて癌が検出される（オカルト癌）リスクが，子宮内膜癌では 5〜17％程度，卵巣癌では 0.5％程度あるとされる。したがって，手術に先立って十分な評価を行うことが望ましい[138,147,151,152]。

Ⅲ-3-2-3-2　化学予防

●リスク低減手術以外のリスク低減法としては化学予防が考慮される。大腸癌においてはアスピリンによる化学予防の有用性が報告されている（**CQ8**）。子宮内膜癌や卵巣癌などの婦人科癌に関しては経口避妊薬の有用性が報告されているが，本邦でのエビデンスが待たれるところである[40,153]。

Ⅲ-3-2-4　術後サーベイランス

●子宮内膜癌および卵巣癌のリスク低減手術後の婦人科サーベイランスに関して，具体的な方法や期間は示されていない。RRSO 後に原発性腹膜癌を発症したリンチ症候群の報告例があるものの[154]，リンチ症候群における RRSO 後の原発性腹膜癌の発症頻度に関しては定かではなく，長期的なフォローアップが望ましいと考えられる。

Ⅲ-3-3　泌尿器科腫瘍

Ⅲ-3-3-1　特徴・分類

●腎盂や尿管などの上部尿路に発生する尿路上皮癌（Upper tract urothelial carcinoma：UTUC）は，泌尿器癌の中で比較的稀な癌であるが，リンチ症候群はその 5％に UTUC を発生し，リンチ症候群関連腫瘍の中では大腸癌（63％），子宮内膜癌（9％）に次いで累積発生率が高い[155-157]。近年，膀胱癌も関連腫瘍として扱われるようになっており，前立腺癌，精巣腫瘍，副腎皮質癌も，リンチ症候群との関連が示唆されている[7,30,158-162]。

●散発例を含めた UTUC 全体をスクリーニングしたところ，5％で MMR 遺伝子群（MMRs）の生殖細胞系列病的バリアントが見つかったとの報告がある[157,163,164]。そのため大腸癌や子宮内膜癌からだけでなく UTUC からもリンチ症候群の MMR-ICH 検査によるスクリーニングが積極的に行われつつある。また，リンチ症候群関連 UTUC の 64％に大腸癌を含むリンチ症候群関連腫瘍の既往を認めており，UTUC の診療ではリンチ症候群の可能性を念頭に置き詳細な病歴聴取を行う[163]。一般的な UTUC の平均罹患年齢は 70 歳であるが，リンチ症候群関連 UTUC では 64 歳と比較的若年で，*MSH2* で累積発生率が高い。

Ⅲ-3-3-2　サーベイランス

⬤リンチ症候群では，尿路のサーベイランスとして，30〜35歳から毎年，尿検査や尿細胞診を行う。生殖細胞系列に *MSH2* 病的バリアントを有する患者ではこれに加えて超音波検査を行うことを提唱する報告もある[165]。以上の検査で異常を認めた場合は，CT，逆行性腎盂尿管造影，尿管鏡下腫瘍生検などで精査する。この中で，逆行性腎盂尿管造影や尿管鏡下腫瘍生検は，診断性能は高いが尿管内にカテーテルあるいは尿管鏡を挿入する侵襲的検査であるため，定期的なサーベイランスには適していない。

Ⅲ-3-3-3　治療

⬤リンチ症候群におけるUTUCの治療は，散発性UTUCの治療に準じる。つまり画像所見や病期などを基に，根治を目的とした腎尿管全摘術，尿管部分切除術，尿管鏡下レーザー焼灼術などの外科的治療あるいは，転移症例に対する化学療法や免疫チェックポイント阻害剤などの薬物療法を行う[166]。

Ⅲ-3-4　上部消化管腫瘍

Ⅲ-3-4-1　特徴・分類

⬤リンチ症候群の胃癌の累積発生リスクは，本邦を含む東アジアで高い[8,28,32,37,167]。その理由は，ヘリコバクター・ピロリ（*Helicobacter pylori*：HP）感染胃炎の地域性による発症割合の相違があり，HP感染歴が一般症例の胃癌発症と同様にリスク因子の一旦を担っていると考えられている[37,167]。HP感染以外の関連因子として，*MLH1*・*MSH2* の病的バリアント保持者で発症リスクが高いと報告されている（CQ10）[168]。

Ⅲ-3-4-2　サーベイランス

⬤リンチ症候群の胃癌の対応について，散発例のHP既感染者同様に東アジアのように胃癌の多い地域や，胃癌の家族歴を有するリンチ症候群の患者と血縁者には，上部消化管内視鏡検査によるサーベイランスを1〜3年ごとに行うことが提唱されている[169]。胃癌発症年齢は40歳台であるが最小年齢は31〜35歳との報告をうけ，サーベイランスの開始時期については，30〜35歳とする報告が多い[8,37,167]。

⬤リンチ症候群の小腸癌のサーベイランスについては，頻度が少ないためガイドラインで推奨はされていない。小腸内視鏡検査およびビデオカプセル内視鏡検査，造影CTについては，結論として現段階で有益性を示すエビデンスはなく，好発部位よりむしろ上部消化管内視鏡時の深部十二指腸観察が提案されている[170]。

Ⅲ-3-4-3　治療
Ⅲ-3-4-3-1　内視鏡・手術治療

⬤リンチ症候群の早期胃癌に対する内視鏡治療の適応については，一般症例と同等に胃癌治療ガイドラインに従う[171]。また，進行胃癌に対する術式についても，散発性の方針に準ずる。

Ⅲ-3-4-3-2　薬物治療

● 進行胃癌に対する薬物療法においては，一次治療でフッ化ピリミジン＋白金製剤による化学療法群を対照とし，ニボルマブ＋化学療法併用群，ニボルマブ＋イピリムマブ群の有効性・安全性を比較する第三相比較試験（CheckMate-649）により，ニボルマブ＋化学療法併用群（n＝789）で化学療法群（n＝792）よりも有意に OS の延長（ハザード比 0.79）が示された[172]。しかし，ニボルマブ＋イピリムマブ群では化学療法群に対する有意な OS の延長は示されなかった。その試験の MSI-High を示したサブグループ解析において，ニボルマブ＋化学療法併用群（n＝22）では化学療法群（n＝21）に対してより顕著な OS の延長（ハザード比 0.38）が示され，ニボルマブ＋イピリムマブ群（n＝11）でも化学療法群（n＝21）に対して OS の延長（ハザード比 0.28）が示された。したがって，進行胃癌においては，標準的な一次治療としてニボルマブ＋化学療法が実施されているが，リンチ症候群の進行胃癌はニボルマブの上乗せ効果がより期待できる対象であると考えられる。

Ⅲ-3-5　その他の関連腫瘍

● リンチ症候群の膵癌のサーベイランスについて，検査開始年齢および検査間隔についてのエビデンスは乏しいが，欧米のガイドラインでは膵癌の家族歴がある病的バリアント保持者には，50 歳，あるいは家系内で最年少のがん発症年齢より 10 歳若い年齢からの，EUS あるいは MRI/MRCP を交互にまたはいずれかによるサーベイランスを考慮するとことが提案されている[20,40,69,173-176]。

● なお，リンチ症候群の胆道癌，脳腫瘍などに関するサーベイランスについては，エビデンスが乏しく確立されていない[170]。

Ⅲ-4　リンチ症候群であることが未確定の大腸癌患者への対応

Ⅲ-4-1　検査未施行・VUS 例

● リンチ症候群が疑われても，リンチ症候群であることが未確定の場合は，臨床情報，MSI 検査や MMR 蛋白質の IHC 検査の結果などからリンチ症候群の可能性を個別に評価し，関連腫瘍のサーベイランスを行う（図Ⅲ-1）。「未確定」とは，遺伝学的検査を実施していない，あるいは，遺伝学的検査で病的バリアントが確認されない（VUS のみ検出を含む）ことを示す。

● 「Amsterdam 基準 II を満たす」，または「リンチ症候群を強く疑う既往歴・家族歴がある」場合で，MSI 検査の結果が MSI-High，または IHC 検査の結果が MMR 蛋白質消失であれば，リンチ症候群に準じてサーベイランスを行う。

● 「Amsterdam 基準 II を満たす」，または「リンチ症候群を強く疑う既往歴・家族歴がある」場合で，MSS/MSI-L または MMR 蛋白質消失なし（MMR 遺伝子異常を強く疑わせる所見がない）の場合でも，リンチ症候群が否定されたわけではない。このような場合，その後も既往歴，家族歴に注意を払いながら経過観察を行い，大腸癌に対しては少なくとも 3～5 年ごとに大腸内視鏡検査を行う。

● 「改訂 Bethesda ガイドラインを満たす」が，「Amsterdam 基準 II を満たさない」または「リンチ症候群を強く疑う既往歴・家族歴がない」場合でも，MSI-High または MMR 蛋白質消失であれば，リンチ症候群の可能性がある（多くは散発性大腸癌と考えられる）。既往歴，家族歴に注意を払いながら経過観察を行う。

● 家族歴，既往歴からリンチ症候群の可能性が低いと考えられる MSS/MSI-L または MMR 蛋白質消失なしの大腸癌症例では，特別なサーベイランスは行わず，大腸癌またはその他の関連腫瘍を疑う症状が出現，もしくは血縁者に新たな関連腫瘍が発症した場合は，受診を勧める。

Ⅲ-5　家族（血縁者）への対応

- 患者本人の他に，家族（血縁者）にも遺伝カウンセリングを行うことが望ましい。
- at risk 者（特に，第1度近親者（親，子，兄弟姉妹））には疾患について十分な説明を行い，同意を得たうえで遺伝学的検査，もしくはリスク評価に応じた関連腫瘍のサーベイランスを行う。
- リンチ症候群の関連腫瘍の発症は一般に成年期以降であるので，遺伝学的検査の時期も原則的に成年期以降になる。

Ⅲ-5-1　遺伝学的診断例

- 病的バリアント保持者であることが確定している，あるいは遺伝学的検査を行っていない血縁者にはリンチ症候群としての関連腫瘍のサーベイランスを行う（図Ⅲ-6）。
- 病的バリアントがないことが確認された血縁者については，一般のがん検診を行う（図Ⅲ-6）。
- リンチ症候群の関連腫瘍のサーベイランス開始年齢に達している血縁者に対しては，サーベイランスの必要性，遺伝学的検査の意義についての情報を提供する。遺伝学的検査を受けるかどうかは遺伝カウンセリングを通じて本人の意思で決定する。

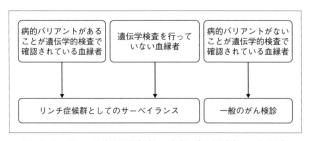

図Ⅲ-6　リンチ症候群患者の家族（血縁者）への対応

Ⅲ-5-2　遺伝学的未確定例

- 遺伝学的検査を実施していない，あるいは実施したがリンチ症候群と診断することができなかった患者の血縁者には，家系における関連腫瘍の発生年齢や頻度などを参考に個別のリスク評価を行い，関連腫瘍のサーベイランスを行う。

文　献

1) Suter CM, Martin DI, Ward RL: Germline epimutation of MLH1 in individuals with multiple cancers. Nat Genet 2004; 36: 497-501.[PMID: 15064764]
2) Hampel H, Frankel WL, Martin E, et al.: Screening for the Lynch syndrome（hereditary nonpolyposis colorectal cancer）. N Engl J Med 2005; 352: 1851-1860.[PMID: 15872200]

3) Dunlop MG, Farrington SM, Carothers AD, et al.: Cancer risk associated with germline DNA mismatch repair gene mutations. Hum Mol Genet 1997; 6: 105-110.[PMID: 9002677]

4) Barrow E, Alduaij W, Robinson L, et al.: Colorectal cancer in HNPCC: cumulative lifetime incidence, survival and tumour distribution. A report of 121 families with proven mutations. Clin Genet 2008; 74: 233-242.[PMID: 18554281]

5) Grover S, Syngal S: Genetic testing in gastroenterology: Lynch syndrome. Best Pract Res Clin Gastroenterol 2009; 23: 185-196.[PMID: 19414145]

6) Win AK, Young JP, Lindor NM, et al.: Colorectal and other cancer risks for carriers and noncarriers from families with a DNA mismatch repair gene mutation: a prospective cohort study. J Clin Oncol 2012; 30: 958-964.[PMID: 22331944]

7) Raymond VM, Mukherjee B, Wang F, et al.: Elevated risk of prostate cancer among men with Lynch syndrome. J Clin Oncol 2013; 31: 1713-1718.[PMID: 23530095]

8) Saita C, Yamaguchi T, Horiguchi SI, et al.: Tumor development in Japanese patients with Lynch syndrome. PLoS One 2018; 13: e0195572.[PMID: 29672549]

9) Stoffel E, Mukherjee B, Raymond VM, et al.: Calculation of risk of colorectal and endometrial cancer among patients with Lynch syndrome. Gastroenterology 2009; 137: 1621-1627.[PMID: 19622357]

10) Barrow E, Robinson L, Alduaij W, et al.: Cumulative lifetime incidence of extracolonic cancers in Lynch syndrome: a report of 121 families with proven mutations. Clin Genet 2009; 75: 141-149.[PMID: 19215248]

11) Hampel H, Stephens JA, Pukkala E, et al.: Cancer risk in hereditary nonpolyposis colorectal cancer syndrome: later age of onset. Gastroenterology 2005; 129: 415-421.[PMID: 16083698]

12) Watson P, Vasen HFA, Mecklin JP, et al.: The risk of extra-colonic, extra-endometrial cancer in the Lynch syndrome. Int J Cancer 2008; 123: 444-449.[PMID: 18398828]

13) Aarnio M, Sankila R, Pukkala E, et al.: Cancer risk in mutation carriers of DNA-mismatch-repair genes. Int J Cancer 1999; 81: 214-218.[PMID: 10188721]

14) Kastrinos F, Mukherjee B, Tayob N, et al.: Risk of pancreatic cancer in families with Lynch syndrome. JAMA 2009; 302: 1790-1795.[PMID: 19861671]

15) Kohlmann W, Gruber SB: Lynch Syndrome. In: Adam MP, Ardinger HH, Pagon RA, et al., editors.: GeneReviews® [Internet]. Seattle (WA): University of Washington, Seattle; 1993-2019., 2004 Feb 5 [updated 2018 Apr 12]

16) Kempers MJ, Kuiper RP, Ockeloen CW, et al.: Risk of colorectal and endometrial cancers in EPCAM deletion-positive Lynch syndrome: a cohort study. Lancet Oncol 2011; 12: 49-55.[PMID: 21145788]

17) Tutlewska K, Lubinski J, Kurzawski G: Germline deletions in the EPCAM gene as a cause of Lynch syndrome-literature review. Hered Cancer Clin Pract 2013; 11: 9.[PMID: 23938213]

18) Kuiper RP, Vissers LE, Venkatachalam R, et al.: Recurrence and variability of germline EPCAM deletions in Lynch syndrome. Hum Mutat 2011; 32: 407-414.[PMID: 21309036]

19) Bonadona V, Bonaiti B, Olschwang S, et al.: Cancer risks associated with germline mutations in MLH1, MSH2, and MSH6 genes in Lynch syndrome. JAMA 2011; 305: 2304-2310.[PMID: 21642682]

20) Moller P, Seppala TT, Bernstein I, et al.: Cancer risk and survival in path_MMR carriers by gene and gender up to 75 years of age: a report from the Prospective Lynch Syndrome Database. Gut 2018; 67: 1306-1316.[PMID: 28754778]

21) Ryan NAJ, Morris J, Green K, et al.: Association of mismatch repair mutation with age at cancer onset in Lynch syndrome: Implications for stratified surveillance strategies. JAMA Oncol 2017; 3: 1702-1706.[PMID: 28772289]

22) Møller P, Seppälä T, Bernstein I, et al.: Cancer incidence and survival in Lynch syndrome patients receiving colonoscopic and gynaecological surveillance: first report from the prospective Lynch syndrome database. Gut 2017; 66: 464-472.[PMID: 26657901]

23) Baglietto L, Lindor NM, Dowty JG, et al.: Risks of Lynch syndrome cancers for MSH6 mutation carriers. J Natl Cancer Inst 2010; 102: 193-201.[PMID: 20028993]

24) Suerink M, Rodriguez-Girondo M, van der Klift HM, et al.: An alternative approach to establishing unbiased colorectal cancer risk estimation in Lynch syndrome. Genet Med 2019; 21: 2706-2712.[PMID: 31204389]

25) Senter L, Clendenning M, Sotamaa K, et al.: The clinical phenotype of Lynch syndrome due to germ-line PMS2 mutations. Gastroenterology 2008; 135: 419-428.[PMID: 18602922]

26) Ten Broeke SW, van der Klift HM, Tops CMJ, et al.: Cancer risks for PMS2-associated Lynch syndrome. J Clin

Oncol 2018; 36: 2961-2968.[PMID: 30161022]

27) Dominguez-Valentin M, Sampson J, Seppälä T, et al.: Cancer risks by gene, age, and gender in 6350 carriers of pathogenic mismatch repair variants: findings from the Prospective Lynch Syndrome Database. Genet Med 2020; 22: 15-25.[PMID: 31337882]

28) Engel C, Loeffler M, Steinke V, et al.: Risks of less common cancers in proven mutation carriers with lynch syndrome. J Clin Oncol 2012; 30: 4409-4415.[PMID: 23091106]

29) Dominguez-Valentin M, Joost P, Therkildsen C, et al.: Frequent mismatch-repair defects link prostate cancer to Lynch syndrome. BMC Urol 2016; 16: 15.[PMID: 27013479]

30) Joost P, Therkildsen C, Dominguez-Valentin M, et al.: Urinary tract cancer in Lynch syndrome; increased risk in carriers of MSH2 mutations. Urology 2015; 86: 1212-1217.[PMID: 26385421]

31) Watson P, Vasen HFA, Mecklin JP, et al.: The risk of extra-colonic, extra-endometrial cancer in the Lynch syndrome. Int J Cancer 2008; 123: 444-449.[PMID: 18398828]

32) Capelle L, van Grieken N, Lingsma H, et al.: Risk and epidemiological time trends of gastric cancer in Lynch syndrome carriers in the Netherlands. Gastroenterology 2010; 138: 487-492.[PMID: 19900449]

33) Haraldsdottir S, Rafnar T, Frankel WL, et al.: Comprehensive population-wide analysis of Lynch syndrome in Iceland reveals founder mutations in MSH6 and PMS2. Nature Comm 2017; 8: 14755.[PMID: 28466842]

34) Møller P, Seppälä T, Dowty JG, et al.; European Hereditary Tumour Group (EHTG) and the International Mismatch Repair Consortium (IMRC): Colorectal cancer incidences in Lynch syndrome: a comparison of results from the prospective lynch syndrome database and the international mismatch repair consortium. Hered Cancer Clin Pract 2022; 20: 36.[PMID: 36182917]

35) Dominguez-Valentin M, Haupt S, Seppälä TT, et al.: Mortality by age, gene and gender in carriers of pathogenic mismatch repair gene variants receiving surveillance for early cancer diagnosis and treatment: a report from the prospective Lynch syndrome database. EClinicalMedicine 2023; 58: 101909.[PMID: 37181409]

36) International Mismatch Repair Consortium: Variation in the risk of colorectal cancer in families with Lynch syndrome: a retrospective cohort study. Lancet Oncol 2021; 22: 1014-1022.[PMID: 34111421]

37) Cho H, Yamada M, Sekine S, et al.: Gastric cancer is highly prevalent in Lynch syndrome patients with atrophic gastritis. Gastric Cancer 2021; 24: 283-291.[PMID: 32794040]

38) Kanaya N, Aoki H, Morito T, et al.: Clinical features of biliary tract cancer in Japanese individuals with Lynch syndrome. J Gastrointest Oncol 2022; 13: 2532-2538.[PMID: 36388648]

39) Cumulative risk for the general population represents cumulative incidence reported by the Surveillance, Epidemiology, and End Results 21 program data, 2017-2019. Accessed April 1, 2024 via SEER*Explorer.

40) National Comprehensive Cancer Network: NCCN Clinical Practice Guidelines in Oncology. Genetic/Familial High-Risk Assessment: Colorectal. Version 2. 2023. Available from: https://www.nccn.org/guidelines/guidelines-detail?category=2&id=1436

41) Yanaba K, Nakagawa H, Takeda Y, et al.: Muir-Torre syndrome caused by partial duplication of MSH2 gene by Alu-mediated nonhomologous recombination. Br J Dermatol 2008; 158: 150-156.[PMID: 17941949]

42) Win AK, Jenkins MA, Dowty JG, et al.: Prevalence and Penetrance of Major Genes and Polygenes for Colorectal Cancer. Cancer Epidemiol Biomarkers Prev 2017; 26: 404-412.[PMID: 27799157]

43) Rosenblum RE, Ang C, Suckiel SA, et al.: Lynch Syndrome-Associated Variants and Cancer Rates in an Ancestrally Diverse Biobank. JCO Precis Oncol 2020; 4: PO.20.00290.[PMID: 33283134]

44) Patel AP, Wang M, Fahed AC, et al.: Association of Rare Pathogenic DNA Variants for Familial Hypercholesterolemia, Hereditary Breast and Ovarian Cancer Syndrome, and Lynch Syndrome With Disease Risk in Adults According to Family History. JAMA Netw Open 2020; 3: e203959.[PMID: 32347951]

45) Canard G, Lefevre JH, Colas C, et al.: Screening for Lynch syndrome in colorectal cancer: are we doing enough? Ann Surg Oncol 2012; 19: 809-816.[PMID: 21879275]

46) Julié C, Trésallet C, Brouquet A, et al.: Identification in daily practice of patients with Lynch syndrome (hereditary nonpolyposis colorectal cancer): revised Bethesda guidelines-based approach versus molecular screening. Am J Gastroenterol 2008; 103: 2825-2835; quiz 2836.[PMID: 18759827]

47) Fujita M, Liu X, Iwasaki Y, et al.: Population-based Screening for Hereditary Colorectal Cancer Variants in Japan. Clin Gastroenterol Hepatol 2022; 20: 2132-2141.e9.[PMID: 33309985]

48) Chika N, Eguchi H, Kumamoto K, et al.: Prevalence of Lynch syndrome and Lynch-like syndrome among patients

with colorectal cancer in a Japanese hospital-based population. Jpn J Clin Oncol 2017; 47: 108-117.[PMID: 27920101]

49) Vasen HF, Watson P, Mecklin JP, et al.: New clinical criteria for hereditary nonpolyposis colorectal cancer (HNPCC, Lynch syndrome) proposed by the International Collaborative group on HNPCC. Gastroenterology 1999; 116: 1453-1456.[PMID: 10348829]

50) Umar A, Boland CR, Terdiman JP, et al.: Revised Bethesda Guidelines for hereditary nonpolyposis colorectal cancer (Lynch syndrome) and microsatellite instability. J Natl Cancer Inst 2004; 96: 261-268.[PMID: 14970275]

51) Blaker H, Haupt S, Morak M, et al.: Age-dependent performance of BRAF mutation testing in Lynch syndrome diagnostics. Int J Cancer 2020; 147: 2801-2810.[PMID: 32875553]

52) Ladabaum U, Ford JM, Martel M, et al.: American Gastroenterological Association Technical Review on the Diagnosis and Management of Lynch Syndrome. Gastroenterology 2015; 149: 783-813. e20.[PMID: 26226576]

53) Moreira L, Balaguer F, Lindor N, et al.: Identification of Lynch syndrome among patients with colorectal cancer. JAMA 2012; 308: 1555-1565.[PMID: 23073952]

54) Jiang W, Cai MY, Li SY, et al.: Universal screening for Lynch syndrome in a large consecutive cohort of Chinese colorectal cancer patients: High prevalence and unique molecular features. Int J Cancer 2019; 144: 2161-2168. [PMID: 30521064]

55) Sjursen W, Haukanes BI, Grindedal EM, et al.: Current clinical criteria for Lynch syndrome are not sensitive enough to identify MSH6 mutation carriers. J Med Genet 2010; 47: 579-585.[PMID: 20587412]

56) 古川洋一: 遺伝性大腸癌を振り返る HNPCC 日本の現状．大腸癌 Frontier 2010; 3: 120-124.

57) Piñol V, Castells A, Andreu M, et al.: Accuracy of revised Bethesda guidelines, microsatellite instability, and immunohistochemistry for the identification of patients with hereditary nonpolyposis colorectal cancer. JAMA 2005; 293: 1986-1894.[PMID: 15855432]

58) Jenkins MA, Hayashi S, O'Shea AM, et al.: Pathology features in Bethesda guidelines predict colorectal cancer microsatellite instability: a population-based study. Gastroenterology 2007; 133: 48-56.[PMID: 17631130]

59) Sekine S, Mori T, Ogawa R, et al.: Mismatch repair deficiency commonly precedes adenoma formation in Lynch Syndrome-Associated colorectal tumorigenesis. Mod Pathol 2017; 30: 1144-1151.[PMID: 28548127]

60) Aaltonen LA, Peltomaki P, Mecklin JP, et al.: Replication errors in benign and malignant tumors from hereditary nonpolyposis colorectal cancer patients. Cancer Res 1994; 54: 1645-1648.[PMID: 8137274]

61) Aaltonen LA, Salovaara R, Kristo P, et al.: Incidence of hereditary nonpolyposis colorectal cancer and the feasibility of molecular screening for the disease. N Engl J Med 1998; 338: 1481-1487.[PMID: 9593786]

62) Peltomäki P: Role of DNA mismatch repair defects in the pathogenesis of human cancer. J Clin Oncol 2003; 21: 1174-1179.[PMID: 12637487]

63) Ishikubo T, Nishimura Y, Yamaguchi K, et al.: The clinical features of rectal cancers with high-frequency microsatellite instability (MSI-H) in Japanese males. Cancer Lett 2004; 216: 55-62.[PMID: 15500949]

64) Asaka S, Arai Y, Nishimura Y, et al.: Microsatellite instability-low colorectal cancer acquires a KRAS mutation during the progression from Dukes' A to Dukes' B. Carcinogenesis 30: 494-499.[PMID: 19147861]

65) Loughrey MB, McGrath J, Coleman HG, et al.: Identifying mismatch repair-deficient colon cancer: near-perfect concordance between immunohistochemistry and microsatellite instability testing in a large, population-based series. Histopathology 2021; 78: 401-413.[PMID: 32791559]

66) Shia J, Tang LH, Vakiani E, et al.: Immunohistochemistry as first-line screening for detecting colorectal cancer patients at risk for hereditary nonpolyposis colorectal cancer syndrome: a 2-antibody panel may be as predictive as a 4-antibody panel. Am J Surg Pathol 2009; 33: 1639-1645.[PMID: 19701074]

67) Shia J, Zhang L, Shike M, et al.: Secondary mutation in a coding mononucleotide tract in MSH6 causes loss of immunoexpression of MSH6 in colorectal carcinomas with MLH1/PMS2 deficiency. Mod Pathol 2013; 26: 131-138.[PMID: 22918162]

68) Adar T, Rodgers LH, Shannon KM, et al.: Universal screening of both endometrial and colon cancers increases the detection of Lynch syndrome. Cancer 2018; 124: 3145-3153.

69) Syngal S, Brand RE, Church JM, et al.: ACG clinical guideline: Genetic testing and management of hereditary gastrointestinal cancer syndromes. Am J Gastroenterol 2015; 110: 223-262; quiz 263.[PMID: 25645574]

70) Vasen HF, Blanco I, Aktan-Collan K, et al.: Revised guidelines for the clinical management of Lynch syndrome (HNPCC): recommendations by a group of European experts. Gut 2013; 62: 812-823.[PMID: 23408351]

71）Giardiello FM, Allen JI, Axilbund JE, et al.: Guidelines on genetic evaluation and management of Lynch syndrome: a consensus statement by the US Multi-Society Task Force on colorectal cancer. Gastroenterology 2014; 147: 502-526.[PMID: 25043945]

72）Stoffel EM, Mangu PB, Gruber SB, et al.: Hereditary colorectal cancer syndromes: American Society of Clinical Oncology Clinical Practice Guideline endorsement of the familial risk-colorectal cancer: European Society for Medical Oncology Clinical Practice Guidelines. J Clin Oncol 2015; 33: 209-217.[PMID: 25452455]

73）Guillén-Ponce C, Serrano R, Sanchez-Heras AB, et al.: Clinical guideline seom: hereditary colorectal cancer. Clin Transl Oncol 2015; 17: 962-971.[PMID: 26586118]

74）Kane MF, Loda M, Gaida GM, et al.: Methylation of the hMLH1 promoter correlates with lack of expression of hMLH1 in sporadic colon tumors and mismatch repair-defective human tumor cell lines. Cancer Res 1997; 57: 808-811.[PMID: 9041175]

75）Adar T, Rodgers LH, Shannon KM, et al.: A tailored approach to BRAF and MLH1 methylation testing in a universal screening program for Lynch syndrome. Mod Pathol 2017; 30: 440-447.[PMID: 28059100]

76）Palles C, Cazier JB, Howarth KM, et al.: Germline mutations affecting the proofreading domains of POLE and POLD1 predispose to colorectal adenomas and carcinomas. Nat Genet 2013; 45: 136-144.[PMID: 23263490]

77）Spier I, Holzapfel S, Altmuller J, et al.: Frequency and phenotypic spectrum of germline mutations in POLE and seven other polymerase genes in 266 patients with colorectal adenomas and carcinomas. Int J Cancer 2015; 137: 320-331.[PMID: 25529843]

78）Bellido F, Pineda M, Aiza G, et al.: POLE and POLD1 mutations in 529 kindred with familial colorectal cancer and/or polyposis: review of reported cases and recommendations for genetic testing and surveillance. Genet Med 2016; 18: 325-332.[PMID: 26133394]

79）Rodríguez-Soler M, Pérez-Carbonell L, Guarinos C, et al.: Risk of cancer in cases of suspected lynch syndrome without germline mutation. Gastroenterology 2013; 144: 926-932.E1; quiz e13-4.[PMID: 23354017]

80）Carethers JM: Differentiating Lynch-like from Lynch syndrome. Gastroenterology 2014; 146: 602-604.[PMID: 24468183]

81）Wimmer K, Kratz CP, Vasen HF, et al.: Diagnostic criteria for constitutional mismatch repair deficiency syndrome: suggestions of the European consortium 'care for CMMRD' (C4CMMRD). J Med Genet 2014; 51: 355-365.[PMID: 24737826]

82）Hizuka K, Hagiwara SI, Maeyama T, et al.: Constitutional mismatch repair deficiency in childhood colorectal cancer harboring a de novo variant in the MSH6 gene: a case report. BMC Gastroenterol 2021; 21: 60.[PMID: 33568103]

83）小児慢性特定疾病情報センター：PMS2異常症．https://www.shouman.jp/disease/details/10_02_016/（2024年4月1日閲覧）

84）Durno C, Ercan AB, Bianchi V, et al.: Survival benefit for individuals with constitutional mismatch repair deficiency undergoing surveillance. J Clin Oncol 2021; 39: 2779-2790.[PMID: 33945292]

85）Durno C, Boland CR, Cohen S, et al.: Recommendations on Surveillance and Management of Biallelic Mismatch Repair Deficiency (BMMRD) Syndrome: A Consensus Statement by the US Multi-Society Task Force on Colorectal Cancer. Gastroenterology 2017; 152: 1605-1614.[PMID: 28363489]

86）Vasen HF, Mecklin JP, Khan PM, et al.: The International Collaborative Group on Hereditary Non-Polyposis Colorectal Cancer (ICG-HNPCC). Dis Colon Rectum 1991; 34: 424-425.[PMID: 2022152]

87）Lindor NM, Rabe K, Petersen GM, et al.: Lower cancer incidence in Amsterdam-I criteria families without mismatch repair deficiency: familial colorectal cancer type X. JAMA 2005; 293: 1979-1985.[PMID: 15855431]

88）Yamaguchi T, Furukawa Y, Nakamura Y, et al.: Comparison of clinical features between suspected familial colorectal cancer type X and Lynch syndrome in Japanese patients with colorectal cancer: a cross-sectional study conducted by the Japanese Society for Cancer of the Colon and Rectum. Jpn J Clin Oncol 2015; 45: 153-159.[PMID: 25404568]

89）Hatamori H, Chino A, Arai M, et al.: Malignant potential of colorectal neoplasms in Lynch syndrome: an analysis of 325 lesions endoscopically treated at a single institute. Jpn J Clin Oncol 2021; 51: 737-743.[PMID: 33558893]

90）Vasen HF, Nagengast FM, Khan PM: Interval cancers in hereditary non-polyposis colorectal cancer (Lynch syndrome). Lancet 1995; 345: 1183-1184.[PMID: 7723574]

91）Vasen HF, Watson P, Mecklin JP, et al.: New clinical criteria for hereditary nonpolyposis colorectal cancer

(HNPCC, Lynch syndrome) proposed by the International Collaborative group on HNPCC. Gastroenterology 1999; 116: 1453-1456.[PMID: 10348829]

92) Jass JR, Stewart SM: Evolution of hereditary non-polyposis colorectal cancer. Gut 1992; 33: 783-786.[PMID: 1624160]

93) Jass JR, Cottier DS, Pokos V, et al.: Mixed epithelial polyps in association with hereditary non-polyposis colorectal cancer providing an alternative pathway of cancer histogenesis. Pathology 1997; 29: 28-33.[PMID: 9094174]

94) Ahadova A, Gallon R, Gebert J, et al.: Three molecular pathways model colorectal carcinogenesis in Lynch syndrome. Int J Cancer 2018; 143: 139-150.[PMID: 29424427]

95) Seppälä TT, Latchford A, Negoi I, et al.: European guidelines from the EHTG and ESCP for Lynch syndrome: an updated third edition of the Mallorca guidelines based on gene and gender. Br J Surg 2021; 108: 484-498.[PMID: 34043773]

96) Monahan KJ, Bradshaw N, Dolwani S, et al.: Guidelines for the management of hereditary colorectal cancer from the British Society of Gastroenterology (BSG)/Association of Coloproctology of Great Britain and Ireland (ACPGBI)/United Kingdom Cancer Genetics Group (UKCGG). Gut 2020; 69: 411-444.[PMID: 31780574]

97) Järvinen HJ, Aarnio M, Mustonen H, et al.: Controlled 15-year trial on screening for colorectal cancer in families with hereditary nonpolyposis colorectal cancer. Gastroenterology 2000; 118: 829-834.[PMID: 10784581]

98) Engel C, Rahner N, Schulmann K, et al.: Efficacy of annual colonoscopic surveillance in individuals with hereditary nonpolyposis colorectal cancer. Clin Gastroenterol Hepatol 2010; 8: 174-182.[PMID: 19835992]

99) Engel C, Vasen HF, Seppälä T, et al.: No Difference in Colorectal Cancer Incidence or Stage at Detection by Colonoscopy Among 3 countries with different Lynch syndrome surveillance policies. Gastroenterology 2018; 155: 1400-1409.e2.[PMID: 30063918]

100) Seppälä TT, Ahadova A, Dominguez-Valentin M, et al.: Lack of association between screening interval and cancer stage in Lynch syndrome may be accounted for by over-diagnosis; a prospective Lynch syndrome database report. Hered Cancer Clin Pract 2019; 17: 8.

101) Rivero-Sanchez L, Arnau-Collell C, Herrero J, et al.: White-light endoscopy is adequate for Lynch syndrome surveillance in a randomized and noninferiority study. Gastroenterology 2020; 158: 895-904.e1.[PMID: 30858900]

102) Botma A, Nagengast FM, Braem MG, et al.: Body mass index increases risk of colorectal adenomas in men with Lynch syndrome: the GEOLynch cohort study. J Clin Oncol 2010; 28: 4346-4353.[PMID: 20733131]

103) Movahedi M, Bishop DT, Macrae F, et al.: Obesity, aspirin, and risk of colorectal cancer in carriers of hereditary colorectal cancer: A prospective investigation in the CAPP2 Study. J Clin Oncol 2015; 33: 3591-3597.[PMID: 26282643]

104) Burn J, Gerdes AM, Macrae F, et al.: Long-term effect of aspirin on cancer risk in carriers of hereditary colorectal cancer: an analysis from the CAPP2 randomised controlled trial. Lancet 2011; 378: 2081-2087.[PMID: 22036019]

105) Tanakaya K, Furukawa Y, Nakamura Y, et al.: Relationship between smoking and multiple colorectal cancers in patients with Japanese Lynch syndrome: a cross-sectional study conducted by the Japanese Society for Cancer of the Colon and Rectum. Jpn J Clin Oncol 2015; 45: 307-310.[PMID: 25583420]

106) van Duijnhoven FJ, Botma A, Winkels R, et al.: Do lifestyle factors influence colorectal cancer risk in Lynch syndrome? Fam Cancer 2013; 12: 285-293.[PMID: 23657759]

107) Winkels RM, Botma A, Van Duijnhoven FJ, et al.: Smoking increases the risk for colorectal adenomas in patients with Lynch syndrome. Gastroenterology 2012; 142: 241-247.[PMID: 22062356]

108) Chau R, Dashti SG, Ait Ouakrim D, et al.: Multivitamin, calcium and folic acid supplements and the risk of colorectal cancer in Lynch syndrome. Int J Epidemiol 2016; 45: 940-953.[PMID: 27063605]

109) Diergaarde B, Braam H, Vasen HF, et al.: Environmental factors and colorectal tumor risk in individuals with hereditary nonpolyposis colorectal cancer. Clin Gastroenterol Hepatol 2007; 5: 736-742.[PMID: 17544999]

110) Kamiza AB, Hsieh LL, Tang R, et al.: Risk factors associated with colorectal cancer in a subset of patients with mutations in MLH1 and MSH2 in Taiwan fulfilling the Amsterdam II criteria for Lynch syndrome. PLoS One 2015; 10: e0130018.[PMID: 26053027]

111) Dashti SG, Buchanan DD, Jayasekara H, et al.: Alcohol consumption and the risk of colorectal cancer for mismatch repair gene mutation carriers. Cancer Epidemiol Biomarkers Prev 2017; 26: 366-375.[PMID: 27811119]

112) Miguchi M, Hinoi T, Tanakaya K, et al.: Alcohol consumption and early-onset risk of colorectal cancer in Japanese

patients with Lynch syndrome: a cross-sectional study conducted by the Japanese Society for Cancer of the Colon and Rectum. Surg Today 2018; 48: 810-814.[PMID: 29574523]

113) Dashti SG, Win AK, Hardikar SS, et al.: Physical activity and the risk of colorectal cancer in Lynch syndrome. Int J Cancer 2018; 143: 2250-2260.[PMID: 29904935]

114) Haanstra JF, Vasen HF, Sanduleanu S, et al.: Quality colonoscopy and risk of interval cancer in Lynch syndrome. Int J Colorectal Dis 2013; 28: 1643-1649.[PMID: 23857598]

115) Møller P, Seppälä T, Bernstein I, et al.: Incidence of and survival after subsequent cancers in carriers of pathogenic MMR variants with previous cancer: a report from the prospective Lynch syndrome database. Gut 2017; 66: 1657-1664.[PMID: 27261338]

116) Anele CC, Adegbola SO, Askari A, et al.: Risk of metachronous colorectal cancer following colectomy in Lynch syndrome: a systematic review and meta-analysis. Colorectal Dis 2017; 19: 528-536.[PMID: 28407411]

117) Malik SS, Lythgoe MP, McPhail M, et al.: Metachronous colorectal cancer following segmental or extended colectomy in Lynch syndrome: a systematic review and meta-analysis. Fam Cancer 2018; 17: 557-564.[PMID: 29189962]

118) Win AK, Parry S, Parry B, et al.: Risk of metachronous colon cancer following surgery for rectal cancer in mismatch repair gene mutation carriers. Ann Surg Oncol 2013; 20: 1829-1836.[PMID: 23358792]

119) Yamano T, Hamanaka M, Babaya A, et al.: Management strategies in Lynch syndrome and familial adenomatous polyposis: a national healthcare survey in Japan. Cancer Sci 2017; 108: 243-249.[PMID: 27870147]

120) Nagasaki T, Arai M, Chino A, et al.: Feasibility of Segmental Colectomy Followed by Endoscopic Surveillance as a Treatment Strategy for Colorectal Cancer Patients with Lynch Syndrome. Dig Surg 2018; 35: 448-456.[PMID: 29017165]

121) Sinicrope FA, Foster NR, Thibodeau SN, et al.: DNA mismatch repair status and colon cancer recurrence and survival in clinical trials of 5-fluorouracil-based adjuvant therapy. J Natl Cancer Inst 2011; 103: 863-875.[PMID: 21597022]

122) Des Guetz G, Schischmanoff O, Nicolas P, et al.: Does microsatellite instability predict the efficacy of adjuvant chemotherapy in colorectal cancer? A systematic review with meta-analysis. Eur J Cancer 2009; 45: 1890-1896. [PMID: 19427194]

123) Webber EM, Kauffman TL, O'Connor E, et al.: Systematic review of the predictive effect of MSI status in colorectal cancer patients undergoing 5FU-based chemotherapy. BMC Cancer 2015; 15: 156.[PMID: 25884995]

124) Andre T, de Gramont A, Vernerey D, et al.: Adjuvant Fluorouracil, Leucovorin, and Oxaliplatin in Stage Ⅱ to Ⅲ Colon Cancer: Updated 10-Year Survival and Outcomes According to BRAF Mutation and Mismatch Repair Status of the MOSAIC Study. J Clin Oncol 2015; 33: 4176-4187.[PMID: 26527776]

125) Cohen R, Taieb J, Fiskum J, et al.: Microsatellite Instability in Patients With Stage Ⅲ Colon Cancer Receiving Fluoropyrimidine With or Without Oxaliplatin: An ACCENT Pooled Analysis of 12 Adjuvant Trials. J Clin Oncol 2021; 39: 642-651.[PMID: 26527776]

126) Tran B, Kopetz S, Tie J, et al.: Impact of BRAF mutation and microsatellite instability on the pattern of metastatic spread and prognosis in metastatic colorectal cancer. Cancer 2011; 117: 4623-4632.[PMID: 21456008]

127) Venderbosch S, Nagtegaal ID, Maughan TS, et al.: Mismatch repair status and BRAF mutation status in metastatic colorectal cancer patients: a pooled analysis of the CAIRO, CAIRO2, COIN, and FOCUS studies. Clin Cancer Res 2014; 20: 5322-5330.[PMID: 25139339]

128) Le DT, Uram JN, Wang H, et al.: PD-1 Blockade in Tumors with Mismatch-Repair Deficiency. N Engl J Med 2015; 372: 2509-2520.[PMID: 26028255]

129) Romiti A, Rulli E, Pilozzi E, et al.: Exploring the Prognostic Role of Microsatellite Instability in Patients With Stage Ⅱ Colorectal Cancer: A Systematic Review and Meta-Analysis. Clin Colorectal Cancer 2017; 16: e55-e59.[PMID: 27670891]

130) Le DT, Diaz LA, Jr., Kim TW, et al.: Pembrolizumab for previously treated, microsatellite instability-high/mismatch repair-deficient advanced colorectal cancer: final analysis of KEYNOTE-164. Eur J Cancer 2023; 186: 185-195.[PMID: 37141828]

131) Maio M, Ascierto PA, Manzyuk L, et al.: Pembrolizumab in microsatellite instability high or mismatch repair deficient cancers: updated analysis from the phase Ⅱ KEYNOTE-158 study. Ann Oncol 2022; 33: 929-938. [PMID: 35680043]

132）Overman MJ, McDermott R, Leach JL, et al.: Nivolumab in patients with metastatic DNA mismatch repair-deficient or microsatellite instability-high colorectal cancer (CheckMate 142): an open-label, multicentre, phase 2 study. Lancet Oncol 2017; 18: 1182-1191.［PMID: 28734759］

133）Overman MJ, Lonardi S, Wong KYM, et al.: Durable Clinical Benefit With Nivolumab Plus Ipilimumab in DNA Mismatch Repair-Deficient/Microsatellite Instability-High Metastatic Colorectal Cancer. J Clin Oncol 2018; 36: 773-779.［PMID: 29355075］

134）André T, Shiu KK, Kim TW, et al.: Pembrolizumab in Microsatellite-Instability-High Advanced Colorectal Cancer. N Engl J Med 2020; 383: 2207-2218.［PMID: 33264544］

135）Carnevali I, Sahnane N, Chiaravalli AM, et al.: Strategies for Lynch syndrome identification in selected and unselected gynecological cancers. Eur J Cancer Prev 2022; 31: 369-376.［PMID: 34519692］

136）Zhao S, Chen L, Zang Y, et al.: Endometrial cancer in Lynch syndrome. Int J Cancer 2022; 150: 7-17.［PMID: 34398969］

137）Ryan NAJ, Glaire MA, Blake D, et al.: The proportion of endometrial cancers associated with Lynch syndrome: a systematic review of the literature and meta-analysis. Genet Med 2019; 21: 2167-2180.［PMID: 31086306］

138）Lim N, Hickey M, Young GP, et al.: Screening and risk reducing surgery for endometrial or ovarian cancers in Lynch syndrome: a systematic review. Int J Gynecol Cancer 2022; 32: 646-655.［PMID: 35437274］

139）婦人科腫瘍委員会：本邦における遺伝性子宮内膜癌の頻度とその病態に関する小委員会．日産婦誌 2009; 61: 1540-1542

140）Shikama A, Minaguchi T, Matsumoto K, et al.: Clinicopathologic implications of DNA mismatch repair status in endometrial carcinomas. Gynecol Oncol 2016; 140: 226-233.［PMID: 26644264］

141）Masuda K, Banno K, Hirasawa A, et al.: Relationship of lower uterine segment cancer with Lynch syndrome: a novel case with an hMLH1 germline mutation. Oncol Rep 2012; 28: 1537-1543.［PMID: 22940821］

142）Westin SN, Lacour RA, Urbauer DL, et al.: Carcinoma of the lower uterine segment: a newly described association with Lynch syndrome. J Clin Oncol 2008; 26: 5965-5971.［PMID: 19001318］

143）Dong D, Lei H, Liu D, et al.: POLE and Mismatch Repair Status, Checkpoint Proteins and Tumor-Infiltrating Lymphocytes in Combination, and Tumor Differentiation: Identify Endometrial Cancers for Immunotherapy. Front Oncol 2021; 11: 640018.［PMID: 33816285］

144）Ran X, Jing H, Li Z: The clinical features and management of Lynch syndrome-associated ovarian cancer. J Obstet Gynaecol Res 2022; 48: 1538-1545.［PMID: 35478369］

145）Tanaka T, Takehara K, Yamashita N, et al.: Frequency and clinical features of deficient mismatch repair in ovarian clear cell and endometrioid carcinoma. J Gynecol Oncol 2022; 33: e67.［PMID: 36032025］

146）Llach J, Pellise M, Monahan K: Lynch syndrome; towards more personalized management? Best Pract Res Clin Gastroenterol 2022; 58-59: 101790.［PMID: 35988964］

147）Schmeler KM, Lynch HT, Chen LM, et al.: Prophylactic surgery to reduce the risk of gynecologic cancers in the Lynch syndrome. N Engl J Med 2006; 354: 261-269.［PMID: 16421367］

148）Dominguez-Valentin M, Seppälä TT, Engel C, et al.: Risk-Reducing Gynecological Surgery in Lynch Syndrome: Results of an International Survey from the Prospective Lynch Syndrome Database. J Clin Med 2020; 9: 2290.［PMID: 32708519］

149）Swanson CL, Bakkum-Gamez JN: Preventing Ovarian Cancer in High-risk Women: One Surgery at a Time. Clin Obstet Gynecol 2020; 63: 64-73.［PMID: 31764001］

150）Manchanda R, Gaba F, Talaulikar V, et al.: Risk-Reducing Salpingo-Oophorectomy and the Use of Hormone Replacement Therapy Below the Age of Natural Menopause: Scientific Impact Paper No. 66 October 2021: Scientific Impact Paper No. 66. BJOG 2022; 129: e16-e34.［PMID: 34672090］

151）Lachiewicz MP, Kravochuck SE, O'Malley MM, et al.: Prevalence of occult gynecologic malignancy at the time of risk reducing and nonprophylactic surgery in patients with Lynch syndrome. Gynecol Oncol 2014; 132: 434-437.［PMID: 24211399］

152）Fedda FA, Euscher ED, Ramalingam P, et al.: Prophylactic Risk-reducing Hysterectomies and Bilateral Salpingo-oophorectomies in Patients With Lynch Syndrome: A Clinicopathologic Study of 29 Cases and Review of the Literature. Int J Gynecol Pathol 2020; 39: 313-320.［PMID: 31851061］

153）Sun CC, Meyer LA, Daniels MS, et al.: Women's preferences for cancer risk management strategies in Lynch syndrome. Gynecol Oncol 2019; 152: 514-521.［PMID: 30876497］

154) Schmeler KM, Daniels MS, Soliman PT, et al.: Primary peritoneal cancer after bilateral salpingo-oophorectomy in two patients with Lynch syndrome. Obstet Gynecol 2010; 115: 432-434.[PMID: 20093870]

155) Rouprêt M, Yates DR, Comperat E, et al.: Upper urinary tract urothelial cell carcinomas and other urological malignancies involved in the hereditary nonpolyposis colorectal cancer（lynch syndrome）tumor spectrum. Eur Urol 2008; 54: 1226-1236.[PMID: 18715695]

156) Barrow PJ, Ingham S, O'Hara C, et al.: The spectrum of urological malignancy in Lynch syndrome. Fam Cancer 2013; 12: 57-63.[PMID: 23054215]

157) Urakami S, Inoshita N, Oka S, et al.: Clinicopathological characteristics of patients with upper urinary tract urothelial cancer with loss of immunohistochemical expression of the DNA mismatch repair proteins in universal screening. Int J Urol 2018; 25: 151-156.[PMID: 29164703]

158) Win AK, Lindor NM, Young JP, et al.: Risks of primary extracolonic cancers following colorectal cancer in lynch syndrome. J Natl Cancer Inst 2012; 104: 1363-1372.[PMID: 22933731]

159) Skeldon SC, Semotiuk K, Aronson M, et al.: Patients with Lynch syndrome mismatch repair gene mutations are at higher risk for not only upper tract urothelial cancer but also bladder cancer. Eur Urol 2013; 63: 379-385. [PMID: 22883484]

160) Huang D, Matin SF, Lawrentschuk N, et al.: Systematic Review: An Update on the Spectrum of Urological Malignancies in Lynch Syndrome. Bladder Cancer 2018; 4: 261-268.[PMID: 30112437]

161) Dowty JG, Win AK, Buchanan DD, et al.: Cancer risks for MLH1 and MSH2 mutation carriers. Hum Mutat 2013; 34: 490-497.[PMID: 23255516]

162) Raymond VM, Everett JN, Furtado LV, et al.: Adrenocortical carcinoma is a lynch syndrome-associated cancer. J Clin Oncol 2013; 31: 3012-3018.[PMID: 23752102]

163) Harper HL, McKenney JK, Heald B, et al.: Upper tract urothelial carcinomas: frequency of association with mismatch repair protein loss and lynch syndrome. Mod Pathol 2017; 30: 146-156.[PMID: 27713421]

164) Metcalfe MJ, Petros FG, Rao P, et al.: Universal Point of Care Testing for Lynch Syndrome in Patients with Upper Tract Urothelial Carcinoma. J Urol 2018; 199: 60-65.[PMID: 28797715]

165) Kim JY, Byeon JS: Genetic Counseling and Surveillance Focused on Lynch Syndrome. J Anus Rectum Colon 2019; 3: 60-68.[PMID: 31559369]

166) Hubosky SG, Boman BM, Charles S, et al.: Ureteroscopic management of upper tract urothelial carcinoma（UTUC）in patients with Lynch Syndrome（hereditary nonpolyposis colorectal cancer syndrome）. BJU Int 2013; 112: 813-819.[PMID: 23452166]

167) Ikenoue T, Arai M, Ishioka C, et al.: Importance of gastric cancer for the diagnosis and surveillance of Japanese Lynch syndrome patients. J Hum Genet 2019; 64: 1187-1194.[PMID: 31588121]

168) Barrow E, Hill J, Evans DG: Cancer risk in Lynch Syndrome. Fam Cancer 2013; 12: 229-240.[PMID: 23604856]

169) 新井正美，小川大志，千野晶子，他：Lynch 症候群のサーベイランスにおける大腸内視鏡および上部消化管内視鏡による病変の発見頻度と病理学的所見に関する検討．家族性腫瘍 2010; 10: 32-38

170) Olivier R, Randrian V, Tougeron D, et al.: Endoscopy to Diagnose and Prevent Digestive Cancers in Lynch Syndrome. Cancers（Basel）2021; 13: 3505.[PMID: 34298719]

171) 日本胃癌学会編：胃癌治療ガイドライン 医師用 2021 年 7 月改訂［第 6 版］，金原出版，東京，2021

172) Shitara K, Ajani JA, Moehler M, et al.: Nivolumab plus chemotherapy or ipilimumab in gastro-oesophageal cancer. Nature 2022; 603: 942-948.[PMID: 35322232]

173) Abe T, Blackford AL, Tamura K, et al.: Deleterious Germline Mutations Are a Risk Factor for Neoplastic Progression Among High-Risk Individuals Undergoing Pancreatic Surveillance. J Clin Oncol 2019; 37: 1070-1080.[PMID: 30883245]

174) Goggins M, Overbeek KA, Brand R, et al.: Management of patients with increased risk for familial pancreatic cancer: updated recommendations from the International Cancer of the Pancreas Screening（CAPS）Consortium. Gut 2020; 69: 7-17.[PMID: 31672839]

175) Calderwood AH, Sawhney MS, Thosani NC, et al.: American Society for Gastrointestinal Endoscopy guideline on screening for pancreatic cancer in individuals with genetic susceptibility: methodology and review of evidence. Gastrointest Endosc 2022; 95: 827-854.e3.[PMID: 35183359]

176) Canto MI, Almario JA, Schulick RD, et al.: Risk of Neoplastic Progression in Individuals at High Risk for Pancreatic Cancer Undergoing Long-term Surveillance. Gastroenterology 2018; 155: 740-751.e2.[PMID: 29803839]

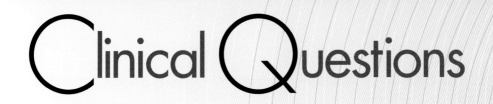

Clinical Questions

**CQ6：リンチ症候群のスクリーニングを目的とした大腸癌に対して DNA ミス
マッチ修復機能欠損を調べるユニバーサルスクリーニング（UTS）を行う
べきか？**

エビデンスレベル：**C**，推奨度：**1**，合意率：**94.4%**

リンチ症候群をスクリーニングするために大腸癌に対してユニバーサルスクリーニングを
実施することを強く推奨する。

　リンチ症候群の診断に対するユニバーサルスクリーニング（UTS）の有効性と医療経済を
検討したメタアナリシス 1 編，前向きコホート研究 4 編，遡及的研究 9 編，ガイドライン 4
編，また，ハンドサーチにより 1 編を抽出した。

　リンチ症候群のスクリーニング方法として臨床病理学的情報を利用した Amsterdam 基準
II（AC II）や改訂 Bethesda ガイドライン（rBG）が用いられてきたが，より感度の高い臨
床病理学的基準である rBG でも 12〜28%のリンチ症候群患者を同定できない[1-3]。また，実
際の臨床現場においては，がん家族歴を含む臨床病理学的情報を正確に把握することはしば
しば困難であることが指摘されている[4]。大腸癌患者を対象とした 4 つの大規模コホート研
究の統合解析では，計 10,206 名の大腸癌患者のうちリンチ症候群は 3.1%であったが，AC II
を満たす大腸癌患者は 2.5%で，特異度は 97.9%と高いものの，感度は 27.2%と低かった。
一方，rBG に合致する患者は 39.8%で，リンチ症候群診断の感度は 88.1%と高いものの，
特異度は 54.4%と低かった[2]。この結果から，臨床病理学的因子を基にしたリンチ症候群の
スクリーニングは感度に限度があるとともに，感度と特異度の両立が困難であることが示唆
される。

　近年，欧米ではマイクロサテライト不安定性検査（MSI 検査）またはミスマッチ修復蛋白
質の免疫組織化学検査（MMR-IHC 検査）を用いたリンチ症候群のスクリーニング検査とし
て全大腸癌患者を対象とした UTS が広く行われるようになっている。UTS は AC II や rBG を
用いたスクリーニングと比較して一人のリンチ症候群を診断するための費用は高いが[5]，臨
床病理学的情報に依存せず，リンチ症候群診断の感度は極めて高い。また，スクリーニング
による獲得質調整生存年（quality adjusted life years：QALY）を考慮した費用対効果の検
討から UTS は有用な検査であると位置づけられている[6-8]。これらの結果をもとに，海外の
ガイドラインでは全大腸癌患者を対象として UTS を行うことが推奨されている[9-11]。

　一方，本邦におけるスクリーニング検査費用やリンチ症候群の患者頻度を考慮した UTS の
費用対効果分析は行われていない。なお，本邦の大腸癌患者に占めるリンチ症候群患者の割
合は約 1%であり[12-15]，近年報告された全世界の報告を対象としたメタアナリシスによる
2.2%との結果と比較して低いため[16]，本邦における UTS の費用対効果は欧米より低い可能
性がある。また，費用対効果の観点からは，高齢の大腸癌患者ではリンチ症候群患者の占め

る割合が低いことを考慮し，70 歳などの一定の年齢以下の大腸癌患者に限定して UTS を行う方法も提案されている[17]。

　UTS は理論上，高い感度でリンチ症候群の疑い患者を診断することが可能であるが，実際のスクリーニング感度は患者の遺伝学的検査の受検率などに影響される。スクリーニングでミスマッチ修復異常が示された患者に対して遺伝カウンセリングによる情報提供を行うことで遺伝学的検査の受検率が高くなることが報告されており[18]，UTS を行うにあたっては，適切な遺伝カウンセリング提供体制を整えることが，より高い感度でのリンチ症候群診断を可能にすると考えられる。

　なお，MSI 検査と MMR-IHC 検査のいずれを用いても，同様に高い感度でリンチ症候群患者を同定することが可能であるが[19]，MMR-IHC 検査によるスクリーニングでは，*BRAF* V600E バリアント検査を利用することで一部の散発性 MSI-High 大腸癌の除外が可能となるほか（図Ⅲ-1 ［p. 89］），遺伝学的検査の対象遺伝子の絞り込みが可能になるため，MSI 検査と比較し，より費用対効果に優れている[7]。また，MSI 検査と MMR-IHC 検査は，大腸癌におけるリンチ症候群の診断の補助，ペムブロリズマブの固形癌患者への適応を判定するための補助，大腸癌における化学療法の選択の補助，を目的として保険適用されている。

文　献

1) Julié C, Trésallet C, Brouquet A, et al.: Identification in daily practice of patients with Lynch syndrome(hereditary nonpolyposis colorectal cancer): revised Bethesda guidelines-based approach versus molecular screening. Am J Gastroenterol 2008; 103: 2825-2835.[PMID: 18759827]

2) Moreira L, Balaguer F, Lindor N, et al.: Identification of Lynch syndrome among patients with colorectal cancer. JAMA 2012 17; 308: 1555-1565.[PMID: 23073952]

3) Jiang W, Cai MY, Li SY, et al.: Universal screening for Lynch syndrome in a large consecutive cohort of Chinese colorectal cancer patients: High prevalence and unique molecular features. Int J Cancer 2019; 144: 2161-2168. [PMID: 30521064]

4) Evaluation of Genomic Applications in Practice and Prevention(EGAPP)Working Group: Recommendations from the EGAPP Working Group: genetic testing strategies in newly diagnosed individuals with colorectal cancer aimed at reducing morbidity and mortality from Lynch syndrome in relatives. Genet Med 2009; 11: 35-41. [PMID: 19125126]

5) Barzi A, Sadeghi S, Kattan MW, et al.: Comparative effectiveness of screening strategies for Lynch syndrome. J Natl Cancer Inst 2015; 107: djv005.[PMID: 25794514]

6) Wang G, Kuppermann M, Kim B, et al.: Influence of patient preferences on the cost-effectiveness of screening for Lynch syndrome. Am J Manag Care 2012; 18: e179-e185.[PMID: 22942831]

7) Mvundura M, Grosse SD, Hampel H, et al.: The cost-effectiveness of genetic testing strategies for Lynch syndrome among newly diagnosed patients with colorectal cancer. Genet Med 2010; 12: 93-104.[PMID: 20084010]

8) Ladabaum U, Wang G, Terdiman J, et al.: Strategies to identify the Lynch syndrome among patients with colorectal cancer: a cost-effectiveness analysis. Ann Intern Med 2011; 155: 69-79.[PMID: 21768580]

9) Syngal S, Brand RE, Church JM, et al.: ACG clinical guideline: Genetic testing and management of hereditary gastrointestinal cancer syndromes. Am J Gastroenterol 2015; 110: 223-262.[PMID: 25645574]

10) Monahan KJ, Bradshaw N, Dolwani S, et al.: Guidelines for the management of hereditary colorectal cancer from the British Society of Gastroenterology (BSG)/Association of Coloproctology of Great Britain and Ireland (ACPGBI)/United Kingdom Cancer Genetics Group (UKCGG). Gut 2020; 69: 411-444.[PMID: 31780574]

11) NCCN Clinical Practice Guidelines in Oncology: Genetic/Familial High-Risk Assessment: Colorectal. Version 2. 2023. Available from: https://www.nccn.org/guidelines/guidelines-detail?category=2&id=1436

12) Fujita M, Liu X, Iwasaki Y, et al.: Population-based Screening for Hereditary Colorectal Cancer Variants in Japan. Clin Gastroenterol Hepatol 2022; 20: 2132-2141.[PMID: 33309985]

13) Chika N, Eguchi H, Kumamoto K, et al.: Prevalence of Lynch syndrome and Lynch-like syndrome among patients with colorectal cancer in a Japanese hospital-based population. Jpn J Clin Oncol 2017; 47: 108-117.[PMID: 27920101]

14) Nakayama Y, Iijima T, Inokuchi T, et al.: Clinicopathological features of sporadic MSI colorectal cancer and Lynch syndrome: a single-center retrospective cohort study. Int J Clin Oncol 2021; 26: 1881-1889.[PMID: 34148153]

15) Kiyozumi Y, Matsubayashi H, Horiuchi Y, et al.: Germline mismatch repair gene variants analyzed by universal sequencing in Japanese cancer patients. Cancer Med 2019; 8: 5534-5543.[PMID: 31386297]

16) Abu-Ghazaleh N, Kaushik V, Gorelik A, et al.: Worldwide prevalence of Lynch syndrome in patients with colorectal cancer: Systematic review and meta-analysis. Genet Med 2022; 24: 971-985.[PMID: 35177335]

17) Li D, Hoodfar E, Jiang SF, et al.: Comparison of Universal Versus Age-Restricted Screening of Colorectal Tumors for Lynch Syndrome Using Mismatch Repair Immunohistochemistry: A Cohort Study. Ann Intern Med 2019; 171: 19-26.[PMID: 31181578]

18) Heald B, Plesec T, Liu X, et al.: Implementation of universal microsatellite instability and immunohistochemistry screening for diagnosing lynch syndrome in a large academic medical center. J Clin Oncol 2013; 31: 1336-1340. [PMID: 23401454]

19) Rouba AF, Matthew O, Harris K, et al.: Analysis of concordance between microsatellite instability by next generation sequencing (NGS-MSI) and mismatch repair deficiency by immunohistochemistry (IHC-MMR) in > 28,000 colorectal tumors. J Clin Oncol 2023; 41: 30-30. doi: 10.1200/JCO.2023.41.4_suppl.30.

CQ7：リンチ症候群患者の大腸内視鏡サーベイランスは原因遺伝子により個別化すべきか？

エビデンスレベル：**C**，推奨度：**1**，合意率：**100%**

> 推奨文：リンチ症候群患者の大腸内視鏡サーベイランスについて原因遺伝子を考慮して実施することを強く推奨する。

　リンチ症候群患者の大腸腺腫の発生について検討した2編の前向きコホート研究を抽出した。大腸腺腫の有病率は10.6〜23%で，加齢とともに有病率は上昇する[1,2]。リンチ症候群における大腸内視鏡検査は，有用性が示された唯一のサーベイランス法であり，大腸内視鏡を用いたサーベイランスは大腸癌の死亡率を60〜72%減少させることが示されている[3,4]。

　リンチ症候群患者の原因遺伝子に関する大腸癌の累積発症率を検討した2編の前向きコホート研究と8編の後方視的コホート研究によると，80歳時までの大腸癌累積発症率は，*MLH1*で46〜61%，*MSH2*と*EPCAM*で33〜52%，*MSH6*で10〜44%，*PMS2*で8.7〜20%と報告されており，リンチ症候群では原因遺伝子ごとに大腸癌の発症率が異なることが示されている[5-12]。5,255例を集積した国際共同研究は，後方視的研究ではあるものの大腸癌の発症率に原因遺伝子による差に加えて，性差，大陸間差があることも報告されている[13]。この研究には本邦の研究者も参加しているがアジアからの登録数が少なく，他の大陸と比較することはできていない。以上より，リンチ症候群患者の大腸癌に対しては，原因遺伝子および性差を考慮した大腸内視鏡検査によるサーベイランス計画を考えることができる。

　大腸内視鏡検査の開始年齢については5編の前向きコホート研究と6編の後方視的研究，1編のメタアナリシス，4編のガイドラインを抽出した。リンチ症候群患者の20歳代での大腸癌の年間発症率はいずれの原因遺伝子の場合でも1%未満であり，25歳以前の大腸癌の発生は極めて低い[5-7,12,14-25]。30歳時までの大腸癌累積発症率は，女性では*MLH1*が0〜

2.4％，*MSH2/EPCAM* が 0.4〜3.0％，*MSH6* が 0〜0.05％，*PMS2* が 0.02〜0.1％で，男性では *MLH1* が 0.9〜4.5％，*MSH2/EPCAM* が 0.7〜2.6％，*MSH6* が 0〜0.5％，*PMS2* が 0.2〜0.4％と報告されている。また，40 歳時までの大腸癌累積発症率は，女性では *MSH6* が 0.09〜2.5％，*PMS2* が 0.07〜0.7％で，男性では *MSH6* が 1.2〜9.9％，*PMS2* が 0.5〜2.1％と報告されている[13]。各原因遺伝子とも女性より男性で発症率が高い傾向があるが，大腸内視鏡検査によるサーベイランス計画に影響を与えるほどの差はない。以上より，*MLH1* または *MSH2* を原因遺伝子に持つリンチ症候群患者では大腸内視鏡検査は 20〜25 歳時に開始するのが望ましい。また，大腸癌発症年齢が遅い *MSH6* または *PMS2* を原因遺伝子に持つリンチ症候群患者では大腸内視鏡検査は 30〜35 歳時に開始するのが望ましい。ただし，同一家系内の最年少発症者の年齢より 2〜5 年早く大腸内視鏡検査によるサーベイランスを開始することも考慮されるが，サーベイランス開始時期を早める根拠は乏しく，開始時期は個々に判断されるべきものである[26]。

　大腸内視鏡検査によるサーベイランス間隔については 1 編の前向きコホート研究と 2 編の後方視的観察研究を抽出した。*MLH1*，*MSH2* または *MSH6* を原因遺伝子に持つリンチ症候群患者を対象とした 1 編の観察研究において，1 年ごと，2 年ごと，2〜3 年ごとの下部消化管内視鏡検査では大腸癌の累積発生率と大腸癌発見時の進行度はいずれも同等であったことが報告されている[27]。1 編の前向きコホート研究による報告によれば，大腸癌発症症例の 69％が最後の下部消化管内視鏡検査から 2 年以上経過していた[7]。

　欧米からの各原因遺伝子に分けたリンチ症候群患者に対するサーベイランス大腸内視鏡検査の費用対効果を検討した研究から，原因遺伝子に特異的なサーベイランス大腸内視鏡検査の費用対効果が高いと報告される[28,29]。*MLH1* あるいは *MSH2* を原因遺伝子に持つリンチ症候群患者では 20 歳ではなく 25 歳から，*MSH6* と *PMS2* を原因遺伝子に持つリンチ症候群患者では 35 歳や 40 歳などからサーベイランス大腸内視鏡検査を開始すると費用対効果に優れることが報告されている。また，*MSH6* と *PMS2* を原因遺伝子に持つリンチ症候群患者では 3 年のサーベイランス間隔が費用対効果に優れると報告されている。なお，本邦でのサーベイランス大腸内視鏡検査費用や原因遺伝子ごとの大腸癌累積発症率を考慮したサーベイランス大腸内視鏡検査の費用対効果分析は行われていない。

　以上より，リンチ症候群患者の大腸癌に対する大腸内視鏡検査によるサーベイランス間隔は，*MLH1*，*MSH2/EPCAM* または *MSH6* を原因遺伝子に持つリンチ症候群患者では 1〜2 年ごとに，*PMS2* を原因遺伝子に持つリンチ症候群患者では 1〜3 年ごとに実施することを推奨する。なお，大腸癌や腺腫の既往を有する患者，男性，*MLH1* あるいは *MSH2* を原因遺伝子に持つ患者，40 歳以上の患者では，1 年間隔のサーベイランスを推奨する報告もある[7,30]。

文　献

1) Liljegren A, Barker G, Elliott F, et al.: Prevalence of adenomas and hyperplastic polyps in mismatch repair mutation carriers among CAPP2 participants: report by the colorectal adenoma/carcinoma prevention programme 2. J Clin Oncol 2008; 26: 3434-3439.[PMID: 18612159]

2) Rahmi G, Lecomte T, Malka D, et al.: Impact of chromoscopy on adenoma detection in patients with Lynch syndrome: a prospective, multicenter, blinded, tandem colonoscopy study. Am J Gastroenterol 2015; 110: 288-298. [PMID: 25601014]

3) Järvinen HJ, Aarnio M, Mustonen H, et al.: Controlled 15-year trial on screening for colorectal cancer in families with hereditary nonpolyposis colorectal cancer. Gastroenterology 2000; 118: 829-834.[PMID: 10784581]

4) Dove-Edwin I, Sasieni P, Adams J, et al.: Prevention of colorectal cancer by colonoscopic surveillance in individuals with a family history of colorectal cancer: 16 year, prospective, follow-up study. BMJ 2005; 331: 1047.[PMID: 16243849]

5) Bonadona V, Bonaiti B, Olschwang S, et al.: Cancer risks associated with germline mutations in MLH1, MSH2, and MSH6 genes in Lynch syndrome. JAMA 2011; 305: 2304-2310.[PMID: 21642682]

6) Møller P, Seppälä TT, Bernstein I, et al.: Cancer risk and survival in path_MMR carriers by gene and gender up to 75 years of age: a report from the Prospective Lynch Syndrome Database. Gut 2018; 67: 1306-1316.[PMID: 28754778]

7) Møller P, Seppälä T, Bernstein I, et al.: Cancer incidence and survival in Lynch syndrome patients receiving colonoscopic and gynaecological surveillance: first report from the prospective Lynch syndrome database. Gut 2017; 66: 464-472.[PMID: 26657901]

8) Ryan NAJ, Morris J, Green K, et al.: Association of mismatch repair mutation with age at cancer onset in Lynch syndrome: Implications for stratified surveillance strategies. JAMA Oncol 2017; 3: 1702-1706.[PMID: 28772289]

9) Baglietto L, Lindor NM, Dowty JG, et al.: Risks of Lynch syndrome cancers for MSH6 mutation carriers. J Natl Cancer Inst 2010; 102: 193-201.[PMID: 20028993]

10) Suerink M, Rodríguez-Girondo M, van der Klift HM, et al.: An alternative approach to establishing unbiased colorectal cancer risk estimation in Lynch syndrome. Genet Med 2019; 21: 2706-2712.[PMID: 31204389]

11) Senter L, Clendenning M, Sotamaa K, et al.: The clinical phenotype of Lynch syndrome due to germ-line PMS2 mutations. Gastroenterology 2008; 135: 419-428.[PMID: 18602922]

12) ten Broeke SW, van der Klift HM, Tops CMJ, et al.: Cancer risks for PMS2-associated Lynch syndrome. J Clin Oncol 2018; 36: 2961-2968.[PMID: 30161022]

13) International Mismatch Repair Consortium: Variation in the risk of colorectal cancer in families with Lynch syndrome: a retrospective cohort study. Lancet Oncol 2021; 22: 1014-1022.[PMID: 34111421]

14) Vasen HFA, Blanco I, Aktan Collan K, et al.: Revised guidelines for the clinical management of Lynch syndrome (HNPCC): recommendations by a group of European experts. Gut 2013; 62: 812-823.[PMID: 23408351]

15) Møller P, Seppälä T, Bernstein I, et al.: Incidence of and survival after subsequent cancers in carriers of pathogenic MMR variants with previous cancer: a report from the prospective Lynch syndrome database. Gut 2017; 66: 1657-1664.[PMID: 27261338]

16) DeJong AE, Nagengast FM, Kleibeuker JH, et al.: What is the appropriate screening protocol in Lynch syndrome? Fam Cancer 2006; 5: 373-378.[PMID: 16826316]

17) Hendriks YMC, Wagner A, Morreau H, et al.: Cancer risk in hereditary nonpolyposis colorectal cancer due to MSH6 mutations: impact on counseling and surveillance. Gastroenterology 2004; 127: 17-25.[PMID: 15236168]

18) Quehenberger F, Vasen HFA, Van Houwelingen HC: Risk of colorectal and endometrial cancer for carriers of mutations of the hMLH1 and hMSH2 gene: correction for ascertainment. J Med Genet 2005; 42: 491-496.[PMID: 15937084]

19) Hampel H, Frankel W, Panescu J, et al.: Screening for Lynch syndrome (hereditary nonpolyposis colorectal cancer) among endometrial cancer patients. Cancer Res 2006; 66: 7810-7817.[PMID: 16885385]

20) Jenkins MA, Baglietto L, Dowty JG, et al.: Cancer risks for mismatch repair gene mutation carriers: a population-based early onset case-family study. Clin Gastroenterol Hepatol 2006; 4: 489-498.[PMID: 16616355]

21) Cairns SR, Scholefield JH, Steele RJ, et al.: Guidelines for colorectal cancer screening and surveillance in moderate and high risk groups (update from 2002). Gut 2010; 59: 666-689.[PMID: 20427401]

22) Rubenstein JH, Enns R, Heidelbaugh J, et al.: American Gastroenterological Association Institute Guideline on the diagnosis and management of Lynch syndrome. Gastroenterology 2015; 149: 777-782.[PMID: 26226577]

23) Jenkins MA, Dowty JG, Ait Ouakrim D, et al.: Short-term risk of colorectal cancer in individuals with Lynch syndrome: a meta-analysis. J Clin Oncol 2015; 33: 326-331.[PMID: 25534380]

24) Giardiello FM, Allen JI, Axilbund JE, et al.: Guidelines on genetic evaluation and management of Lynch syndrome: a consensus statement by the US multi-society task force on colorectal cancer. Gastroenterology 2014; 147: 502-

526.［PMID: 25043945］

25）ten Broeke SW, Brohet RM, Tops CM, et al.: Lynch syndrome caused by germline PMS2 mutations: delineating the cancer risk. J Clin Oncol 2015; 33: 319-325.［PMID: 25512458］

26）National Comprehensive Cancer Network: NCCN Clinical Practice Guidelines in Oncology. Genetic/Familial High-Risk Assessment: Colorectal. Version 2. 2023. Available from: https://www.nccn.org/guidelines/guidelines-detail?category=2&id=1436

27）Engel C, Vasen HF, Seppälä T, et al.: No Difference in Colorectal Cancer Incidence or Stage at Detection by Colonoscopy Among 3 Countries With Different Lynch Syndrome Surveillance Policies. Gastroenterology 2018; 155: 1400-1409.e2.［PMID: 30063918］

28）Kastrinos F, Ingram MA, Silver ER, et al.: Gene-Specific Variation in Colorectal Cancer Surveillance Strategies for Lynch Syndrome. Gastroenterology 2021; 161: 453-462.e15.［PMID: 33839100］

29）Kang YJ, Caruana M, McLoughlin K, et al.: The predicted effect and cost-effectiveness of tailoring colonoscopic surveillance according to mismatch repair gene in patients with Lynch syndrome. Genet Med 2022; 24: 1831-1846.［PMID: 35809086］

30）Vasen HF, Abdirahman M, Brohet R, et al.: One to 2-year surveillance intervals reduce risk of colorectal cancer in families with Lynch syndrome. Gastroenterology 2010; 138: 2300-2306.［PMID: 20206180］

CQ8：リンチ症候群患者に対して化学予防は経過観察と比較して効果があるか？

エビデンスレベル：B，推奨度：2，合意率：100%

リンチ症候群患者では，現時点で発がんに対する化学予防としてアスピリン投与を行わないことを弱く推奨する。

　リンチ症候群患者に対する化学予防の効果と安全性を検討したランダム化比較試験5編を採用した。

　リンチ症候群を対象とした化学予防の臨床試験としては欧米で行われた CAPP2 試験が広く知られている[1]。CAPP2 試験は，リンチ症候群患者に対するアスピリン（600 mg/日）とレジスタントスターチ（難消化性デンプン）（30 g/日）のリンチ症候群関連腫瘍と大腸腺腫あるいは癌の発生に対する予防効果を評価した二重盲検試験であり，10年間追跡した結果，2年以上アスピリンの投与を受けた群ではプラセボ群に比べて大腸癌の発生が有意に減少した（ハザード比 0.65（95％信頼区間：0.43-0.97））[2]。また，リンチ症候群患者の大腸癌発生リスクについて，プラセボ群では BMI が 1 kg/m^2 増加するごとに大腸癌が7％増加していたが，アスピリン投与群ではこのリスク増加が消失していた[3]。ただし，CAPP2 試験では，時間の経過とともに参加者が減少し，評価可能な参加者が20年間で約40％減少したことから，データの解釈には慎重さが求められる状況となっている。

　アスピリンの長期内服は胃腸障害などのリスクが高まり，妊娠28週以降では禁忌である。また，一般集団に対するアスピリンの大腸癌リスク低減効果に関して，体重依存性，すなわち特定の用量に固定した場合，至適体重でなければ不利益が利益を上回る可能性も報告されている[4]。以上より，リンチ症候群患者では，現時点で発がんに対する化学予防としてアスピリンの投与を行わないことを弱く推奨する。現在，アスピリンの至適用量を検討する CAPP3 試験として，リンチ症候群を対象に1日 600 mg の投与量を 300 mg および 100 mg と比較するランダム化非劣性試験が行われている。

　一方で，CAPP2 試験の最終追跡結果からは，レジスタントスターチの摂取が大腸癌の発生

に影響を与えないことが示された。ただし，大腸以外のリンチ症候群関連癌（特に胃，十二指腸，胆管，膵臓）のリスクは46%減少することが明らかになった（ハザード比0.54（95%信頼区間0.33-0.86））[5]。レジスタントスターチが大腸以外の臓器の発がんリスクを低下させるメカニズムはまだ明らかになっていない。よって，CAPP2試験の結果のみに基づいて，大腸以外のリンチ症候群関連癌のリスクを低減するためにリンチ症候群患者に対して定期的なレジスタントスターチの摂取を推奨することはできない。なお，スリンダク，セレコキシブ，イブプロフェンに関しては十分なエビデンスが示されていない。

文　献

1) Burn J, Bishop DT, Mecklin JP, et al.: Effect of aspirin or resistant starch on colorectal neoplasia in the Lynch syndrome. N Engl J Med 2008; 359: 2567-2578.［PMID: 19073976］

2) Burn J, Sheth H, Elliott F, et al.: Cancer prevention with aspirin in hereditary colorectal cancer(Lynch syndrome), 10-year follow-up and registry-based 20-year data in the CAPP2 study: a double-blind, randomised, placebo-controlled trial. Lancet 2020; 395: 1855-1863.［PMID: 32534647］

3) Movahedi M, Bishop DT, Macrae F, et al.: Obesity, Aspirin, and Risk of Colorectal Cancer in Carriers of Hereditary Colorectal Cancer: A Prospective Investigation in the CAPP2 Study. J Clin Oncol 2015; 33: 3591-3597.［PMID: 26282643］

4) Rothwell PM, Cook NR, Gaziano JM, et al.: Effects of aspirin on risks of vascular events and cancer according to bodyweight and dose: analysis of individual patient data from randomised trials. Lancet 2018; 392: 387-399.［PMID: 30017552］

5) Mathers JC, Elliott F, Macrae F, et al.: Cancer Prevention with Resistant Starch in Lynch Syndrome Patients in the CAPP2-Randomized Placebo Controlled Trial: Planned 10- Year Follow-up. Cancer Prev Res (Phila) 2022; 15: 623-634.［PMID: 35878732］

CQ9：リンチ症候群患者に対してリスク低減手術（子宮全摘出術，両側付属器摘出術）は有用か？

エビデンスレベル：**C**，推奨度：**なし**，合意率：**94.4%**

> リンチ症候群の女性に対するリスク低減手術は，死亡率の低減効果は示されていないものの，子宮内膜癌および卵巣癌の発症リスクを低下させるため考慮すべき選択肢となる。ただし，挙児希望の有無，合併症，リンチ症候群関連腫瘍の家族歴，原因となるミスマッチ修復遺伝子の種類に基づき個別に検討することが望ましい。

「腫瘍発生抑制」では，症例対象研究2編，前向きコホート研究1編を採用した。「生命予後の改善」では，後方視的研究2編，シミュレーション研究2編を採用した。「医療経済の改善」ではシミュレーション研究2編を採用した。「精神的影響」では採用文献なし。「有害事象」では症例対象研究1編を採用した。

1．腫瘍発生抑制

症例対象研究2編によれば，子宮全摘出術および両側付属器摘出術により，子宮内膜癌，卵巣癌の発症リスクが低下することが示されている。Schmelerらのリスク低減手術に関する報告によれば，子宮全摘出術を受けた61名の女性は術後平均13.3年追跡され，子宮内膜癌の発生は認められなかった。一方で，子宮全摘出術を受けていない210名の女性は平均

7.4 年追跡され，子宮内膜癌が 33％に発生した。両側付属器摘出術を受けた 47 名の女性は術後平均 11.2 年追跡され，卵巣癌の発生は認められなかった。一方で，両側付属器摘出術を受けていない 223 名の女性は平均 10.6 年追跡され，卵巣癌が 5.5％に発生した[1]。Tzortzatos らの報告によれば，リスク低減手術（32 名が子宮全摘出術＋両側付属器摘出術，7 名が子宮全摘出術のみ，2 名が両側付属器摘出術のみ）を受けた 41 名のうち，4 名に手術検体に子宮内膜癌/内膜異型増殖症が同定された。一方で，リスク低減手術を受けていない 45 名では，サーベイランス中に 9 名が子宮内膜癌/異型内膜増殖症，2 名が卵巣癌を発症した[2]。

　ヨーロッパを中心としたリンチ症候群患者に関する国際多施設共同研究である Prospective Lynch syndrome database（PLSD）による前向きコホート研究から，リンチ症候群女性における子宮内膜癌・卵巣癌のリスク低減手術の年齢別効果が報告されている。25 歳でリスク低減子宮全摘出術を受けた場合，70 歳までに子宮内膜癌に罹患するリスクを *MLH1* 病的バリアント保持者で 35％，*MSH2* で 47％，*MHS6* で 41％，*PMS2* で 13％，予防できるとされている。同様に，40 歳でリスク低減子宮全摘出術を受けた場合でも，70 歳までに子宮内膜癌に罹患するリスクを *MLH1* 病的バリアント保持者で 34％，*MSH2* で 45％，*MHS6* で 40％，*PMS2* で 13％，予防できるとされている。すなわち，リスク低減子宮全摘手術が 25 歳時点でも 40 歳時点でも，70 歳までの子宮内膜癌リスク低減効果は同等であり，40 歳以前にリスク低減子宮全摘手術を受けるメリットはほとんど見込めないとされている。

　また，25 歳でリスク低減卵管卵巣摘出術を受けた場合，70 歳までに卵巣癌に罹患するリスクを *MLH1* 病的バリアント保持者で 11％，*MSH2* で 17％，*MHS6* で 11％，*PMS2* で 3％，予防できるとされている。同様に，40 歳でリスク低減卵管卵巣摘出術を受けた場合でも，70 歳までに卵巣癌に罹患するリスクを *MLH1* 病的バリアント保持者で 9％，*MSH2* で 16％，*MHS6* で 9％，*PMS2* で 3％，予防できるとされている。このため，70 歳までの卵巣癌リスク低減効果は，リスク低減卵管卵巣摘出術が 25 歳時点でも 40 歳時点でも同等であり，40 歳以前にリスク低減卵管卵巣摘出術を受けるメリットは少ないとされている[3]。

2. 生命予後の改善

　生命予後に関してリスク低減手術の有用性について直接比較した研究はない。前向きコホート研究 2 編によると，リンチ症候群と診断された女性が予防的な子宮全摘出術や両側付属器摘出術を受けずにサーベイランスを行った場合，子宮内膜癌もしくは卵巣癌を発症した場合でも予後は比較的良好であったと報告されている。Järvinen らの報告によれば，リンチ症候群と診断された女性 123 名に対して，35 歳から子宮内膜組織診，経腟超音波検査を用いた 2〜3 年に一度のサーベイランスを行ったところ，婦人科サーベイランスの達成率は 97.1％で，103 名中 19 名（18％）が子宮内膜癌を発症した（年齢中央値 49 歳）。この 19 名のうち有症状で診断されたのは 2 名のみで，中央値 8 年間の追跡では死亡例はいなかった。卵巣癌は 112 名中 6 名に発症し，中央値 2 年間の追跡で死亡例はいなかった[4]。2 年以内の間隔で大腸癌，子宮癌，卵巣癌のサーベイランスを行い，途中リスク低減手術を受けることも許容した PLSD による前向きコホート研究では，1,057 名のリンチ症候群女性のうち，186 名がリスク低減手術として子宮全摘出術，153 名が両側付属器摘出術を受けた。サーベイランス中に 72 名が子宮内膜癌を発症したが，10 年生存率は 98％であった。また，19 名が卵巣癌を発症したが，10 年生存率は 88％であり，比較的予後は良好であったとしている[5]。

　なお，PLSD による前向きコホート研究では，特に，*MSH6* と *PMS2* の病的バリアント保

持者では40歳以前での両側付属器摘出術による生命予後の改善効果はないことが示されている[3]。

3. 医療経済の改善

欧米からの医療経済学的研究によると，リンチ症候群女性に対するリスク低減手術は費用対効果に優れていると報告されている[6-8]。しかし，本邦の診療体制のもとで実施するには慎重な対応が求められる。なお，リンチ症候群患者に対するリスク低減手術は保険未収載である（2024年1月現在）。

4. 精神的影響とQOL

リスク低減手術として子宮全摘出術±両側付属器摘出術を受けたリンチ症候群女性へのアンケート研究2編によると，癌に対する精神的な不安が軽減した一方で，医原性閉経による影響を認めたとしている[9,10]。

5. 周術期合併症

リスク低減手術を受けた61名のうち，重篤な合併症は1/61（1.6%）に発生したと報告している[1]。なお，合併症の発生した症例は，直腸癌に対して手術，放射線の治療歴を有する症例であった。

文 献

1) Schmeler KM, Lynch HT, Chen LM, et al.: Prophylactic surgery to reduce the risk of gynecologic cancers in the Lynch syndrome. N Engl J Med 2006; 354: 261-269.[PMID: 16421367]

2) Tzortzatos G, Andersson E, Soller M, et al.: The gynecological surveillance of women with Lynch syndrome in Sweden. Gynecol Oncol 2015; 138: 717-722.[PMID: 26177554]

3) Dominguez-Valentin M, Crosbie EJ, Engel C, et al.: Risk-reducing hysterectomy and bilateral salpingo-oophorectomy in female heterozygotes of pathogenic mismatch repair variants: a Prospective Lynch Syndrome Database report. Genet Med 2021; 23: 705-712.[PMID: 33257847]

4) Järvinen HJ, Renkonen-Sinisalo L, Aktán-Collán K, et al.: Ten years after mutation testing for Lynch syndrome: cancer incidence and outcome in mutation-positive and mutation-negative family members. J Clin Oncol 2009; 27: 4793-4797.[PMID: 19720893]

5) Møller P, Seppälä T, Bernstein I, et al.: Mallorca Group (http://mallorca-group.eu). Cancer incidence and survival in Lynch syndrome patients receiving colonoscopic and gynaecological surveillance: first report from the prospective Lynch syndrome database. Gut 2017; 66: 464-472.[PMID: 26657901]

6) Kwon JS, Sun CC, Peterson SK, et al.: Cost-effectiveness analysis of prevention strategies for gynecologic cancers in Lynch syndrome. Cancer 2008; 113: 326-335.[PMID: 18506736]

7) Yang KY, Caughey AB, Little SE, et al.: A cost-effectiveness analysis of prophylactic surgery versus gynecologic surveillance for women from hereditary non-polyposis colorectal cancer (HNPCC) Families. Fam Cancer 2011; 10: 535-543.[PMID: 21538078]

8) Alblas M, Peterse EFP, Du M, et al.: Cost-effectiveness of prophylactic hysterectomy in first-degree female relatives with Lynch syndrome of patients diagnosed with colorectal cancer in the United States: a microsimulation study. Cancer Med 2021; 10: 6835-6844.[PMID: 34510779]

9) Moldovan R, Keating S, Clancy T: The impact of risk-reducing gynaecological surgery in premenopausal women at high risk of endometrial and ovarian cancer due to Lynch syndrome. Fam Cancer 2015; 14: 51-60.[PMID: 25342222]

10) Etchegary H, Dicks E, Tamutis L, et al.: Quality of life following prophylactic gynecological surgery: experiences of female Lynch mutation carriers. Fam Cancer 2018; 17: 53-61.[PMID: 28551770]

CQ10：リンチ症候群患者に対して *Helicobacter pylori* 感染のスクリーニング検査は有用か？

エビデンスレベル：**C**，推奨度：**2**，合意率：**88.9%**

> 胃癌のリスク低減を目的として，リンチ症候群患者の *Helicobacter pylori* 感染のスクリーニング検査を弱く推奨する。

　リンチ症候群の胃癌に対するサーベイランスのための上部消化管内視鏡検査および *Helicobacter pylori*（*H. pylori*）検査の意義を検討した前向き観察コホート研究1編，後方視的コホート研究9編，後方視的観察研究1編，総説3編，ガイドライン1編を抽出した。

　一般集団において，欧米と比較して東アジアで胃癌の発症リスクが高いことが知られているが，リンチ症候群でも，欧米と比較して東アジアでは胃癌の発症リスクは高い。このような胃癌発症リスクの違いには *H. pylori* 感染割合の差が大きく関与している。*H. pylori* 感染は，胃の慢性的な炎症により胃粘膜萎縮および腸上皮化生が生じ，特に腸型（分化型）の胃腺癌の発症リスクが上昇する[1]。よって，本ガイドラインでは，地理的相違も考慮に加えて，リンチ症候群患者の *H. pylori* 感染のスクリーニング検査とその後の除菌療法の推奨について検討する必要がある。

　リンチ症候群における胃癌の生涯発症リスクについては，欧米からは最大13%と報告されているが[2,3]，東アジアでは最大で41%と，欧米と比較して高い胃癌の生涯発症リスクが示されている[4-7]。リンチ症候群の胃癌あるいは前癌病変のリスク因子としては，男性，高齢や萎縮性胃炎の進行程度が報告されている[2,3,8]。また，ヨーロッパを中心としたリンチ症候群に関する国際多施設共同研究である Prospective Lynch Syndrome Database（PLSD）による前向きコホート研究から，原因遺伝子により胃癌の発症リスクが異なることが示されており，*MLH1* 病的バリアント保持者の75歳での累積胃癌相対リスクは一般人口の8.9倍，*MSH2* 病的バリアント保持者で9.7倍と報告されている[9]。ただし，第1度近親者の胃癌の家族歴と発端者の胃癌発症リスクに相関はないと報告されている[10]。

　リンチ症候群の胃癌発症について，欧米からは慢性胃炎や *H. pylori* 感染との関連は示されていないが[11,12]，リンチ症候群に関連した胃癌の多くは腸型であることが報告されている[13,14]。一方，本邦からの一つの後方視的コホート研究では，リンチ症候群の胃癌発症は胃粘膜萎縮がリスク因子である事が示されている[4]。また本邦の別の後方視的コホート研究では，リンチ症候群に発生した胃癌において *H. pylori* 検査が施行できた6検体すべてで *H. pylori* 感染が認められたことが報告されている[5]。以上より，リンチ症候群の胃癌発症における *H. pylori* 感染の関与を示す直接的な証拠は報告されていないが，胃粘膜萎縮が認められていること，発生した胃癌において *H. pylori* 感染割合が高いこと，腸型（分化型）の胃腺癌の割合が多いことから，*H. pylori* 感染は，リンチ症候群における胃癌の発症リスク因子であると考えられる[15]。

　以上より，リンチ症候群の胃癌のサーベイランスにおいては，上部消化管内視鏡検査に加えて，*H. pylori* 感染の有無を確認するスクリーニング検査を実施することを弱く推奨する。なお，*H. pylori* 感染が認められた場合には除菌療法を考慮する。

文　献

1) Fukase K, Kato M, Kikuchi S, et al.: Effect of eradication of Helicobacter pylori on incidence of metachronous gastric carcinoma after endoscopic resection of early gastric cancer: an open-label, randomised controlled trial. Lancet 2008; 372: 392-397.[PMID: 18675689]

2) Giardiello FM, Allen JI, Axilbund JE, et al.: Guidelines on genetic evaluation and management of Lynch syndrome: a consensus statement by the US Multi-Society Task Force on colorectal cancer. Gastroenterology 2014; 147: 502-526.[PMID: 25043945]

3) Seppälä TT, Latchford A, Negoi I, et al.: European guidelines from the EHTG and ESCP for Lynch syndrome: an updated third edition of the Mallorca guidelines based on gene and gender. Br J Surg 2021; 108: 484-498.[PMID: 34043773]

4) Cho H, Yamada M, Sekine S, et al.: Gastric cancer is highly prevalent in Lynch syndrome patients with atrophic gastritis. Gastric Cancer 2021; 24: 283-291.[PMID: 32794040]

5) Saita C, Yamaguchi T, Horiguchi SI, et al.: Tumor development in Japanese patients with Lynch syndrome. PLoS One 2018; 13: e0195572.[PMID: 29672549]

6) Ikenoue T, Arai M, Ishioka C, et al.: Importance of gastric cancer for the diagnosis and surveillance of Japanese Lynch syndrome patients. J Hum Genet 2019; 64: 1187-1194.[PMID: 31588121]

7) Park YJ, Shin KH, Park JG: Risk of gastric cancer in hereditary nonpolyposis colorectal cancer in Korea. Clin Cancer Res 2000; 6: 2994-2998.[PMID: 10955776]

8) Ortigão R, Brito M, Pinto C, et al.: Risk factors for gastric cancer in patients with Lynch syndrome. Eur J Gastroenterol Hepatol 2022; 34: 912-918.[PMID: 35830349]

9) Møller P, Seppälä TT, Bernstein I, et al.: Cancer risk and survival in path_MMR carriers by gene and gender up to 75 years of age: a report from the Prospective Lynch Syndrome Database. Gut 2018; 67: 1306-1316.[PMID: 28754778]

10) Soer EC, Leicher LW, Langers AM, et al.: Equivalent Helicobacter pylori infection rates in Lynch syndrome mutation carriers with and without a first-degree relative with gastric cancer. Int J Colorectal Dis 2016; 31: 693-697. [PMID: 26847620]

11) Kumar S, Dudzik CM, Reed M, et al.: Upper Endoscopic Surveillance in Lynch Syndrome Detects Gastric and Duodenal Adenocarcinomas. Cancer Prev Res (Phila) 2020; 13: 1047-1054.[PMID: 32859614]

12) Saulino D, Chen R, Wang K, et al.: Characterization of Chronic Gastritis in Lynch Syndrome Patients With Gastric Adenocarcinoma. Gastroenterology Res 2021; 14: 13-20.[PMID: 33737995]

13) Capelle LG, Van Grieken NC, Lingsma HF, et al.: Risk and epidemiological time trends of gastric cancer in Lynch syndrome carriers in the Netherlands. Gastroenterology 2010; 138: 487-492.[PMID: 19900449]

14) Watson P, Vasen HFA, Mecklin JP, et al.: The risk of extra-colonic, extra-endometrial cancer in the Lynch syndrome. Int J Cancer 2008; 123: 444-449.[PMID: 18398828]

15) National Comprehensive Cancer Network: NCCN Clinical Practice Guidelines in Oncology. Genetic/Familial High-Risk Assessment: Colorectal. Version 2. 2023. Available from https://www.nccn.org/guidelines/guidelines-detail?category=2&id=1436

遺伝性大腸癌診療ガイドライン 2024 年版の外部評価

大腸癌研究会ガイドライン評価委員会

　遺伝性大腸癌診療ガイドライン 2024 年版の外部評価は偏りなく，質の評価を行うために，内的妥当性として，AGREE Ⅱ日本語訳（2022 年 9 月改訂）を用いて，ガイドラインの作成方法の評価を行い，外的妥当性として専門家の意見として，日本の大腸がん診療，診療の現状に過不足ない内容が記載されているか否かについて評価した。遺伝性大腸が診療ガイドライン作成委員会（以下，作成委員会）でガイドライン案が作成され，2024 年 1 月に開催された第 100 回大腸癌研究会において公聴会が開催され，その後にパブリックコメントが募集された。大腸癌診療ガイドライン評価委員会（以下，評価委員会）で一時評価を行った後，作成委員会により指摘事項が協議され最終案について評価委員会で最終評価を施行した。

　ガイドライン作成方法についての評価として 4 名の全ての委員が AGREE Ⅱ日本語訳に従って 6 領域 23 項目と全体評価 2 項目について作成方法の評価を行った。委員がそれぞれの項目について評価を行い，獲得評点の平均および領域別評点を算出した領域別評点は，各領域内の個々の項目の評点を全て合計し，その合計点を各領域の最高評点に対するパーセンテージとして算出した。

　領域別評点（％）＝（獲得評点の合計－最低評点の合計）/（最高評点の合計－最低評点の合計）

　専門家の視点からの評価は，各専門家が担当分野について評価を提出し，さらに全体で協議してコンセンサスを得た。

[評価結果]

1　AGREE Ⅱ日本語訳を用いたガイドライン作成方法の評価

　前回の 2020 年度版で指摘された外部評価の項目（表 1，図 1）についてかなり多くの点で改善されている。領域別評点を見ると，6 領域のうち 5 領域で 80% 以上の評点を獲得しており，非常に高い評価であったということが言える。しかしながら，領域 5（適用可能性）については未だに低い点数であった。これはカウンセリング，保険適用などの記載がなされている一方で，実際に行う上では施行可能施設の問題などが考えられるが記載は十分でないこと，サーベイランスにおける開始年齢や検査間隔は文検的に得られる情報が記載されているもののモニタリングや監査基準を示すレベルまでに至っていないことなどが指摘されている。ガイドライン，全体の質の評価として獲得評点の平均は 6.5 点で良好な評価であった（表 2）。また，このガイドラインの使用を推奨するかの問いに対して推奨する 4 票/推奨する条件付き 0 票/推奨しない 0 票であり非常に高い推奨率が得られている。

　以下評価委員会において指摘され，作成委員会で再検討され，加筆修正された項目のうち重要と思われる指摘事項を列挙する。

2　専門家の視点からの評価および作成委員会からの回答（カッコ内）

1）遺伝性大腸癌の発生率が少なく，エビデンスの高い研究論文が少ない中で，日常診療に必要な診断，治療，サーベイランスについてわかりやすくまとめられている。特に CQ を含めた診療アルゴリズムや多くの図表やフローチャートの組み入れにより，読者の見やすさ

表 1　AGREE II を構成する 6 領域

	領域別/評点
領域 1　対象と目的	94.4
領域 2　利害関係者の参加	87.5
領域 3　作成の厳密さ	80.6
領域 4　提示の明確さ	80.6
領域 5　適用可能性	67.7
領域 6　編集の独立性	93.8

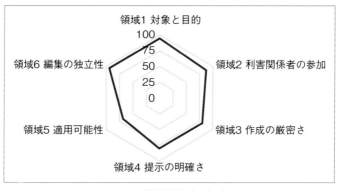

図 1　領域別評点（％）

という観点での配慮が加わっている。

2）2020 年度版では CQ は合計 22 設定されている。家族性大腸腺腫症 10，リンチ症候群 12 設定されている。一方で，2024 年度版では全体の CQ 数は 10 と半減している。これに対して改訂点としては大きな部分だと思うので，改訂に至った経緯についてもう少し丁寧に解説してもよろしい。（変更：一部追記）

3）p. 5　アルゴリズム 2 の内視鏡治療に IDP：も併記してはいかがだろうか？（変更：併記）

4）p. 6　表の中にテーブルがあるが，どのような分類のテーブルか記すべきだと思う。（変更：追記）

5）p. 17　GAPPS の大腸以外のポリポーシスは胃が入らないのだろうか？（変更：「胃」を追記）

6）腺腫性ポリポーシスは，大腸ポリープ数が 10 個以上の腺腫性ポリープを認めると定義されているが，昔はポリポーシスは 100 以上だったと思う。突然の記載変更に違和感がある。腺腫性ポリポーシスと単純な多発ポリープの鑑別はどうなるのだろうか？

　日本消化器内視鏡学会が出している。消化器内視鏡用語集第 5 版ではポリポーシスはある臓器の広い範囲に極めて多数のポリープが存在する場合と書かれているため，10 個は極めて多数にはならないように思う。

　ただステッドマン医学大辞典では，ポリポーシスは数個のポリープが存在することと書かれているため，本診療ガイドラインで 10 個以上と定義するのであれば，それでも良いように思うが，定義の変遷に関する解説の付記が必要ではないか。

（本文 p.137 へつづく）

表 2　AGREE Ⅱ日本語訳（2022 年 9 月改訂）を用いたガイドライン作成方法の評価結果

	Domain（領域）	Item	評価項目〔日本語暫定訳〕	獲得評点の平均	領域別評点（%）	評価委員会のコメントおよび作成委員会の対応（→）
1	Scope and Purpose（対象と目的）	1	ガイドライン全体の目的が具体的に記載されている。	6.75	94.4	・総論の冒頭において，本診療ガイドラインの目的ならびに対象集団（対象疾患）について簡潔に記載されている。目的は箇条書きで記載され，本診療ガイドラインの使用法についても明確に記載されている。
		2	ガイドラインで取り扱う健康上の問題が具体的に記載されている。	6.25		・遺伝性大腸癌の診断，治療，サーベイランスに関して記載されている。本症の特徴として若年発症があり，各論では遺伝カウンセリング，サーベイランスの開始年齢や間隔に関しても現在文献上で得られる情報が記載されている。 ・対象集団や治療などに関する記載は丁寧になされていると思うが，CQ の「推奨されるか」という書き方は臨床的な疑問を規定する際は避けたほうが良い。AGREE Ⅱ の記載の仕方などを参考にされるといいと思う。 →該当の CQ について修正
		3	ガイドラインの適用が想定される対象（患者，一般など）が具体的に記載されている。	7.0		・総論において「本診療ガイドラインがカバーする範囲（対象者）」として，見やすき記載されている。また，除外される対象者も記載されている。
2	Stakeholder Involvement（利害関係者の参加）	4	ガイドライン作成グループには，関係する全ての専門家グループの代表者が加わっている。	5.25	87.5	・総論において，本診療ガイドライン作成委員が専門分野も含めて記載され，各専門分野の代表者が加わっていると考えられる。 ・一方で，作成グループに方法論の専門家（システマティックレビューの専門家，疫学者，統計学者，図書館情報学専門家など）が含まれていなかった。
		5	対象集団（患者，一般など）の価値観や好みが十分に考慮されている。	6.5		・パブリックコメントの募集や患者・家族の会の代表者が委員になっているが，その意見がどう反映されたかがわからない。 →総論 14. 推奨の強さの文章を修正，16.各論の記載に以下の文章を追記「なお，患者・家族の会からの意見を参考に，情報を収集し追記した（サイドメモ I-3）。」
		6	ガイドラインの利用者が明確に定義されている。	7.0		・総論において，「想定される利用者，利用施設」として，対象が明確に記載されている。また，使用方法についても記載されている。

（つづく）

表 2　つづき

	Domain (領域)	Item	評価項目〔日本語暫定訳〕	獲得評点の平均	領域別評点 (%)	評価委員会のコメントおよび作成委員会の対応（→）
3	Rigour of Development (作成の厳密さ)	7	エビデンスを検索するために系統的な方法が用いられている。	6.5	80.6	・総論において「エビデンスの収集（文献検索）」,「一次スクリーニング」,「二次スクリーニング」の方法が簡潔に記載されている。情報源となる名称も, PubMed, 医学中央雑誌, Cochran Library として明記されている。 ・上記のごとく, 検索の手順は記載されているが, 検索語の記載がなく, 検索を再現ができないので記載が望まれる。 →「文献検索式」を追記
		8	エビデンスの選択基準が明確に記載されている。	5.25		・エビデンスの評価基準と選択の手順に関しての記載はあるが,「選択基準」の記載はなかった。例えば, CQ1 では診療ガイドラインがエビデンスとして採用されているが, ガイドラインがエビデンスになることはないので, そのあたりの基準を明確にしておくことが大事だと思う。 →総論 12. 二次スクリーニングに CQ を作成する際に診療ガイドラインを採用した理由を追記
		9	総体としてのエビデンスの強固さと限界が明確に記載されている。	5.0		・エビデンスレベルを上げる要因, 下げる要因についてもその評価内容が表内に記載されている。本診療ガイドラインの対象となる遺伝性大腸癌は頻度が低く, 高いエビデンスレベルの研究の構築は容易ではないが, エビデンスの限界に関する具体的な記載はない。 ・GRADE の記載はあるが, 各 CQ において, エビデンスの強さなどに関する記載は散見されるものの, risk of bias の評価がなされているような記載はなく, 不十分である。
		10	推奨を決定する方法が明確に記載されている。	6.75		・総論の 13.に明確に記載されている。
		11	推奨の決定にあたって, 健康上の利益, 副作用, リスクが考慮されている。	6.25		・各CQでリスクベネフィットの記載がされていると思う。

（つづく）

表 2　つづき

	Domain（領域）	Item	評価項目〔日本語暫定訳〕	獲得評点の平均	領域別評点（%）	評価委員会のコメントおよび作成委員会の対応（→）
3	Rigour of Development（作成の厳密さ）	12	推奨とそれを支持するエビデンスとの対応関係が明確である。	5.5	80.6	・総論において，エビデンスの評価，推奨の強さ，推奨の投票（一致性）が記載され，FAP で 5 つ，Lynch 症候群で 5 つの計 10 個の CQ が記載されている。いずれの疾患とも発生頻度が少ないエビデンスレベルの高い研究が少ない状況であるが，各 CQ とも検討した研究の研究デザインや論文数が記載され，エビデンスと推奨はほぼ一致していると考える。 ・総論において CQ を含めた治療アルゴリズムは見やすく，CQ に関する項目において検査・治療を行う際に，現時点での保険収載の有無が記載されている点は評価に値する。 ・エビデンスがない場合が多いが，その際にどういう合意がなされたかの記載を明確にしたほうがよいと思う。 →総論　14. 推奨の強さ　に追記
		13	ガイドラインの公表に先立って，外部審査がなされている。	5.3		・ガイドライン作成の専門家や対象集団の代表が含まれているか否かについて明確ではない。
		14	ガイドラインの改訂手続きが示されている。	6.0		・総論の 7.に明確に記載されている。
4	Clarity of Presentation（提示の明確さ）	15	推奨が具体的であり，曖昧でない。	5.25	80.6	・いずれの CQ に対する推奨も簡潔で判りやすい。今後小冊子として発刊するにあたっては，文字の色，太さなどより見やすい配慮が必要だ。 ・サーベイランスに関する詳細が不足している点と推奨にエビデンスの不確実性が反映されていない。AGREE II の記載を参照されることを推奨する。
		16	患者の状態や健康上の問題に応じて，可能な他の選択肢が明確に示されている。	6.25		・本診療ガイドラインでは，遺伝性大腸癌の化学予防，診断，治療，サーベイランスに関して記載されている。サーベイランスでは開始時期や方法，間隔について，遺伝カウンセリングに関しても未成年者に対する配慮や対応が認められる。また，治療の選択肢として，FAP では積極的大腸ポリープ切除術に関して記載されており，対象者にとっても福音といえる。 ・フローチャートの作成や条件分岐で色々と提示されてはいると思う。疾患の特徴上難しいが，読み取りにくい部分もある。

（つづく）

表2　つづき

	Domain（領域）	Item	評価項目〔日本語暫定訳〕	獲得評点の平均	領域別評点（%）	評価委員会のコメントおよび作成委員会の対応（→）
4	Clarity of Presentation（提示の明確さ）	17	どれが重要な推奨か容易に見分けられる。	6.0	80.6	・総論において FAP と Lynch 症候群の診断アルゴリズムが記載され，その中に対象となる CQ も盛り込まれ，見やすいように工夫されている。また，図表やフローチャートも多く，判りやすくなっている。 ・総論の 9.に明確に記載されているが，重要性や具体性がわかりにくい部分がある。これも疾患の特性上難しいことだと思うが，例えば「サーベイランス」だけでは容易とは言えないかと思う。 →一部修正
5	Applicability（適用可能性）	18	ガイドラインの適用にあたっての促進要因と阻害要因を記述している。	5.25	67.7	・推奨ではないが，治療の選択肢として，FAP では積極的大腸ポリープ切除術に関して，2022 年の診療報酬改定により診療加算の算定が可能となったことが記載されている。しかしながら，施行可能な施設が限られる可能性がある。 ・FAP の CQ3 では十二指腸選手の内視鏡治療を弱く推奨している。説明部分では，非乳頭部十二指腸腺腫に対する内視鏡治療は，限られた専門施設において慎重に実施すべきであると記載されており，治療が一定の医療機関に集中する可能性がある。 ・カウンセリング，保険適用などの記載がなされている。一方で，実際に行う上では他にも障壁などが考えられるかと思うが，そのあたりの記載は不足しているように思う。
		19	どのように推奨を適用するかについての助言・ツールを提供している。	5.5		・総論の「公開」において，本診療ガイドラインが日本全国の医療現場で広く利用されるために，小冊子として出版し，大腸癌研究会などのホームページでも公開する，と記載されている。 ・付録において，遺伝性大腸癌に関連する情報として，各関連学会サイト，書籍，患者向け情報サイトなどが盛り込まれている。 ・化学予防など作成されたフローチャートと推奨が明確な関係になっていない部分があるかと思う。 →アルゴリズム 2　の記載を修正

（つづく）

表 2　つづき

	Domain（領域）	Item	評価項目〔日本語暫定訳〕	獲得評点の平均	領域別評点（%）	評価委員会のコメントおよび作成委員会の対応（→）
5	Applicability（適用可能性）	20	推奨の適用に対する，潜在的な資源が考慮されている。	5.0	67.7	・CQ における推奨する検査や治療に関しては，遺伝子検査の保険収載の有無，FAP における積極的ポリープ切除術の保険点数に関して記載されている。また，サーベイランスにおける開始年齢やそれに伴う費用対効果も文献的に得られる情報が記載されている。一方で，FAP に対する化学予防は推奨の提示はできないと CQ2 で記載されている。Lynch 症候群に対する化学予防（CQ8）についても行わないことを弱く推奨している。いずれにおいても紹介されている薬物の費用に関する記載はない。 ・保険や費用対効果の記載はある場合もあるが，推奨でどう考慮されたがわからなかった。例えば，CQ1 では保険はないが強い推奨にした理由の記載はなかった。
		21	ガイドラインにモニタリング・監査のための基準が示されている。	4.5		・サーベイランスにおける開始年齢や検査間隔は文検的に得られる情報が記載されているが，遺伝性大腸がんの頻度が少なく十分な研究がないためか，モニタリングや監査基準を示すレベルまでに至っていないと考える。 ・サーベイランスの頻度などに関する記載はあるが，AGREE II のいう「基準」とまではいえないと思う。
6	Editorial Independence（編集の独立性）	22	資金源によりガイドラインの内容が影響されていない。	6.75	93.8	・総論において「資金」として，本診療ガイドラインの作成に要した資金は大腸癌研究会の支援委よるものであり，他の組織や企業からは一切の資金を受けていないことが記載されている。
		23	ガイドライン作成グループメンバーの利益相反が記載され，適切な対応がなされている。	6.5		総論の 20.に明確に記載されている。
	Overall Guideline Assessment（全体評価）	1	このガイドライン全体の質を評価する。	6.5		・丁寧に作成されている印象。エビデンスがないものに対して，エビデンスに対する判断においてどういうリスクがあるか，推奨を選択する際にどういう判断があったか，それを受けて読者がどういう点に注意すればよいかが記載されているとより良いかと思う。 →総論 3.作成の原則に，文章を追記
		2	このガイドラインの使用を推奨する。	推奨する　4 票 推奨する（条件付き）　0 票 推奨しない　0 票		・様々な条件の分岐やサーベイランスの詳細などがより明確にされると使いやすくなると思う。 →より具体的な表現を追記

　（回答：ポリポーシスという用語は，過誤腫性ポリポーシスや鋸歯状ポリポーシスの臨床診断基準において，ポリープの数がそれぞれ2個，あるいは5個以上で診断される。すなわちポリポーシスは100個以上のポリープという定義は，すでに汎用性が失われており，また，その定義の変遷を的確に表した文献を見つけることもできなかったため，付記は割愛する。）

7）p. 19　Lynch-like 症候群や家族性大腸がんタイプ X があり，これらは遺伝性大腸癌には含まないとのことだが，病的遺伝子が不明なものでも明らかに遺伝性が疑われる疾患については含めても良いように思った。

8）p. 44　この図Ⅱ-4だが，家族性大腸腺腫症と書かれているボックスには，他のポリポーシスと揃えるならば，*APC*関連ポリポーシスとして腺腫性ポリポーシスのボックスに腺腫性ポリポーシス（家族性大腸腺腫症）と記すのはいかがだろうか。

　（回答：*APC*関連ポリポーシスは，必ずしも，家族性大腸腺腫症と完全に同一ではないとする定義もあり（家族性大腸腺腫症には GAPPS を含まない），修正はしない方が良いと判断した。）

以上

付　録

I．文献検索式

FAP		
CQ1	大腸腺腫性ポリポーシス患者に対して遺伝学的検査を行うべきか？	
PubMed	癌の早期発見	((("familial"[Title/Abstract] AND "adenomatous"[Title/Abstract] AND "polyposis"[Title/Abstract]) OR "FAP"[Title/Abstract]) NOT ("amy-loidotic"[All Fields] AND "polyneuropathy"[All Fields])) AND ("genetic" [All Fields] AND ("testing"[All Fields] OR "test"[All Fields])) AND ("early"[All Fields] AND "detection"[All Fields] AND ("cancer*"[All Fields] OR "neoplasms*"[All Fields] OR "carcinoma*"[All Fields]))
	生命予後の改善	((("familial"[Title/Abstract] AND "adenomatous"[Title/Abstract] AND "polyposis"[Title/Abstract]) OR "FAP"[Title/Abstract]) NOT ("amy-loidotic"[All Fields] AND "polyneuropathy"[All Fields])) AND ("genetic" [All Fields] AND ("testing"[All Fields] OR "test"[All Fields])) AND ("survival"[All Fields] OR "prognos*"[All Fields])
	血縁者診断	((("familial"[Title/Abstract] AND "adenomatous"[Title/Abstract] AND "polyposis"[Title/Abstract]) OR "FAP"[Title/Abstract]) NOT ("amy-loidotic"[All Fields] AND "polyneuropathy"[All Fields])) AND ("genetic" [All Fields] AND ("testing"[All Fields] OR "test"[All Fields])) AND (("evaluability"[All Fields] OR "evaluate"[All Fields] OR "evaluated"[All Fields] OR "evaluates"[All Fields] OR "evaluating"[All Fields] OR "evaluation"[All Fields] OR "evaluation s"[All Fields] OR "evaluations" [All Fields] OR "evaluative"[All Fields] OR "evaluatively"[All Fields] OR "evaluatives"[All Fields] OR "evaluator"[All Fields] OR "evaluator s" [All Fields] OR "evaluators"[All Fields]) AND ("family"[MeSH Terms] OR "family"[All Fields] OR "relative"[All Fields] OR "relatives"[All Fields] OR "relative s"[All Fields] OR "relatively"[All Fields]) AND "at Risk"[All Fields])
	精神的影響	((("familial"[Title/Abstract] AND "adenomatous"[Title/Abstract] AND "polyposis"[Title/Abstract]) OR "FAP"[Title/Abstract]) NOT ("amy-loidotic"[All Fields] AND "polyneuropathy"[All Fields])) AND ("genetic" [All Fields] AND ("testing"[All Fields] OR "test"[All Fields])) AND (("psychological"[All Fields] AND "adaptation"[All Fields]) OR "enlightment"[All Fields] OR ("mental"[All Fields] AND "distress"[All Fields]))
医中誌		((遺伝学的検査/TH or 遺伝学的検査/AL) or (遺伝学的検査/TH or 遺伝子検査/AL)) and (大腸ポリポーシス-腺腫様/TH or 家族性大腸腺腫症/AL)
Cochrane		"#1 (""familial adenomatous polyposis"")：ti, ab, kw（Word variations have been searched） #2 (genetic testing)：ti, ab, kw（Word variations have been searched） #3 #1 AND #2"
CQ2	大腸切除術を受けていない大腸癌未発症の FAP 患者に対する化学予防は効果があるか？	

PubMed	大腸癌の発生抑制（大腸癌の予防）	（（（（"familial"［Title/Abstract］AND "adenomatous"［Title/Abstract］AND "polyposis"［Title/Abstract］）OR "FAP"［Title/Abstract］）NOT （"amyloidotic"［All Fields］AND "polyneuropathy"［All Fields］））AND （"chemoprevent＊"［All Fields］OR "aspirin＊"［All Fields］OR （（"non-steroidal"［All Fields］AND "anti-inflammatory"［All Fields］AND （"drugs all"［All Fields］OR "drug"［All Fields］））OR "nsaid＊"［All Fields］））AND （"quality of life"［MeSH Terms］OR （"quality"［All Fields］AND "life"［All Fields］）OR "quality of life"［All Fields］OR "QOL"［All Fields］）
	生命予後の悪化（生命予後の改善）	（（（（"familial"［Title/Abstract］AND "adenomatous"［Title/Abstract］AND "polyposis"［Title/Abstract］）OR "FAP"［Title/Abstract］）NOT （"amyloidotic"［All Fields］AND "polyneuropathy"［All Fields］））AND （"chemoprevent＊"［All Fields］OR "aspirin＊"［All Fields］OR （（"non-steroidal"［All Fields］AND "anti-inflammatory"［All Fields］AND （"drugs all"［All Fields］OR "drug"［All Fields］））OR "nsaid＊"［All Fields］））AND （"mortality"［MeSH Subheading］OR "mortality"［All Fields］OR "survival"［All Fields］OR "survival"［MeSH Terms］OR "survivability"［All Fields］OR "survivable"［All Fields］OR "survivals"［All Fields］OR "survive"［All Fields］OR "survived"［All Fields］OR "survives"［All Fields］OR "surviving"［All Fields］OR "prognos＊"［All Fields］）
	化学予防に伴う有害事象（有害事象（薬剤による））	（（（（"familial"［Title/Abstract］AND "adenomatous"［Title/Abstract］AND "polyposis"［Title/Abstract］）OR "FAP"［Title/Abstract］）NOT （"amyloidotic"［All Fields］AND "polyneuropathy"［All Fields］））AND （"chemoprevent＊"［All Fields］OR "aspirin＊"［All Fields］OR （（"non-steroidal"［All Fields］AND "anti-inflammatory"［All Fields］AND （"drugs all"［All Fields］OR "drug"［All Fields］））OR "nsaid＊"［All Fields］））AND （（"adverse"［All Fields］AND "event＊"［All Fields］）OR （"side"［All Fields］AND "effect＊"［All Fields］）OR "side effect＊"［All Fields］）
	QOL の改善（外科手術回避による）	（（（（"familial"［Title/Abstract］AND "adenomatous"［Title/Abstract］AND "polyposis"［Title/Abstract］）OR "FAP"［Title/Abstract］）NOT （"amyloidotic"［All Fields］AND "polyneuropathy"［All Fields］））AND （"chemoprevent＊"［All Fields］OR "aspirin＊"［All Fields］OR （（"non-steroidal"［All Fields］AND "anti-inflammatory"［All Fields］AND （"drugs all"［All Fields］OR "drug"［All Fields］））OR "nsaid＊"［All Fields］））AND （"quality of life"［MeSH Terms］OR （"quality"［All Fields］AND "life"［All Fields］）OR "quality of life"［All Fields］OR "QOL"［All Fields］）
医中誌		（大腸ポリポーシス-腺腫様/TH or 家族性大腸腺腫症/AL） and （化学予防/TH or 化学予防/AL）
Cochrane		#1 （"familial adenomatous polyposis"）：ti, ab, kw（Word variations have been searched） #2 （"chemoprevention"）：ti, ab, kw（Word variations have been searched） #3 #1 AND #2
CQ3	FAP 患者の乳頭部を含む十二指腸腺腫に対して内視鏡治療を行うべきか？	
PubMed		（（（（"familial"［Title/Abstract］AND "adenomatous"［Title/Abstract］AND "polyposis"［Title/Abstract］）OR "FAP"［Title/Abstract］）NOT （"amyloidotic"［All Fields］AND "polyneuropathy"［All Fields］））AND （（"duodenal"［All Fields］OR "papillary"［All Fields］OR "Vater"［All Fields］）AND （"adenoma＊"［All Fields］OR "polyp＊"［All Fields］））AND （"endoscopic resection"［All Fields］OR "endoscopic treatment"［All Fields］OR "polypectomy"［All Fields］OR "endoscopic mucosal resection"［All Fields］OR "endoscopic submucosal dissection"［All Fields］）

医中誌		((大腸ポリポーシス-腺腫様/TH or 家族性大腸腺腫症/AL) and (十二指腸/TH or 十二指腸/AL)) and (PT＝会議録除く)
Cochrane		#1("familial adenomatous polyposis"):ti, ab, kw(Word variations have been searched) #2 ("duodenal"):ti, ab, kw (Word variations have been searched) #3 #1 AND #2 #4 (endoscopy):ti, ab, kw (Word variations have been searched) #5 #3 AND #4
CQ4	FAP 患者のデスモイド腫瘍に対してサーベイランスを行うべきか？	
PubMed		((("familial"[Title/Abstract] AND "adenomatous"[Title/Abstract] AND "polyposis"[Title/Abstract]) OR "FAP"[Title/Abstract]) NOT ("amy-loidotic"[All Fields] AND "polyneuropathy"[All Fields])) AND (("extra-colonic"[All Fields] OR "extra-intestinal"[All Fields]) AND ("lesion＊"[All Fields] OR "neoplasms"[All Fields] OR "cancer＊"[All Fields] OR "tumor＊"[All Fields] OR "disease＊"[All Fields])) AND ("epidemiol-ogy"[MeSH Subheading] OR "epidemiology"[All Fields] OR "surveil-lance"[All Fields] OR "epidemiology"[MeSH Terms] OR "surveilance"[All Fields] OR "surveillances"[All Fields] OR "surveilled"[All Fields] OR "surveillence"[All Fields] OR "follow-up"[All Fields] OR ("follow"[All Fields] AND "up"[All Fields]))
医中誌		((大腸ポリポーシス-腺腫様/TH or 家族性大腸腺腫症/AL) and ((集団サーベイランス/TH or サーベイランス/AL) or フォローアップ/AL))
Cochrane		"#1 (""familial adenomatous polyposis""):ti, ab, kw (Word variations have been searched) #2 (""desmoid tumor""):ti, ab, kw (Word variations have been searched) #3 #1 AND #2"
CQ5	FAP 患者の甲状腺癌に対してサーベイランスを行うべきか？	
PubMed		((("familial"[Title/Abstract] AND "adenomatous"[Title/Abstract] AND "polyposis"[Title/Abstract]) OR "FAP"[Title/Abstract]) NOT ("amy-loidotic"[All Fields] AND "polyneuropathy"[All Fields])) AND (("extra-colonic"[All Fields] OR "extra-intestinal"[All Fields]) AND ("lesion＊"[All Fields] OR "neoplasms"[All Fields] OR "cancer＊"[All Fields] OR "tumor＊"[All Fields] OR "disease＊"[All Fields])) AND ("epidemiol-ogy"[MeSH Subheading] OR "epidemiology"[All Fields] OR "surveil-lance"[All Fields] OR "epidemiology"[MeSH Terms] OR "surveilance"[All Fields] OR "surveillances"[All Fields] OR "surveilled"[All Fields] OR "surveillence"[All Fields] OR "follow-up"[All Fields] OR ("follow"[All Fields] AND "up"[All Fields]))
医中誌		((大腸ポリポーシス-腺腫様/TH or 家族性大腸腺腫症/AL) and ((集団サーベイランス/TH or サーベイランス/AL) or フォローアップ/AL))
Cochrane		#1("familial adenomatous polyposis"):ti, ab, kw(Word variations have been searched) #2 ("thyroid"):ti, ab, kw (Word variations have been searched) #3 #1 AND #2
リンチ症候群		
CQ6	リンチ症候群のスクリーニングを目的とした大腸癌に対して DNA ミスマッチ修復機能欠損を調べるユニバーサルスクリーニング（UTS）を行うべきか？	

PubMed	LS の診断	(("Lynch"[Title/Abstract] AND "syndrome"[Title/Abstract]) OR ("hereditary"[Title/Abstract] AND "nonpolyposis"[Title/Abstract] AND "colorectal"[Title/Abstract] AND "cancer"[Title/Abstract]) OR "HNPCC"[Title/Abstract]) AND (("universal"[All Fields] AND "tumor"[All Fields] AND "screening"[All Fields]) OR "UTS"[All Fields]) AND (("genetic therapy"[MeSH Terms] OR ("genetic"[All Fields] AND "therapy"[All Fields]) OR "genetic therapy"[All Fields] OR "genetic"[All Fields] OR "genetical"[All Fields] OR "genetically"[All Fields] OR "genetics"[MeSH Subheading] OR "genetics"[All Fields] OR "genetics"[MeSH Terms]) AND ("testing"[All Fields] OR "test"[All Fields]))
	医療経済の改善	(("Lynch"[Title/Abstract] AND "syndrome"[Title/Abstract]) OR ("hereditary"[Title/Abstract] AND "nonpolyposis"[Title/Abstract] AND "colorectal"[Title/Abstract] AND "cancer"[Title/Abstract]) OR "HNPCC"[Title/Abstract]) AND (("universal"[All Fields] AND "tumor"[All Fields] AND "screening"[All Fields]) OR "UTS"[All Fields]) AND ((((("health"[All Fields] OR "medical"[All Fields]) AND "care"[All Fields]) OR "healthcare"[All Fields] OR "economics"[All Fields] OR "cost*"[All Fields]) AND "analys*"[All Fields]) OR "cost-effectiveness"[All Fields] OR "cost benefit*"[All Fields])
医中誌		(大腸腫瘍-遺伝性非ポリポーシス/TH or リンチ症候群/AL) and ユニバーサルスクリーニング/AL
Cochrane		#1 ("Lynch syndrome")：ti, ab, kw（Word variations have been searched） #2 ("hereditary nonpolyposis colorectal cancer")：ti, ab, kw（Word variations have been searched） #3 #1 OR #2 #4 (microsatellite instability)：ti, ab, kw（Word variations have been searched） #5 (mismatch repair)：ti, ab, kw（Word variations have been searched） #6 #4 OR #5 #7 (screening)：ti, ab, kw（Word variations have been searched） #8 #3 AND #6 AND #7
CQ7	リンチ症候群患者の大腸内視鏡サーベイランスは原因遺伝子により個別化すべきか？	
PubMed		(("Lynch"[Title/Abstract] AND "syndrome"[Title/Abstract]) OR ("hereditary"[Title/Abstract] AND "nonpolyposis"[Title/Abstract] AND "colorectal"[Title/Abstract] AND "cancer"[Title/Abstract]) OR "HNPCC"[Title/Abstract]) AND ("surveillance"[All Fields] OR "follow-up"[All Fields] OR ("follow"[All Fields] AND "up"[All Fields])) AND (("causative"[All Fields] OR "causal"[All Fields]) AND ("gene"[All Fields] OR "genes"[All Fields])) AND ("colonoscopy"[All Fields] OR "sigmoidscopy"[All Fields] OR ("endoscopy"[All Fields] AND ("low"[All Fields] OR "lower"[All Fields]))) AND (("colorectal"[All Fields] OR "colon"[All Fields]) AND ("cancer*"[All Fields] OR "neoplasms*"[All Fields] OR "carcinoma*"[All Fields]))
医中誌		((大腸腫瘍-遺伝性非ポリポーシス/TH or リンチ症候群/AL) and (原因遺伝子/AL or 責任遺伝子/AL))

Cochrane		#1 (Lynch syndrome)：ti,ab,kw (Word variations have been searched) #2 ("hereditary nonpolyposis colorectal cancer")：ti, ab, kw (Word variations have been searched) #3 #1 OR #2 #4 (surveillance)：ti, ab, kw (Word variations have been searched) #5 (causative gene)：ti, ab, kw (Word variations have been searched) #6 (responsible gene)：ti, ab, kw (Word variations have been searched) #7 #5 OR #6 #8 #3 AND #4 AND #7
CQ8	リンチ症候群患者に対して化学予防は経過観察と比較して効果があるか？	
PubMed	大腸腺腫の発生抑制	((("Lynch"[Title/Abstract] AND "syndrome"[Title/Abstract]) OR ("hereditary"[Title/Abstract] AND "nonpolyposis"[Title/Abstract] AND "colorectal"[Title/Abstract] AND "cancer"[Title/Abstract]) OR "HNPCC"[Title/Abstract]) AND ("chemoprevent∗"[All Fields] OR "aspirin∗"[All Fields] OR (("non-steroidal"[All Fields] AND "anti-inflammatory"[All Fields] AND ("drugs all"[All Fields] OR "drug"[All Fields])) OR "nsaid∗"[All Fields])) AND (("colorectal"[All Fields] OR "colon"[All Fields]) AND ("adenoma∗"[All Fields] OR "polyp∗"[All Fields]))
	大腸癌の発生抑制	((("Lynch"[Title/Abstract]AND "syndrome"[Title/Abstract])OR ("hereditary"[Title/Abstract]AND "nonpolyposis"[Title/Abstract] AND "colorectal"[Title/Abstract]AND "cancer"[Title/Abstract])OR "HNPCC"[Title/Abstract])AND("chemoprevent∗"[All Fields]OR "aspirin∗"[All Fields]OR(("non-steroidal"[All Fields]AND "anti-inflammatory"[All Fields]AND("drugs all"[All Fields]OR "drug"[All Fields]))OR "nsaid∗"[All Fields]))AND(("colorectal"[All Fields]OR "colon"[All Fields])AND("cancer∗"[All Fields]OR "neoplasms∗"[All Fields]OR "carcinoma∗"[All Fields]))
	化学予防に伴う有害事象	((("Lynch"[Title/Abstract] AND "syndrome"[Title/Abstract]) OR ("hereditary"[Title/Abstract] AND "nonpolyposis"[Title/Abstract] AND "colorectal"[Title/Abstract] AND "cancer"[Title/Abstract]) OR "HNPCC"[Title/Abstract]) AND ("chemoprevent∗"[All Fields] OR "aspirin∗"[All Fields] OR (("non-steroidal"[All Fields] AND "anti-inflammatory"[All Fields] AND ("drugs all"[All Fields] OR "drug"[All Fields])) OR "nsaid∗"[All Fields])) AND (("adverse"[All Fields] AND "event∗"[All Fields])OR("side"[All Fields]AND "effect∗"[All Fields]) OR "side effect∗"[All Fields])
	医療経済の改善	((("Lynch"[Title/Abstract] AND "syndrome"[Title/Abstract]) OR ("hereditary"[Title/Abstract] AND "nonpolyposis"[Title/Abstract] AND "colorectal"[Title/Abstract] AND "cancer"[Title/Abstract]) OR "HNPCC"[Title/Abstract]) AND ("chemoprevent∗"[All Fields] OR "aspirin∗"[All Fields] OR (("non-steroidal"[All Fields] AND "anti-inflammatory"[All Fields] AND ("drugs all"[All Fields] OR "drug"[All Fields])) OR "nsaid∗"[All Fields])) AND ((((("health"[All Fields] OR "medical"[All Fields]) AND "care"[All Fields]) OR "healthcare"[All Fields] OR "economics"[All Fields] OR "cost∗"[All Fields]) AND "analys∗"[All Fields]) OR "cost-effectiveness"[All Fields] OR "cost benefit∗"[All Fields])

PubMed	生命予後の改善	(("Lynch"[Title/Abstract] AND "syndrome"[Title/Abstract]) OR ("hereditary"[Title/Abstract] AND "nonpolyposis"[Title/Abstract] AND "colorectal"[Title/Abstract] AND "cancer"[Title/Abstract]) OR "HNPCC"[Title/Abstract]) AND ("chemoprevent*"[All Fields] OR "aspirin*"[All Fields] OR (("non-steroidal"[All Fields] AND "anti-inflammatory"[All Fields] AND ("drugs all"[All Fields] OR "drug"[All Fields])) OR "nsaid*"[All Fields])) AND ("survival"[All Fields] OR "prognos*"[All Fields])
	QOL 改善(外科手術回避による)	(("Lynch"[Title/Abstract] AND "syndrome"[Title/Abstract]) OR ("hereditary"[Title/Abstract] AND "nonpolyposis"[Title/Abstract] AND "colorectal"[Title/Abstract] AND "cancer"[Title/Abstract]) OR "HNPCC"[Title/Abstract]) AND ("chemoprevent*"[All Fields] OR "aspirin*"[All Fields] OR (("non-steroidal"[All Fields] AND "anti-inflammatory"[All Fields] AND ("drugs all"[All Fields] OR "drug"[All Fields])) OR "nsaid*"[All Fields])) AND ("quality of life"[All Fields] OR "QOL"[All Fields])
医中誌		(大腸腫瘍-遺伝性非ポリポーシス/TH or リンチ症候群/AL) and (化学予防/TH or 化学予防/AL)
Cochrane		"#1 (Lynch syndrome)：ti, ab, kw (Word variations have been searched) #2 (""hereditary nonpolyposis colorectal cancer"")：ti, ab, kw (Word variations have been searched) #3 (""chemoprevention"")：ti, ab, kw (Word variations have been searched) #4 (#1 OR #2) AND #3"
CQ9	リンチ症候群患者に対してリスク低減手術（子宮全摘出術，両側付属器摘出術）を行うべきか？	
PubMed	腫瘍の発生抑制	(("Lynch"[Title/Abstract] AND "syndrome"[Title/Abstract]) OR ("hereditary"[Title/Abstract] AND "nonpolyposis"[Title/Abstract] AND "colorectal"[Title/Abstract] AND "cancer"[Title/Abstract]) OR "HNPCC"[Title/Abstract]) AND (("prophylactic"[All Fields] OR ("risk"[All Fields] AND "reducing"[All Fields]) OR "risk-reducing"[All Fields]) AND "hysterectomy"[All Fields]) AND (("endometrial"[All Fields] OR "uterus"[All Fields] OR "uterine"[All Fields]) AND ("cancer*"[All Fields] OR "neoplasms*"[All Fields] OR "carcinoma*"[All Fields]))
	生命予後の改善	(("Lynch"[Title/Abstract] AND "syndrome"[Title/Abstract]) OR ("hereditary"[Title/Abstract] AND "nonpolyposis"[Title/Abstract] AND "colorectal"[Title/Abstract] AND "cancer"[Title/Abstract]) OR "HNPCC"[Title/Abstract]) AND (("prophylactic"[All Fields] OR ("risk"[All Fields] AND "reducing"[All Fields]) OR "risk-reducing"[All Fields]) AND "hysterectomy"[All Fields]) AND ("mortality"[MeSH Subheading] OR "mortality"[All Fields] OR "survival"[All Fields] OR "survival"[MeSH Terms] OR "survivability"[All Fields] OR "survivable"[All Fields] OR "survivals"[All Fields] OR "survive"[All Fields] OR "survived"[All Fields] OR "survives"[All Fields] OR "surviving"[All Fields] OR "prognos*"[All Fields])

PubMed	医療経済の改善	((("Lynch"[Title/Abstract] AND "syndrome"[Title/Abstract]) OR ("hereditary"[Title/Abstract] AND "nonpolyposis"[Title/Abstract] AND "colorectal"[Title/Abstract] AND "cancer"[Title/Abstract]) OR "HNPCC"[Title/Abstract]) AND (("prophylactic"[All Fields] OR ("risk"[All Fields]AND "reducing"[All Fields])OR "risk-reducing"[All Fields]) AND "hysterectomy"[All Fields]) AND ((((("health"[All Fields] OR "medical"[All Fields]) AND "care"[All Fields]) OR "healthcare"[All Fields] OR "economics"[All Fields] OR "cost*"[All Fields]) AND "analys*"[All Fields]) OR "cost-effectiveness"[All Fields] OR "cost benefit*"[All Fields])
	精神的影響	((("Lynch"[Title/Abstract] AND "syndrome"[Title/Abstract]) OR ("hereditary"[Title/Abstract] AND "nonpolyposis"[Title/Abstract] AND "colorectal"[Title/Abstract] AND "cancer"[Title/Abstract]) OR "HNPCC"[Title/Abstract]) AND (("prophylactic"[All Fields] OR ("risk"[All Fields]AND "reducing"[All Fields])OR "risk-reducing"[All Fields]) AND "hysterectomy"[All Fields]) AND (("psychological"[All Fields] AND "adaptation"[All Fields]) OR "enlightment"[All Fields] OR ("mental"[All Fields] AND "distress"[All Fields]))
	有害事象（手術合併症)	((("Lynch"[Title/Abstract] AND "syndrome"[Title/Abstract]) OR ("hereditary"[Title/Abstract] AND "nonpolyposis"[Title/Abstract] AND "colorectal"[Title/Abstract] AND "cancer"[Title/Abstract]) OR "HNPCC"[Title/Abstract]) AND (("prophylactic"[All Fields] OR ("risk"[All Fields]AND "reducing"[All Fields])OR "risk-reducing"[All Fields]) AND "hysterectomy"[All Fields]) AND ((("surgical"[All Fields] OR "perioperative"[All Fields] OR "postoperative"[All Fields]) AND "complication"[All Fields]) OR "morbidity"[All Fields])
医中誌		（大腸腫瘍-遺伝性非ポリポーシス/TH or リンチ症候群/AL）and（予防的手術/TH or 予防的手術/AL）
Cochrane		#1 ("Lynch syndrome") : ti, ab, kw (Word variations have been searched) #2 ("hereditary nonpolyposis colorectal cancer") : ti, ab, kw (Word variations have been searched) #3 #1 OR #2 #4 (hysterectomy) : ti, ab, kw (Word variations have been searched) #5 (oophorectomy) : ti, ab, kw (Word variations have been searched) #6 #4 OR #5 #7 #3 AND #6
CQ10	リンチ症候群患者に対して *Helicobacter pylori* 感染のスクリーニング検査を行うべきか？	
PubMed		((("Lynch"[Title/Abstract] AND "syndrome"[Title/Abstract]) OR ("hereditary"[Title/Abstract] AND "nonpolyposis"[Title/Abstract] AND "colorectal"[Title/Abstract] AND "cancer"[Title/Abstract]) OR "HNPCC"[Title/Abstract]) AND ("atrophic gastritis"[All Fields] OR ("Helicobacter"[All Fields] AND "pylori"[All Fields]) OR "h pylori"[All Fields]) AND "eradication"[All Fields] AND (("gastric"[All Fields] OR "stomach"[All Fields]) AND ("cancer*"[All Fields] OR "neoplasms"[All Fields] OR "carcinoma*"[All Fields]))
医中誌		（（大腸腫瘍-遺伝性非ポリポーシス/TH or リンチ症候群/AL）and（（Helicobacter/TH or Helicobacter/AL) or (Helicobacter/TH or ヘリコバクター/AL)))

Cochrane		″#1（Lynch syndrome）：ti, ab, kw（Word variations have been searched） #2（″″hereditary nonpolyposis colorectal cancer″″）：ti, ab, kw（Word variations have been searched） #3 #1 OR #2 #4（″″Helicobacter pylori″″）：ti, ab, kw（Word variations have been searched） #5 #3 AND #4″

Ⅱ．FAP と鑑別を要する稀な腺腫性ポリポーシス

1．*MUTYH*-associated polyposis（MAP）

　MAP は，塩基除去修復遺伝子の一つである *MUTYH* の両アレルにおける生殖細胞系列の病的バリアントを原因とする常染色体潜性遺伝（劣性遺伝）性疾患[1]である[注5]。大腸腺腫数は 10～100 個の場合が多いが，100 個以上のこともある[2]。また，多発性 serrated polyps を認める場合もあり，MAP の患者の 18％は SPS（Serrated polyposis syndrome）の診断基準を満たす[3]。大腸癌の浸透率（遺伝子バリアントを有する症例中で大腸癌を発症する人の割合）は 60 歳までで 43～100％であり[4]，25～30 歳に下部消化管内視鏡検査によるサーベイランスを開始する。MAP の患者では FAP と同様の随伴病変が報告され，生涯発症リスクは十二指腸ポリポーシスが 17～34％，十二指腸癌が 4～5％，胃底腺ポリープが 11％であり，30～35 歳に上部消化管内視鏡を開始する。治療は AFAP に準じて行われる[5]。本邦では本疾患の報告は少なく，日本人における *MUTYH* バリアントの頻度や全大腸癌に占める割合は不明であるが，大腸腺腫性ポリポーシス患者 123 例について MGPT を実施したところ 2 例（1.6％）の MAP 患者を同定し，いずれの患者も大腸腺腫数は 100 個以上であったことが報告されている[6,7]。

2．ポリメラーゼ校正関連ポリポーシス（polymerase proofreading-associated polyposis：PPAP）

　PPAP は，DNA 複製の際のエラーを修復する機能（校正機能）を持つ *POLE* や *POLD1* のエキソヌクレアーゼ領域の生殖細胞系列の病的バリアントを原因とする常染色体顕性遺伝（優性遺伝）性疾患である[12,13]。PPAP は，家族性腫瘍の 0.1～0.4％，大腸癌や大腸ポリポー

注5：*MUTYH* の片アレルの生殖細胞系列病的バリアント

　近年，（包括的）がんゲノムプロファイリング検査で *MUTYH* の片アレルの生殖細胞系列病的バリアントが指摘される場合があり，大腸癌の発症リスクについては，大腸癌の家族歴がある場合，大腸癌のリスクは上昇するという報告があるが[8,9]，メタアナリシスや最新の大規模研究では，*MUTYH* 片アレル病的バリアント保持者では大腸癌リスクは上昇しないとする報告もある[10,11]。これらの相反するエビデンスにより，欧米のガイドライン（NCCN）では，未発症の *MUTYH* 片アレル病的バリアント保持者のサーベイランスについては，第 1 度近親者に大腸癌の家族歴を認める場合，40 歳または第 1 度近親者の診断時年齢より 10 歳若い年齢から 5 年ごとの下部消化管内視鏡検査を推奨（ただし，これは遺伝情報が無く，第 1 度近親者に大腸癌を持つ場合の標準的なサーベイランスと同じ）し，第 2 度近親者に大腸癌を認める場合，推奨スクリーニングに関する十分なデータがないとしている[3]。

シスの 0.3～0.7％を占める[14]。大腸の腺腫の数は数十個であることが多いが，腺腫を合併しない症例も報告されており，大腸癌のリスク上昇に関連している[13,15-18]。PPAP で頻度の高かった腫瘍は大腸癌であるが，大腸外病変として，*POLD1* が原因の場合には，子宮内膜癌や乳癌，脳腫瘍を，*POLE* が原因の場合には，十二指腸腺腫・癌，卵巣癌，脳腫瘍，膵癌，乳癌，メラノーマを併発するとの報告がある[14,15,17-24]。大腸癌の 2～8％，子宮内膜癌の 7～15％で *POLE* の体細胞バリアントを認めるが，*POLD1* の体細胞バリアントは極めて稀である。これらの体細胞バリアントによって発生した大腸癌は，マイクロサテライト不安性を認めず（MSS），変異頻度が異常に高い ultra-mutated tumor phenotype として知られ，特徴的な変異シグネチャー（mutational signature）を呈する[14]。最近，本邦でも *POLD1* 遺伝子を原因とする 1 家系が報告されたが，発端者は attenuated 型の大腸腺腫症に加え子宮内膜癌を合併していた[25]。

3. *MSH3*-associated polyposis

MSH3 は DNA ミスマッチ修復遺伝子で，マイクロサテライト不安定性による大腸の発がんに関与している[26]。常染色体潜性遺伝（劣性遺伝）を呈する大腸ポリポーシスには，両アレルでの *MSH3* 生殖細胞系列病的バリアントとの関連が報告されているが，片アレルでの *MSH3* 病的バリアントが大腸癌のリスクを高めるかどうかについては十分な確証は得られていない[27,28]。両アレルの未発症病的バリアント保持者に対するサーベイランスとして，下部消化管内視鏡検査を 25～30 歳から開始し，ポリープがなければ 2～3 年ごとに繰り返す。ポリープが見つかれば 1～2 年ごとの検査を行い，内視鏡での管理が困難となれば手術を考慮する[3]。

4. *MLH3*-associated polyposis

MLH3 も DNA ミスマッチ修復遺伝子のひとつで，生殖細胞系列における両アレルの病的バリアント（p.S1188X）を原因とする常染色体潜性遺伝（劣性遺伝）性疾患である。最初に報告された 4 家系 5 例の検討によると，患者はいずれも比較的高齢（48～52 歳）で診断され，1～200 個の大腸腺腫性ポリープのほか悪性腫瘍として大腸癌や乳癌を発生しているものがいた[29]。ただし，異なるバリアント（p.N121Mfs*49）は男性不妊の原因になるが腺腫性ポリポーシスはみられないことが報告されている[30,31]。

5. *NTHL1*-associated polyposis

NTHL1（The endonuclease III-like 1）は塩基除去修復（base-excision repair）に関連して酸化されたピリミジン塩基に作用する[32]。両アレルの *NTHL1* 病的バリアントが大腸ポリポーシスの発生に関連し[33-35]，他にも乳癌や子宮内膜癌との関連が報告されている[28,33]。大腸癌ならびに大腸以外の癌の生涯発症リスクは，それぞれ男性で 64％と 86％，女性で 47％と 100％となっている[36]。一方，片アレルの病的バリアントは大腸ポリポーシスや大腸癌の発生とは関連しない[37]。

未発症の両アレル病的バリアント保持者に対する大腸のサーベイランスとして，下部消化管内視鏡検査を 25～30 歳から開始し，ポリープがなければ 2～3 年ごとに繰り返す。ポリープが見つかれば 1～2 年ごとの検査を行い，内視鏡での管理が困難となれば手術を考慮する。乳癌に対しては 40 歳からトモシンセシスを伴ったマンモグラフィーか造影 MRI を毎年行

う。リスク低減乳房切除術を推奨するだけの十分なエビデンスはない。子宮内膜癌に対しては不正出血や子宮内膜細胞診について早期診断が重要となる[3]。

6. *MBD4*-associated polyposis（*MBD4*-associated neoplasia syndrome）

　塩基除去修復遺伝子である *MBD4* の生殖細胞系列における両アレルの病的バリアントが大腸腺腫性ポリポーシスの原因となることが報告された[38]。この患者および血縁者には，数十個～数百個の大腸腺腫性ポリポーシスのほか，大腸癌，急性骨髄性白血病，ぶどう膜黒色腫，卵巣顆粒膜細胞腫，髄膜腫など多様な腫瘍が発生していた。

　なお，本邦からは，腺腫性ポリポーシス（30個）患者に *MBD4* の生殖細胞系列における片アレルの病的バリアントを認めたことが報告されている[39]。

7. *AXIN2*-associated polyposis

　AXIN2 はWntシグナル伝達経路において *β-*カテニンの安定性の調節に重要な役割を果たしているとともに，歯牙の発生に必須の役割を持つことが知られているが，*AXIN2* の生殖細胞系列における病的バリアントを認める家系で oligodontia（歯数不足症）とともに大腸腺腫性ポリポーシスおよび大腸癌が多発することが報告された[40]。ただし，大腸ポリープの組織型として鋸歯状病変を認める報告もある[41]。また，大腸外病変としては，上部消化管ポリープ，乳癌，肺癌，肝細胞癌，前立腺癌の発生例が報告されている[42]。

8. CMMRD（constitutional mismatch repair deficiency）症候群

　CMMRD 症候群は，ミスマッチ修復遺伝子の両アレルにおける生殖細胞系列の病的バリアントを原因とする常染色体潜性遺伝（劣性遺伝）性疾患であり，大腸腺腫性ポリポーシスがみられる。小児期から血液腫瘍，脳腫瘍，大腸癌などが発生する（**Ⅲ-2-2-4：先天性ミスマッチ修復欠損（Constitutional mismatch repair deficiency：CMMRD）症候群 [p. 98]**）。なお，本疾患の日本語訳については，「先天性ミスマッチ修復欠損症候群」，「体質性ミスマッチ修復欠損症候群」，「CMMRD 症候群」などがあるが定訳はない。

Ⅲ. 家系図の記載法

1. 家族歴聴取のポイント

・少なくとも3世代の情報を聴取する。
・近親婚（いとこ婚など）がないか確認する。
・罹患者だけでなく，非罹患者が同胞（兄弟姉妹）に何人いるか確認する。
・個人のジェンダーアイデンティティに配慮した適切な記号を利用する。
・発症年齢（診断年齢），罹患部位（両側性疾患の場合には左右どちらか），治療経過，術式，病理診断結果，遺伝学的検査実施の有無と実施した場合の結果など，必要な臨床情報を確認する。
・各種所見の評価結果を示す「E」の表記は廃止された。（2022 年に公開された標準家系図用語体系（米国遺伝カウンセラー協会）[43]より）
・家系図に，聴取日，情報提供者と聴取した人の名前を記載する。
・父方，母方を分けて評価する。

2．家系図記載法の概略（付録図Ⅲ-1，付録図Ⅲ-2）

・発端者（罹患家系を発見するきっかけになった罹患者）を P↗で示す。

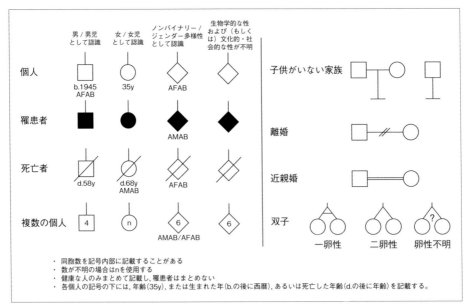

付録図Ⅲ-1　家系図の記載に用いられる記号

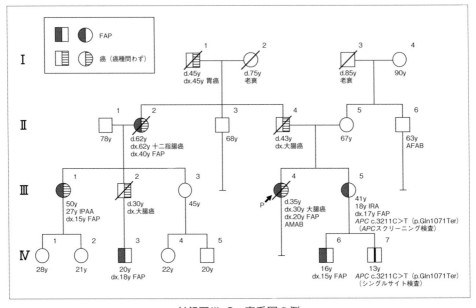

付録図Ⅲ-2　家系図の例

家系図の記号注釈
・▯：未発症病的バリアント保持者
・AMAB：Assigned Male At Birth（出生時に男と割り当て）
・AFAB：Assigned Female At Birth（出生時に女と割り当て）
・個人の記号の下に注釈（AMAB など）がない場合は，シスジェンダー（現在の認識と出生時の割り当てが一致）を示す

・来談者は✎で示す。

・夫を妻の左側に記載する。

・同胞は出生順に左から右に記載する。

・左側にローマ数字で世代番号を書く。

・世代内で個人番号を算用数字で左から順に記載する。

　一般的に家系図の記載に用いられている記号を**付録図Ⅲ-1**に示す。

3．発端者からみた第1，第2，第3度近親者

　発端者からみた第1，第2，第3度近親者は以下に示すとおりである。「近親」度は遺伝情報の共有の程度を表しており，法律などで親類関係を表す「親等」とは異なる。

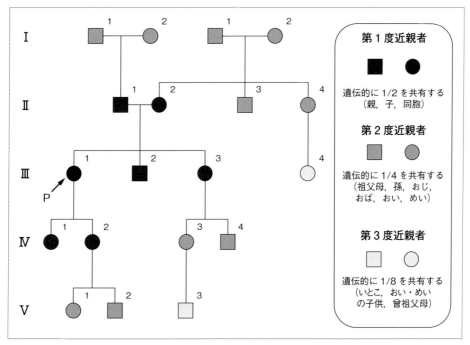

付録図Ⅲ-3　発端者からみた第1，第2，第3度近親者

Ⅳ．ゲノムバリアントの記載法

　ゲノムの変化を表記する場合には，Human Genome Variation Society（HGVS）（http://varnomen.hgvs.org/）による記載法を用いることが一般的である。通常，参照配列情報，位置情報，変化の情報の順に記載する。

1．参照配列の記号

　　ゲノム DNA 配列：g.

　　コーディング DNA 配列[#]：c.

　　RNA 配列：r.

　　蛋白質：p.

　#コーディング DNA 配列とは，mRNA の開始コドンと終止コドンに挟まれた蛋白質に翻
　　訳される mRNA の鋳型となる DNA 配列である。

2.　バリアントの位置

(1) ゲノム DNA レベルで変化を表記する場合は「g.」で表し，ゲノムの位置は参照する
　　genome 配列の最初を 1 として数える。

(2) コーディング DNA レベルで変化を表記する場合は「c.」で表し，開始コドン ATG の A
　　（翻訳開始点）を 1 として数える（**付録図IV-1** のエクソン 1 の終わりは，開始コドン
　　ATG の A から数えて 128 番目にあるので，c. 128 となる）。コーディング DNA とは，
　　蛋白質に翻訳される DNA 配列であり，イントロンは含まれていないので，イントロン
　　の位置を表現する場合は，隣接するエクソンから何番目にあるかを＋または－を用いて
　　表記する。たとえば，**付録図IV-1** に示すイントロン 1 の始まりから 15 番目の塩基は，
　　「c. 128＋15」となる。エクソン 2 の始まり（c. 129）から上流へ 2 塩基の位置は「c.
　　129－2」と表記する）。

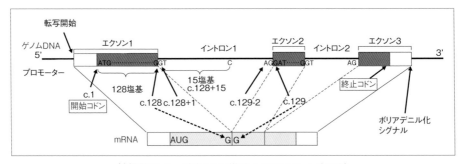

付録図IV-1　遺伝子の構造とバリアント表記法

(3) RNA レベルの記載は「r.」で表し，DNA レベルの記載法に準拠する。

(4) 蛋白質レベルの記載は「p.」で表し，翻訳開始のメチオニンを 1 として数える。アミノ
　　酸表記は 3 文字表記，1 文字表記いずれでもよい（**付録表IV-1**）。

付録表IV-1　アミノ酸表記法

一文字表記	日本語表記	三文字表記	一文字表記	日本語表記	三文字表記
A	アラニン	Ala	H	ヒスチジン	His
F	フェニルアラニン	Phe	M	メチオニン	Met
K	リシン	Lys	R	アルギニン	Arg
P	プロリン	Pro	W	トリプトファン	Trp
T	トレオニン	Thr	E	グルタミン酸	Glu
C	システイン	Cys	I	イソロイシン	Ile
G	グリシン	Gly	N	アスパラギン	Asn
L	ロイシン	Leu	S	セリン	Ser
Q	グルタミン	Gln	Y	チロシン	Tyr
V	バリン	Val	＊	終止コドン	Ter
D	アスパラギン酸	Asp			

3. 変化の種類とその表記

(1) DNA レベルでの変化は，置換：＞，欠失：del，挿入：ins，欠失挿入：delins，重複：dup，逆位：inv，変換：con で表記する。

(2) 蛋白質レベルでは，置換の場合には＞を用いず，アミノ酸の位置（番号）の前に元のアミノ酸，位置（番号）の後に変化したアミノ酸を書くが，欠失：del，挿入：ins，欠失挿入：delins，重複：dup，逆位：inv，変換：con に関しては DNA と同様に表記する。

　一般的にはコーディング DNA（c.）や蛋白質（p.）レベルで記載されることが多い。

　以下に具体的な例を示す。

例1）ミスセンスバリアント

● c. 146T＞A（p. Val49Glu）

開始コドン ATG の A から数えて 146 番目の塩基が T から A に置換される。それに伴って 49 番目のアミノ酸がバリン（Val）からグルタミン酸（Glu）に変化する。

例2）ナンセンスバリアント

● c. 184C＞T（p. Glu62Ter または p. Glu62*）

開始コドンの A から数えて 184 番目の塩基が C から T に置換される。それに伴って 62 番目のコドンが終止コドンとなり（*は終止コドンを示す。**付録表Ⅳ-2** 参照），蛋白質の生合成が停止する。

付録表Ⅳ-2　コドン表

1番目の塩基	2番目の塩基								3番目の塩基
	U		C		A		G		
U	UUU	Phe	UCU	Ser	UAU	Tyr	UGU	Cys	U
	UUC	Phe	UCC	Ser	UAC	Tyr	UGC	Cys	C
	UUA	Leu	UCA	Ser	UAA	*/Ter	UGA	*/Ter	A
	UUG	Leu	UCG	Ser	UAG	*/Ter	UGG	Trp	G
C	CUU	Leu	CCU	Pro	CAU	His	CGU	Arg	U
	CUC	Leu	CCC	Pro	CAC	His	CGC	Arg	C
	CUA	Leu	CCA	Pro	CAA	Gln	CGA	Arg	A
	CUG	Leu	CCG	Pro	CAG	Gln	CGG	Arg	G
A	AUU	Ile	ACU	Thr	AAU	Asn	AGU	Ser	U
	AUC	Ile	ACC	Thr	AAC	Asn	AGC	Ser	C
	AUA	Ile	ACA	Thr	AAA	Lys	AGA	Arg	A
	AUG	Met	ACG	Thr	AAG	Lys	AGG	Arg	G
G	GUU	Val	GCU	Ala	GAU	Asp	GGU	Gly	U
	GUC	Val	GCC	Ala	GAC	Asp	GGC	Gly	C
	GUA	Val	GCA	Ala	GAA	Glu	GGA	Gly	A
	GUG	Val	GCG	Ala	GAG	Glu	GGG	Gly	G

例3）重複とそれに伴うフレームシフトバリアント

● c. 175dupA（p. Ile59Asnfs*20）

開始コドンから数えて 175 番目の A が重複するため 176 番目も A となりコドンの読み枠にズレが生じる（この読み枠のズレをフレームシフトといい fs と表記する）。それに伴って 59 番目のアミノ酸がイソロイシン（Ile）からアスパラギン（Asn）に変

化し，さらにそこから数えて 20 番目のコドンが終止コドンとなり（fs*20），蛋白質
の生合成が停止する。

例4）欠失とそれに伴うフレームシフトバリアント

● c. 3927_3931delAAAGA（p. Glu1309Aspfs*4）

開始コドンから数えて 3927 番目から 3931 番目の AAAGA が欠失する。それに伴っ
て 1309 番目のアミノ酸がグルタミン酸（Glu）からアスパラギン酸（Asp）に変化
し，そのあと 4 番目のコドンで終止コドン（fs*4）となる。

例5）イントロンのバリアント

● c. 792＋1G＞A

エクソンが終わる 792 番目の塩基から数えて 1 番目の塩基が G から A に置換する。
それに伴ってスプライシング異常が推測される。

例6）エクソンの欠失

● c. 458−?_627＋?del

少なくとも 1 つのエクソン（C. 458 から C. 627 までの塩基配列）が欠失している（欠
失したイントロン領域の塩基が不明の場合は『?』で表す）。

　また，得られたバリアントが疾患の原因となるかどうかの判定には，InSiGHT（http://
insight-group.org/variants/database/）や ClinVar（http://www.ncbi.nlm.nih.gov/clinvar/）
などのデータベースに登録がないか確認を行ったり，得られた結果から総合的な判断が必要
なことがある。

　データベースに収載されているバリアントが疾患の原因になるとは必ずしも言えないの
で，慎重な対応が求められる。そのバリアントが疾患の原因となり得るかは，通常 5 段階に
判定される（Ⅰ-2-4：遺伝学的検査の解釈，表Ⅰ-6［p. 29］を参照）。

Ⅴ．遺伝性大腸癌に関連する情報（2024 年 1 月現在）

1．関連ガイドライン

1）PDQ®（Physician Data Query）日本語版

　米国国立がん研究所（NCI）が配信する，世界最大かつ最新の包括的ながん情報である。
（公財）神戸医療産業都市推進機構　医療イノベーション推進センターにより運営され，日本
語版では，専門家向け情報は月 1 回更新されている。

　遺伝性大腸癌に関する情報は，以下に示す 2 つの項目があり，URL より入手することがで
きる。

●大腸がんの遺伝学（PDQ®）

https://cancerinfo.tri-kobe.org/summary/detail_view?pdqID=CDR0000062863&lang
=ja

●がんの遺伝学的リスク評価とカウンセリング（PDQ®）

https://cancerinfo.tri-kobe.org/summary/detail_view?pdqID=CDR0000062865&lang
=ja

2）日本遺伝性腫瘍学会「家族性腫瘍における遺伝子診断の研究とこれを応用した診療に関するガイドライン」

　家族性腫瘍における遺伝子診断の研究とこれを応用した診療の実施にあたり配慮すべき基本原則について記載されており，以下の URL より入手することができる。

　https://jsht-info.jp/assets/images/medical_personnel/project/guideline/guideline2019040101.pdf

3）日本医学会「医療における遺伝学的検査・診断に関するガイドライン（2022 年 3 月改定）」

　https://jams.med.or.jp/guideline/genetics-diagnosis_2022.pdf

4）GeneReviews 日本語版サイト

　遺伝性疾患の症状や診断，遺伝学的検査（遺伝子検査など），遺伝カウンセリングなどについて，専門家による解説が参照できる医療スタッフ向けの遺伝性疾患情報サイトで，臨床遺伝医学に関する総合情報サイトである。2024 年 1 月現在 884 項目が登録されており，以下の URL より入手することができる。

　https://www.ncbi.nlm.nih.gov/books/NBK1116/

　http://grj.umin.jp/（日本語版 271 項目）

2. リンチ症候群の診療に関わる資料

●悪性腫瘍に対するマイクロサテライト不安定性検査およびミスマッチ修復蛋白質に対する免疫組織化学検査の利用に関する見解 ver. 2

　https://jsht-info.jp/wp/wp-content/uploads/2023/09/28e3da4a24e0e3a04aab229839adf7c2.pdf

3. 遺伝性大腸癌に関わる遺伝学的検査受託会社

●株式会社ファルコバイオシステムズ（バイオメディカル事業部）

　https://www.falco-genetics.com/

●ラボコープ・ジャパン合同会社

　http://www.labcorp.co.jp/inspection/nipt.html

●かずさ DNA 研究所

　https://www.kazusa.or.jp/

●アクトメッド株式会社

　https://www.actmed.jp/

●コニカミノルタ REALM 株式会社

　https://www.konicaminolta.com/jp-ja/realm/index.html

●フィンガルリンク株式会社

　https://www.finggal-link.com/inviate/inviate.html

●株式会社エスアールエル（MSI 検査）

　https://test-guide.srl.info/hachioji/test/detail/04260A374

●株式会社ビー・エム・エル（MSI 検査）

　http://uwb01.bml.co.jp/kensa/search/detail/3604552

●株式会社 LSI メディエンス（MSI 検査）

　https://data.medience.co.jp/guide/guide-08210001.html

4. 遺伝性腫瘍 e-Learning

　遺伝性腫瘍に共通する基本的な講義と各遺伝性腫瘍の合計 12 コースを受講することができる。

　https://www.e-precisionmedicine.com/familial-tumors

5. 書籍

●遺伝性腫瘍ハンドブック

　日本家族性腫瘍学会，2019，B5 判・188 頁，金原出版，ISBN：978-4-307-20397-5

●遺伝子医学 MOOK 別冊　シリーズ：最新遺伝医学研究と遺伝カウンセリング，最新遺伝性腫瘍・家族性腫瘍研究と遺伝カウンセリング

　三木義男（編集），2016，B5 判・336 頁，メディカルドゥ，ISBN：978-4-944157-67-9

●家系内の大腸がんとその遺伝

　Berk T, Macrae F 編著，岩間毅夫，数間恵子訳，2007，A5 判・240 頁，中山書店，ISBN：978-4-521-67741-5

●遺伝子医学別冊　遺伝性腫瘍学入門「遺伝性腫瘍の基礎知識」

　平沢晃（編集），2022，B5 判・386 頁，メディカルドゥ，ISBN：978-4-909508-16-4

●遺伝性腫瘍専門医テキストブック

　監修：一般社団法人日本遺伝性腫瘍学会，編集：一般社団法人日本遺伝性腫瘍学会テキストブック作成委員会，2022，A4 判・168 頁，へるす出版，ISBN：978-4-86719-043-2

●遺伝性腫瘍ケーススタディ 100

　監修：一般社団法人日本遺伝性腫瘍学会，2022，A4 判・216 頁，へるす出版，ISBN：978-4-86719-042-5

6. 関連学会

●日本遺伝性腫瘍学会

　https://jsht-info.jp/

●日本人類遺伝学会

　https://jshg.jp/

●日本遺伝子診療学会

　http://www.gene-dt.jp/

●日本遺伝カウンセリング学会

　https://www.jsgc.jp/

●日本遺伝看護学会

　https://idenkango.com/

●International Society for Gastrointestinal Hereditary Tumours（InSiGHT）

https://www.insight-group.org/

●European Hereditary Tumour Group（EHTG）

http://www.ehtg.org

7．患者向け情報サイト

1）国立がん研究センターがん情報サービス

●がんゲノム医療とがん遺伝子検査

https://ganjoho.jp/public/dia_tre/treatment/genomic_medicine/index.html

●遺伝性腫瘍・家族性腫瘍

https://ganjoho.jp/public/cancer/hereditary_tumors/index.html

8．患者・家族の会

1）家族性大腸腺腫症の患者・家族の会

●ハーモニー・ライン（家族性大腸ポリポーシス患者と家族の会）

ホームページ：https://www.harmonyline.com/

●ハーモニー・ライフ（大腸腺腫症患者・家族・支援者の会）

ホームページ：https://harmony-life.sfc.keio.ac.jp/

●ノール・アルモニー（ジェネティックハンド）

Facebook：https://ja-jp.facebook.com/nordharmonie/

2）リンチ症候群の患者・家族の会

● team NOLY（ジェネティックハンド）

ホームページ：http://www.hoshipital.jp/event.html#05

●ひまわりの会（リンチ症候群患者家族会）

ホームページ：https://iwakuni.hosp.go.jp/sch-salon-himawarinokai.html

文　献

1）Al-Tassan N, Chmiel NH, Maynard J, et al.: Inherited variants of MYH associated with somatic G: C-->T: A mutations in colorectal tumors. Nat Genet 2002; 30: 227-232.［PMID: 11818965］

2）Nielsen M, Franken PF, Reinards TH, et al.: Multiplicity in polyp count and extracolonic manifestations in 40 Dutch patients with MYH associated polyposis coli（MAP）. J Med Genet 2005; 42: e54.［PMID: 16140997］

3）NCCN Clinical Practice Guidelines in Oncology: Genetic/Familial High-Risk Assessment: Colorectal. Version 2. 2023. Available from https://www.nccn.org/guidelines/guidelines-detail?category=2&id=1436

4）Lubbe SJ, Di Bernardo MC, Chandler IP, et al.: Clinical implications of the colorectal cancer risk associated with MUTYH mutation. J Clin Oncol 2009; 27: 3975-3980.［PMID: 19620482］

5）Nielsen M, Infante E, Brand R: *MUTYH* Polyposis.: University of Washington, Seattle; 2019, GeneReviews®［Internet］. In Adam MP, Feldman J, Mirzaa GM, et al., editors. Seattle（WA）: University of Washington, Seattle; 1993-2024.

6）Takao M, Yamaguchi T, Eguchi H, et al.: Characteristics of MUTYH variants in Japanese colorectal polyposis patients. Int J Clin Oncol 2018; 23: 497-503.［PMID: 29330641］

7）Takao M, Yamaguchi T, Eguchi H, et al.: APC germline variant analysis in the adenomatous polyposis phenotype in Japanese patients. Int J Clin Oncol 2021; 26: 1661-1670.［PMID: 34106356］

8）Theodoratou E, Campbell H, Tenesa A, et al.: A large-scale meta-analysis to refine colorectal cancer risk estimates associated with MUTYH variants. Br J Cancer 2010; 103: 1875-1884.[PMID: 21063410]

9) Win AK, Dowty JG, Cleary SP, et al.: Risk of colorectal cancer for carriers of mutations in MUTYH, with and without a family history of cancer. Gastroenterology 2014; 146: 1208-1211.e1-5.[PMID: 24444654]

10) Ma X, Zhang B, Zheng W: Genetic variants associated with colorectal cancer risk: comprehensive research synopsis, meta-analysis, and epidemiological evidence. Gut 2014; 63: 326-336.[PMID: 23946381]

11) Thompson AB, Sutcliffe EG, Arvai K, et al.: Monoallelic MUTYH pathogenic variants ascertained via multi-gene hereditary cancer panels are not associated with colorectal, endometrial, or breast cancer. Fam Cancer 2022; 21: 415-422.[PMID: 34981295]

12) Garg P, Burgers PM: DNA polymerases that propagate the eukaryotic DNA replication fork. Crit Rev Biochem Mol Biol 2005; 40: 115-128.[PMID: 15814431]

13) Palles C, Cazier JB, Howarth KM, et al.: Germline mutations affecting the proofreading domains of POLE and POLD1 predispose to colorectal adenomas and carcinomas. Nat Genet 2013; 45: 136-144.[PMID: 23263490]

14) Mur P, García-Mulero S, Del Valle J, et al.: Role of POLE and POLD1 in familial cancer. Genet Med 2020; 22: 2089-2100.[PMID: 32792570]

15) Bellido F, Pineda M, Aiza G, et al.: POLE and POLD1 mutations in 529 kindred with familial colorectal cancer and/or polyposis: review of reported cases and recommendations for genetic testing and surveillance. Genet Med 2016; 18: 325-332.[PMID: 26133394]

16) Esteban-Jurado C, Giménez-Zaragoza D, Muñoz J, et al.: POLE and POLD1 screening in 155 patients with multiple polyps and early-onset colorectal cancer. Oncotarget 2017; 8: 26732-26743.[PMID: 28423643]

17) Valle L, Hernández-Illán E, Bellido F, et al.: New insights into POLE and POLD1 germline mutations in familial colorectal cancer and polyposis. Hum Mol Genet 2014; 23: 3506-3512.[PMID: 24501277]

18) Elsayed FA, Kets CM, Ruano D, et al.: Germline variants in POLE are associated with early onset mismatch repair deficient colorectal cancer. Eur J Hum Genet 2015; 23: 1080-1084.[PMID: 25370038]

19) Spier I, Holzapfel S, Altmüller J, et al.: Frequency and phenotypic spectrum of germline mutations in POLE and seven other polymerase genes in 266 patients with colorectal adenomas and carcinomas. Int J Cancer 2015; 137: 320-331.[PMID: 25529843]

20) Buchanan DD, Stewart JR, Clendenning M, et al.: Risk of colorectal cancer for carriers of a germ-line mutation in POLE or POLD1. Genet Med 2018; 20: 890-895.[PMID: 29120461]

21) Aoude LG, Heitzer E, Johansson P, et al.: POLE mutations in families predisposed to cutaneous melanoma. Fam Cancer 2015; 14: 621-628.[PMID: 26251183]

22) Hansen MF, Johansen J, Bjørnevoll I, et al.: A novel POLE mutation associated with cancers of colon, pancreas, ovaries and small intestine. Fam Cancer 2015; 14: 437-448.[PMID: 25860647]

23) Rohlin A, Zagoras T, Nilsson S, et al.: A mutation in POLE predisposing to a multi-tumour phenotype. Int J Oncol 2014; 45: 77-81.[PMID: 24788313]

24) Palles C, Martin L, Domingo E, et al.: The clinical features of polymerase proof-reading associated polyposis (PPAP) and recommendations for patient management. Fam Cancer 2022; 21: 197-209.[PMID: 33948826]

25) Ito T, Nomizu T, Eguchi H, et al.: The first case report of polymerase proofreading-associated polyposis in POLD1 variant, c.1433G＞A p.S478N, in Japan. Jpn J Clin Oncol 2020; 50: 1080-1083.[PMID: 32548621]

26) Ikeda M, Orimo H, Moriyama H, et al.: Close correlation between mutations of E2F4 and hMSH3 genes in colorectal cancers with microsatellite instability. Cancer Res 1998; 58: 594-598.[PMID: 9485005]

27) Adam R, Spier I, Zhao B, et al.: Exome Sequencing Identifies Biallelic MSH3 Germline Mutations as a Recessive Subtype of Colorectal Adenomatous Polyposis. Am J Hum Genet 2016; 99: 337-351.[PMID: 27476653]

28) Salo-Mullen EE, Maio A, Mukherjee S, et al.: Prevalence and Characterization of Biallelic and Monoallelic NTHL1 and MSH3 Variant Carriers From a Pan-Cancer Patient Population. JCO Precis Oncol 2021; 5: PO.20.00443. [PMID: 34250384]

29) Olkinuora A, Nieminen TT, Martensson E, et al.: Biallelic germline nonsense variant of MLH3 underlies polyposis predisposition. Genet Med 2019; 21: 1868-1873.[PMID: 30573798]

30) Nawaz S, Ullah MI, Hamid BS, et al.: A loss-of-function variant in DNA mismatch repair gene MLH3 underlies severe oligozoospermia. J Hum Genet 2021; 66: 725-730.[PMID: 33517345]

31) Chen S, Wang G, Zheng X, et al.: Whole-exome sequencing of a large Chinese azoospermia and severe oligospermia cohort identifies novel infertility causative variants and genes. Hum Mol Genet 2020; 29: 2451-2459.[PMID:

32469048]

32) Krokan HE, Bjørås M: Base excision repair. Cold Spring Harb Perspect Biol 2013; 5: a012583.[PMID: 23545420]

33) Weren RD, Ligtenberg MJ, Kets CM, et al.: A germline homozygous mutation in the base-excision repair gene NTHL1 causes adenomatous polyposis and colorectal cancer. Nat Genet 2015; 47: 668-671.[PMID: 25938944]

34) Rivera B, Castellsagué E, Bah I, et al.: Biallelic NTHL1 Mutations in a Woman with Multiple Primary Tumors. N Engl J Med 201; 373: 1985-1986.[PMID: 26559593]

35) Broderick P, Dobbins SE, Chubb D, et al.: Validation of Recently Proposed Colorectal Cancer Susceptibility Gene Variants in an Analysis of Families and Patients-a Systematic Review. Gastroenterology 2017; 152: 75-77. e4.[PMID: 27713038]

36) Grolleman JE, de Voer RM, Elsayed FA, et al.: Mutational Signature Analysis Reveals NTHL1 Deficiency to Cause a Multi-tumor Phenotype. Cancer Cell 2019; 35: 256-266.e5.[PMID: 30753826]

37) Elsayed FA, Grolleman JE, Ragunathan A, et al.: Monoallelic NTHL1 Loss-of-Function Variants and Risk of Polyposis and Colorectal Cancer. Gastroenterology 2020; 159: 2241-2243.e6.[PMID: 32860789]

38) Palles C, West HD, Chew E, et al.: Germline MBD4 deficiency causes a multi-tumor predisposition syndrome. Am J Hum Genet 2022; 109: 953-960.[PMID: 35460607]

39) Tanakaya K, Kumamoto K, Tada Y, et al.: A germline MBD4 mutation was identified in a patient with colorectal oligopolyposis and early-onset cancer: a case report. Oncol Rep 2019; 42: 1133-1140.[PMID: 31322271]

40) Lammi L, Arte S, Somer M, et al.: Mutations in *AXIN2* cause familial tooth agenesis and predispose to colorectal cancer. Am J Hum Genet 2004; 74: 1043-1050.[PMID: 15042511]

41) Hlouskova A, Bielik P, Bonczek O, et al.: Mutations in AXIN2 gene as a risk factor for tooth agenesis and cancer: A review. Neuro Endocrinol Lett 2017; 38: 131-137.[PMID: 28759178]

42) Marvin ML, Mazzoni SM, Herron CM, et al.: AXIN2-associated autosomal dominant ectodermal dysplasia and neoplastic syndrome. Am J Med Genet 2011; 155A: 898-902.[PMID: 21416598]

43) Bennett RL, French KS, Resta RG, et al.: Practice resource-focused revision: Standardized pedigree nomenclature update centered on sex and gender inclusivity: A practice resource of the National Society of Genetic Counselors. J Genet Couns 2022; 31: 1238-1248.[PMID: 36106433]

索 引

遺伝性大腸癌診療ガイドライン 2024年版

2012 年 7 月 6 日　2012 年版（第 1 版）発行
2016 年 11 月 22 日　2016 年版（第 2 版）発行
2020 年 7 月 10 日　2020 年版（第 3 版）発行
2024 年 7 月 20 日　2024 年版（第 4 版）第 1 刷発行

編　者　　大腸癌研究会

発行者　　福村　直樹

発行所　　金原出版株式会社
　　　　　〒113-0034 東京都文京区湯島 2-31-14
　　　　　電話　編集　（03）3811-7162
　　　　　　　　営業　（03）3811-7184
　　　　　FAX　　　　（03）3813-0288　　　ⓒ 大腸癌研究会，2012, 2024
　　　　　振替口座　00120-4-151494　　　　　　検印省略
　　　　　http://www.kanehara-shuppan.co.jp/　　*Printed in Japan*

ISBN 978-4-307-20475-0　　　　　　　印刷・製本／三報社印刷㈱

WEB アンケートにご協力ください

読者アンケート（所要時間約 3 分）にご協力いただいた方の中から
抽選で毎月 10 名の方に図書カード 1,000 円分を贈呈いたします。
アンケート回答はこちらから ➡
https://forms.gle/U6Pa7JzJGfrvaDof8

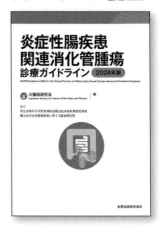

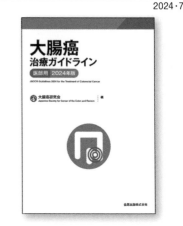